国家卫生和计划生育委员会"十二五"规划教材

黑龙江省中高职衔接"五年贯通制"规划教材 配套教材

供护理、助产专业用

基础护理技术学习指导

U0198879

主　编　李晓松　陈云飞

副主编　郝庆娟　周意丹　陈　英　孙士兵

编　者　（以姓氏笔画为序）

丁殿波（黑龙江省林业卫生学校）　　　陈云飞（绥化市卫生学校）

万明欣（鹤岗卫生学校）　　　　　　　陈昭君（黑龙江护理高等专科学校）

成嘉宝（黑龙江护理高等专科学校）　　林　爽（哈尔滨医科大学附属第二

孙士兵（黑河市卫生学校）　　　　　　　　　　　医院）

李晓松（黑龙江护理高等专科学校）　　周意丹（哈尔滨市卫生学校）

杨艳红（黑龙江护理高等专科学校）　　郝可佳（绥化市卫生学校）

吴秋颖（黑河市卫生学校）　　　　　　郝庆娟（黑龙江护理高等专科学校）

张思跃（哈尔滨医科大学附属第一医院）　郭　伟（黑龙江省林业卫生学校）

张振双（黑龙江护理高等专科学校）　　康　艳（齐齐哈尔市卫生学校）

陈　英（黑龙江省林业卫生学校）　　　鲁俊华（牡丹江市卫生学校）

秘　书　陈昭君（黑龙江护理高等专科学校）

人民卫生出版社

图书在版编目（CIP）数据

基础护理技术学习指导/李晓松,陈云飞主编. —北京:
人民卫生出版社,2015
ISBN 978-7-117-21416-2

Ⅰ.①基… Ⅱ.①李…②陈… Ⅲ.①护理学–职业
教育–教材 Ⅳ.①R47

中国版本图书馆CIP数据核字（2015）第237226号

人卫社官网 www.pmph.com	出版物查询，在线购书
人卫医学网 www.ipmph.com	医学考试辅导，医学数
	据库服务，医学教育资
	源，大众健康资讯

基础护理技术学习指导

主　　编:李晓松　陈云飞
出版发行:人民卫生出版社（中继线 010-59780011）
地　　址:北京市朝阳区潘家园南里 19 号
邮　　编:100021
E - mail: pmph @ pmph.com
购书热线:010-59787592　010-59787584　010-65264830
印　　刷:中国农业出版社印刷厂
经　　销:新华书店
开　　本:787×1092　1/16　印张:18
字　　数:449 千字
版　　次:2016 年 1 月第 1 版　2016 年 1 月第 1 版第 1 次印刷
标准书号:ISBN 978-7-117-21416-2/R·21417
定　　价:32.00 元

打击盗版举报电话: 010-59787491　E-mail: WQ @ pmph.com
（凡属印装质量问题请与本社市场营销中心联系退换）

前　言

　　《基础护理技术学习指导》是第一轮中高职衔接"五年贯通制"规划教材《基础护理技术》一书的辅助教材,主要供中职高职类护理专业教师与学生教学和学习之用。

　　本书分为两个部分。上篇:实践指导,主要特点是突出以培养具有创新性实践型、技能型护理人才为特色,注重学生动手能力的培养,在实训课程设计上,采用病例分析的方式,以工作任务为引领,以任务分析为导向,以讨论式教学为载体,以技能实训为目标,构建护理实践教学的新模式。该部分内容不仅为护理教师提供了实践教学模式的参考,同时训练了学生临床护理的科学思维,是护理实践教学的创新和探索的体现。下篇:学习指导,主要特点是针对基础护理教学的内容,进行有针对性的知识巩固与训练,并结合国家护士执业资格考试的题型特点,纳入了相应类型的试题,以期实现教学目标。

　　本书设计定位明确,编写内容涵盖全面,实训设计新颖,病例选择丰富,任务分析清晰,实施方法具体,对学生和教师具有积极的参考价值。

　　本书在编写过程中得到了各位编者所在学校的积极支持,在此表示由衷的谢意!

　　由于编者水平和能力所限,不免会有疏漏和错误,恳请各位读者提出宝贵意见!

李晓松

2015年11月

目 录

上篇 实践指导

下篇　学习指导

上篇 实践指导

实践一 铺 床 法

一、实践目标

1. 掌握相关理论知识,包括各种铺床法的目的及注意事项。
2. 掌握铺床法操作技巧,熟练完成各种铺床法。
3. 能够依据病人情况,选择正确的铺床法。
4. 能够遵循省时节力的原则完成铺床法操作。
5. 通过实践培养学生良好的职业道德修养和礼仪规范。

二、实践要求

1. 以案例为引导,以任务为载体,以学做一体的方式进行实践教学。
2. 课前教师集体备课,明确任务,设计实践方法,统一操作标准。
3. 以操作任务为目标,教师分别示教铺备用床、暂空床和麻醉床的操作技术,强调细节准确,注意动作规范。
4. 学生分组练习,建议3~4人一组,每组一套操作用物,进行基本操作的练习。
5. 回示操作,检测小组学习程度,师生共同讨论点评。
6. 在掌握基本操作的基础上,以小组为单位,进行强化训练,要求程序正确、动作规范。
7. 以小组为单位,每小组抽出1名学生进行技能操作,个人成绩代表小组每位成员成绩,通过完成设定的工作任务,完成铺备用床或麻醉床的考核。

三、实践方法

【案例介绍】

刘阿姨,42岁,干部。因剧烈恶心呕吐、右下腹固定压痛来医院就诊。经检查诊断为"急性阑尾炎",行全麻阑尾切除急诊手术。术后,刘阿姨被送至病区继续对症治疗。3天后刘阿姨胃肠功能恢复,医生嘱其下床活动,促进组织修复。1周后切口愈合良好,各项生命体征正常,刘阿姨痊愈出院。

【任务分析】

1. 刘阿姨行阑尾切除手术,为了便于接收术后患者顺利回病区,护士需撤去病床上的污被单,更换清洁被单,铺成麻醉床,并备麻醉护理盘。

2. 为了促进刘阿姨尽快康复,医生建议其多离床活动。在刘阿姨离床活动期间,为了保持病室的整洁,需要将床铺整理为暂空床。

3. 刘阿姨经过对症治疗后,身体渐渐痊愈,准备康复出院,护士此时需要将病室、床单位及用物进行终末消毒处理后,铺好备用床准备迎接新病人,并保证病室的整洁美观。

【实施方法】

（一）铺备用床和暂空床

1. 准备工作

（1）护士准备: 衣帽整洁,六步洗手、戴口罩。

（2）用物准备: 床、床垫、大单、被套、枕套、床旁桌、床旁椅、床刷及床刷套,必要时备消毒小毛巾、洗手液、护理车。

（3）环境准备: 病室清洁、通风,病人未进行治疗或进餐。

2. 操作步骤　见表1-1。

表1-1　铺备用床和暂空床法

操作步骤	操作说明
◆备用床	
备物检查	● 备齐用物,按取用顺序放于治疗车上,推车至床旁
	● 检查床单位的功能是否完好,有脚轮的床,应先固定,调整床至适合高度
移开桌椅	● 移开床旁桌,距床约20cm,移床旁椅至床尾正中,距床约15cm
翻扫床垫	● 撤去污染大单、被套、枕套,弃于护理车污物袋内
	● 评估床垫舒适度,必要时翻转床垫,自床头至床尾清扫床垫
	● 铺床褥于床垫上
铺单折角	● 取已折叠好的大单放于床的正中处,中线对齐,分别向床头、床尾、近侧、对侧展开
	● 先铺近侧床头,右手将床头床垫托起,左手伸过床头中线,将大单包塞于床垫下
	● 在距床头约30cm处,向上提起大单边缘,使其同床边垂直,呈一等边三角形,以床沿为界,将三角形分为两半
	● 将上半三角覆盖于床上,下半三角平整地塞于床垫下,再将上半三角翻下塞于床垫下
	● 至床尾拉紧大单,同法铺近侧床尾角
	● 拉紧大单中部,将大单平塞于床垫下
	● 转至床对侧,同法铺对侧大单
套被折齐	● 取已折叠好被套,被套头端齐床头放置,中线对齐,分别向床尾、近侧、对侧展开(被套正面向外,开口端朝床尾)
	● 将被套开口端的上层约1/3部分打开
	● 将折好的棉胎(或毛毯)置于被套开口处,将棉胎上缘中部拉至被套封口处,棉胎上端与被套封口紧贴,将竖折的棉胎向两边展开,与被套边缘平齐,对好两上角,盖被的上缘平齐床头
	● 至床尾,逐层拉平盖被,系带
	● 将盖被的两侧向内折与床沿平齐,折成被筒,将盖被尾端向内折叠齐床尾或塞于床垫下
"S"式	● 被套正面向内折叠

操作步骤	操作说明
"S"式	● 将棉胎平铺于被套上,上缘与被套封口边齐 ● 将棉胎与被套上层一并自床尾卷至床头
套枕放平	● 于床尾处或护理车上套枕套,四角要充实,系带 ● 整理枕头,平放于床头,枕套开口处背门
桌椅归位	● 移回床旁桌椅,保持床单位整洁美观 ● 洗手或用消毒小毛巾擦拭双手
◆暂空床 备物放置	● 备齐用物,按序放置,携至床旁 ● 移床旁椅至床尾正中,距床约15cm ● 将用物置于椅面上
折叠盖被	● 将备用床的盖被头端向内折1/4 ● 再扇形三折于床尾,并使各层平齐
酌情铺单	● 根据病情需要铺橡胶中单和中单
整理归位	● 将枕头放回床头,移回床旁椅,洗手

(二)铺麻醉床

1. 准备工作

(1)护士准备: 衣帽整洁,洗手、戴口罩。

(2)用物准备

1)护理车准备: 清洁大单、橡胶中单及中单、被套、枕套、枕芯、床刷及床刷套。

2)麻醉护理盘: 无菌治疗巾内置张口器、压舌板、舌钳、通气导管、治疗碗、镊子、吸氧导管、吸痰导管和纱布数块。无菌治疗巾外放血压计、听诊器(或备心电监护仪)、护理记录单和笔、弯盘、棉签、胶布、手电筒。

(3)环境准备: 病室清洁、通风,无病人进行治疗或进餐。

2. 操作步骤　见表1-2。

表1-2　铺麻醉床法

操作步骤	操作说明
撤除原物 洗手备物	● 拆除原有枕套、被套、大单等物,放于污物袋内 ● 洗手或用消毒小毛巾擦拭双手 ● 备齐用物,按取用顺序放于治疗车上,推车至床旁 ● 同备用床法
移开桌椅 铺单折角	● 按备用床法展开大单,铺近侧大单 ● 铺橡胶中单和中单: 取橡胶中单放于床上,上缘距床头45~50cm,中线与床中线齐,展开; 取中单以同法铺在橡胶中单上,两单边缘下垂部分一起拉紧平整地塞入床垫下; 取另一橡胶中单放于床上,上缘平齐床头,下缘压在中部橡胶中单和中单上,中线与床中线齐,展开; 取中单以同法铺在橡胶中单上,两单边缘下垂部分一起拉紧平整地塞入床垫下
整理各单	● 转至对侧,同法逐层铺好大单、中部橡胶中单和中单、床头橡胶中单和中单

操作步骤	操作说明
	● 下肢手术者,可将橡胶中单、中单铺于床尾
	● 套盖被同备用床法
套被折被	● 将盖被折成被筒,再纵向将盖被扇形三折叠于背门一侧床上,并使各层平齐
套枕立放	● 套枕套同备用床法
	● 将枕横立于床头,开口背门
移桌置椅	● 移回床旁桌,椅子置于盖被折叠侧
置盘整理	● 将麻醉护理盘置于床旁桌上,其他用物按需妥善放置
	● 整理床单位,保持床单位整洁美观
	● 洗手或用消毒小毛巾擦拭双手

【注意事项】

1. 床铺应符合实用、耐用、舒适、安全、美观的原则。大单、被套、枕套均应做到平、整、紧、实、美。

2. 动作轻稳,避免抖动、拍打等动作。

3. 应用省时节力原则。铺床时身体应靠近床缘,两脚前后或左右分开,扩大支撑面,降低重心,增加身体的稳定性;应用臂部肌肉力量,手臂动作平稳协调,有节律地连续进行,避免多余无效动作,减少走动次数。

4. 橡胶中单及中单按病人需要放置。

5. 护理术后病人所需用物应齐全,以便于实施抢救和护理。

四、实践评价

铺麻醉床法评价表　见表1-3。

表1-3　铺麻醉床法评价表

项目	内容	技术要求	分值	扣分标准	得分
评估 8分	评估环境	● 病室是否整洁、宽敞 ● 温湿度是否适宜 ● 病室内有无其他病人治疗或进餐	4	未评估不给分,评估不完全酌情扣1~4分	
	评估用物	● 病床单元用物是否完好 ● 是否符合病人的需要	2	未检查床单位扣1~2分	
	评估护士	● 着装是否整齐 ● 是否了解铺床目的	2	评估不完全酌情扣1~2分	
操作前准备10分	护士准备	● 着装整齐、修剪指甲、洗手、戴口罩 ● 了解操作目的(口述)	6	着装仪表不整齐、不规范扣1~2分 情绪紧张、姿态不端正扣1~2分 语言表达不流畅扣1分 面部表情呆板扣1分 口述目的不正确扣1~2分 未修剪指甲、未洗手、未戴口罩各扣2分 洗手方法不规范扣1分	

项目	内容	技术要求	分值	扣分标准	得分
	用物准备	用物准备齐全,摆放合理	2	用物缺一项扣1分 用物摆放不科学扣1分	
	环境准备	病室整洁、宽敞,温湿度适宜,病室内无其他病人治疗或进餐(口述)	2	环境准备未口述扣2分 评估少一项扣1分	
操作步骤67分	移开桌椅	● 拆除原有被服,放于污物袋内	2	拆除被服手法不规范扣1分 未放于污物袋内扣1分	
		● 移床旁桌距床20cm,移椅至床尾正中距床尾15cm	2	移桌不到位扣1分 移椅不到位扣1分	
		● 将用物移至床尾椅上	2	未移用物至床尾椅上扣1分	
		● 酌情翻转床垫,湿扫床褥	2	用物不慎落地扣1分 未扫床褥扣2分 清扫不彻底扣1分 污染床刷处理不当扣1分	
	铺单折角	● 大单中线与床中线对齐,平甩单 ● 铺近侧大单,先铺床头,后铺床尾 ● 将床角铺成斜角,塞于床垫下 ● 将大单中部拉紧,塞于床垫下 ● 橡胶中单中线对齐床中线,上缘距床头45~50cm,展开	2 2 4 2 2	大单位置不当或中线未对齐扣1分 平甩单不到位扣1分 打开大单手法不规范扣1~2分 折角顺序错误扣1~2分 折角不规范各扣1~2分 大单不平整扣1~2分	
		● 同法铺中单于橡胶中单上 ● 将橡胶中单、中单一并塞于垫下 ● 同法铺第二块橡胶中单及中单(根据病情),上缘平齐床头,下缘压在第一块橡胶中单和中单上	2 2 4	床边塞单不整扣1~2分 未对齐中线扣1分,橡胶单位置放置不当扣1分 中单未完全遮住橡胶中单扣2分 橡胶中单、中单塞入不整齐扣2分	
		● 转至对侧,同法逐层铺好大单、橡胶中单和中单	10	第二块橡胶中单上缘未平齐床头扣1分,未压住第一块橡胶中单扣1分,橡胶中单、中单塞入不整齐扣2分 对侧扣分标准与近侧相同	
	套被折被	● 将被套平放于床上,中线与大单中线对齐 ● 被套上端距床头15cm,平甩单 ● 打开被尾,放毛毯于被套内 ● 拉开毛毯,毛毯上端与被套平齐 ● 打开毛毯两侧与被套平齐,对好两上角 ● 依次拉平被套和毛毯,系被套尾端系带 ● 先折盖被两边与床基平齐,后折盖被尾端与床尾齐 ● 将盖被三折叠于一侧床边,开口向门	2 2 2 2 3 3 3 2	被套放置位置、方向不正确扣1分 中线未对齐扣1分 封口未离床头15cm扣2分 打开被套手法不规范扣1~2分 毛毯放置位置、方向不正确扣1~2分 毛毯上端未与被套封口平齐扣1~2分 被角不充实扣1~3分 被套不平整或毛毯不平整扣1~2分 系带手法不规范扣1分 折盖被顺序错误扣1分,盖被不平整扣1~2分	

项目	内容	技术要求	分值	扣分标准	得分
				盖被未三折扣3分,不平整扣1~2分,开口方向错误扣2分	
	套枕立放	● 将枕套套于枕芯上	2	枕套开口未反折扣1分 套枕套手法不规范扣1分	
		● 开口处背门,立于床头正中	2	开口处未背门扣2分 枕未立于床头正中扣1分	
	移桌整理	● 移回床旁桌,椅子置于被盖折叠侧	2	未移回床旁桌扣1分 椅子放置方向错误扣1分	
		● 置麻醉盘于床旁桌上,其他物品按需妥善放置	2	未放置麻醉盘扣2分	
		● 洗手	2	未洗手扣2分	
评价15分	操作方法	程序正确,动作规范,操作熟练	5	程序不正确扣2分 动作不规范、不熟练扣3分	
	铺床效果	四角方正,平紧、美观,符合麻醉床标准	5	床单位不够平整、美观扣2分 不符合麻醉床标准扣3分	
	操作表现	节时省力,无多余动作,姿态优美	5	小动作多扣1~3分 未注意节时省力扣1~2分	
	总分		100	合计	

（李晓松）

实践二　轮椅运送病人法

一、实践目标

1. 掌握轮椅运送病人的目的及注意事项。
2. 结合理论知识,正确熟练地完成轮椅运送病人的方法。
3. 正确评估病人的情况,针对病人病情选择运送病人的方法。
4. 熟悉人体力学原理在护理操作中的应用。
5. 通过护理实践培养良好的职业道德修养及护患沟通能力。

二、实践要求

1. 以案例为引导,以任务为载体,以学做一体的方式进行实践。
2. 课前师生集体备课,明确任务,设计操作流程,统一操作方法。
3. 以完成工作任务为目标,师生共同示教轮椅运送病人的操作技术,强调细节准确,注意动作规范,护患沟通良好。
4. 学生分组仿真练习,建议3~4人一组,每组一套操作用物,通过角色扮演,掌握基本操作技术。
5. 检测小组操作的质量,师生共同讨论并点评,矫正错误操作。

三、实践方法

【案例介绍】

李强同学,16岁,高一在校学生。2周前在参加校篮球比赛时,不慎损伤左侧膝部,表现为剧烈疼痛,膝关节及周围肿胀,皮下有瘀斑,关节活动受限。来院就诊,以"左侧膝关节韧带损伤"收入院。经治疗症状好转,但仍不能下床行走。李强表现比较急躁、心情烦闷,护士耐心陪同他到户外适当活动。

【任务分析】

李强同学左侧膝关节韧带损伤经治疗后症状好转,但仍不能自行下床行走,为了更好地康复,消除其急躁、烦闷的心情,护士应用轮椅推其到户外适当活动,接受阳光和新鲜空气,使其心情愉快和放松。

【实施方法】

1. 准备工作

（1）护士准备:衣帽整洁,洗手,修剪指甲;评估病人情况及轮椅的功能及安全性,熟悉操作方法。

（2）病人准备:告知病人使用轮椅的目的、注意事项及配合方法;协助穿好衣裤。

（3）用物准备:轮椅、根据室外温度准备外衣或毛毯、夹子等,按需准备软枕。

（4）环境准备: 地面整洁、平坦,通道宽敞,移开障碍物。

2. 操作步骤　见表2-1。

表2-1　轮椅运送病人法

操作步骤	操作说明
核对解释	● 核对床头(尾)卡及病人腕带,向病人及家属解释、说明操作的目的、方法,取得合作
固定轮椅	● 推轮椅至床旁,将椅背与床尾平齐,面向床头
	● 固定车闸,翻起脚踏板
协助上椅	● 天气寒冷时铺毛毯于轮椅上,毛毯上端高过病人颈部15cm
	● 扶病人坐于床缘,双手撑住床面,协助病人穿衣裤、鞋袜
	● 请病人双手置于护士肩上,护士双手环抱病人腰部,协助病人下床站立,移向轮椅,告知病人扶住轮椅扶手,转身坐入轮椅中
	● 翻下脚踏板,协助病人将双脚置于其上
	● 寒冷时将毛毯上端翻折围在病人颈部,并固定;两侧用毛毯围住双臂做成两个袖筒,并固定在腕部;再用毛毯将身体及下肢包裹好,置双脚于脚踏板上
整理病床	● 铺暂空床,保持病室整洁、美观
运送病人	● 嘱病人手扶把手,尽量靠后坐,不可前倾或自行下轮椅,系好安全带,松开车闸,推病人至目的地
协助下椅	● 推轮椅至病床尾部,将椅背与床尾平齐,面向床头
	● 固定车闸,翻起脚踏板
	● 松开毛毯,协助病人站起、转身,慢慢坐回床边
	● 帮助病人脱去鞋及外衣
协助卧位	● 协助病人取舒适卧位,盖好被子
整理记录	● 整理床单位,轮椅推回存放处,必要时记录

【注意事项】

1. 使用前检查轮椅的功能是否完好,确保病人安全。

2. 使用轮椅搬运病人时,应嘱其坐于轮椅正中部位,告知其身体尽量向后靠,握紧轮椅扶手,运送过程中身体不可向前倾、自行站起或独自下轮椅,以确保安全。对于不能自行保持身体平衡的病人,可使用安全带固定。

3. 推轮椅时速度应适宜、平稳,下坡时速度要慢,以免发生意外。

4. 运送过程中注意观察病人的反应,如有不适及时处理。

5. 根据天气变化增加衣物,注意保暖,防止受凉。

（万明欣）

实践三　平车运送病人法

一、实践目标

1. 掌握相关理论知识,包括平车运送病人的目的及注意事项。
2. 能够正确评估病人的情况,选择正确搬运病人的方法。
3. 能够正确熟练地完成平车运送病人的操作。
4. 通过实践,能够熟悉人体力学在护理操作中的应用。
5. 通过实践培养学生良好的职业道德修养及护患沟通能力。

二、实践要求

1. 以案例为引导,以任务为载体,以学做一体的方式进行实践。
2. 课前师生集体备课,明确任务,设计操作流程,统一操作方法。
3. 教师示教各种搬运病人法及平车运送病人的操作技术,强调细节准确,注意动作规范,护患沟通良好。
4. 学生分组练习,建议8~10人一组,每组一套操作用物,角色扮演,进行各种搬运病人法及平车运送病人法的操作练习。
5. 检测小组回示操作,师生共同讨论点评,矫正错误操作。

三、实践方法

【案例介绍】

张阿姨,60岁,体重75kg。因车祸导致脊椎骨折,伴创伤性休克。由120急救车送至医院急诊科,经急诊科医生初步给予抗休克、氧气、静脉输液等处理后,立即送往手术室进一步治疗。

【任务分析】

1. 张阿姨经急诊初步处理后,需至手术室进一步治疗,在前往手术室的过程中,应采用平车运送的方式,运送过程中要注意吸氧及输液管路的护理。

2. 张阿姨体重较重,且脊椎骨折伴有休克,不能自行活动及配合操作,在用平车运送病人时,适宜采用四人搬运法将张阿姨搬运至平车上。

【实施方法】

1. 准备工作

（1）护士准备:衣帽整洁;评估,根据病人体重及病情,确定需要护士人数。

（2）病人准备:清醒病人需告知平车运送的目的、注意事项及配合方法。

（3）用物准备:平车、橡胶中单和大单包好的垫子、枕头、毛毯或棉被,根据病情需要备帆布中单或木板。

（4）环境准备:环境宽敞,地面整洁、平坦,移开障碍物。

2. 操作步骤 见表3-1。

表3-1　平车运送病人法

操作步骤	操作说明
核对解释	● 推平车至病床旁,核对床头(尾)卡及病人腕带,向病人及家属解释、说明操作的目的及配合方法,取得病人合作
安置导管	● 检查并妥善安置病人身上的各种导管,避免脱落、受压或液体逆流
搬运病人	
◆挪动法	● 适用于病情允许,能在床上配合的病人
放置平车	● 移开床旁桌椅,松开盖被,协助病人移至床边
	● 将平车推至床边,与病床纵向紧靠,大轮靠床头,固定车闸或抵住平车
挪动上车	● 协助病人依次移动上半身、臀部、下肢于平车上
	● 让病人头部位于大轮端
协助回床	● 将病人由平车移回病床的顺序为先移动下肢,再移动上肢
◆一人搬运法	● 适用于小儿或体重较轻的病人
	● 移开床旁椅,松开盖被
放置平车	● 推平车至床尾,使平车头端与床尾呈钝角,固定车闸
移动病人	● 护士站在床边,将病人双手置胸腹部,协助其移至床边
搬运病人	● 护士一手臂自病人腋下伸至对侧肩部,另一手臂伸至病人大腿下,嘱病人双臂交叉依于护士颈部,护士抱起病人,转身移步向平车,先将病人臀部轻放于平车中央,再放脚及上身
◆二人搬运法	● 适用于不能活动,体重较重者
放置平车	● 移开床旁椅,松开盖被
	● 推平车至床尾,使平车头端与床尾呈钝角,固定车闸
移动病人	● 甲、乙两护士站在床边,将病人双手置胸腹部,协助其移至床边
搬运病人	● 甲护士一手臂托住病人的头、颈、肩部,另一手臂托住病人的腰部;乙护士一手臂托住病人的臀部,另一手臂托住病人腘窝,二人同时抬起,使病人身体向护士侧倾斜,转身移步将病人轻放于平车中央
◆三人搬运法	● 适用于不能活动,体重过重的病人
放置平车	● 移开床旁椅,松开盖被
	● 推平车至床尾,使平车头端与床尾呈钝角,固定车闸
移动病人	● 甲、乙、丙三名护士站在床的同一侧,将病人双手置胸腹部,协助其移至床边
搬运病人	● 甲护士一手臂托住病人的头、颈、肩,另一手臂托住背部;乙护士一手臂托住病人的腰部,另一手臂托住臀部;丙护士一手臂托住病人的腘窝,另一手臂托住小腿,由一人发出口令,三人合力抬起病人,使病人身体向护士侧倾斜,移步将病人轻放于平车中央
◆四人搬运法	● 适用于颈椎、腰椎骨折的病人或病情危重的病人
放置平车	● 移开床旁桌椅,松开盖被
	● 在病人腰部、臀部下铺帆布中单或大单,将病人双手置于胸腹部
	● 将平车推至床边,与病床纵向紧靠,大轮靠床头,固定车闸
搬运病人	● 甲护士站于床头,握住大单头端,或托住病人头、颈、肩部;乙护士站于床尾,握住大单尾端,或托住病人两腿;丙护士和丁护士分别站于病床及平车两侧,紧握大单或帆布中单四角,由一人发出口令,四人同时抬起,将病人轻放于平车中央
安置病人	● 根据病情需要安置病人合适的卧位,用盖被包裹病人,露出头部
整理病床	● 铺好暂空床,将床旁桌椅放回原处,保持病室整洁
运送病人	● 松开车闸,推病人至指定地点

【注意事项】

1. 使用前检查平车,保持其性能完好,确保病人安全。

2. 搬运前妥善安置好病人身上的各种导管,避免导管脱落、扭曲、受压、液体逆流。运送过程中,不可中断,输液管、吸氧管及引流管等,应保持通畅。

3. 搬运病人时遵循节力的原则,身体尽量靠近病人,两腿分开,扩大支撑面,保持平衡,同时动作要轻稳,协调一致,以保证病人的安全、舒适。

4. 病人卧于平车中央,头部位于大轮一端,以减轻运送过程中的颠簸不适感。

5. 运送过程中保持车速平稳、适宜。护士站于病人头侧,以利于观察病情。

6. 平车上、下坡时,病人的头部应位于高处一端,以免引起不适。

7. 推车进出门时,应先将门打开,不可用车撞门。

8. 如天气寒冷,注意保暖,避免病人受凉。

（万明欣）

实践四　安置各种卧位

一、实践目标

1. 掌握相关理论知识,包括各种卧位的适用范围及安置方法。
2. 能够结合理论知识,正确熟练完成各种卧位的安置。
3. 能够正确评估病人情况,选择正确的卧位。
4. 通过实践能够掌握节力的原则。
5. 学生通过实践培养良好的职业道德修养和礼仪规范。

二、实践要求

1. 以案例为引导,以任务为载体,以学做一体的方式进行实践。
2. 课前教师可与临床护理教师相互讨论,集体备课,明确任务,共同设计实践方法,规范操作手法。
3. 以完成工作任务为目标,教师与学生可演示各种卧位的操作技术,强调细节准确,动作应规范。
4. 学生分组练习,建议4~6人一组,每组成员可分别体验护士、病人等角色。
5. 反馈小组操作,学生讨论,师生共同点评,矫正错误操作。
6. 强化训练。在掌握基本操作的基础上,以小组为单位,以任务为载体进行强化训练,做到程序正确、动作规范。

三、实践方法

【案例介绍】

赵阿姨,60岁。因被车撞伤,头部出血,经周围群众拨打120被送往医院抢救,在途中病人口、鼻腔出血,神志不清,到医院进一步经B超、CT等检查,诊断为"头部开放性损伤、脾破裂伤"。病人处于休克状态,须立即实施手术,术后赵阿姨被送至ICU继续支持治疗。由于手术是在全麻下进行,术后赵阿姨躁动不安,导致输液及吸氧等治疗不能继续进行。所以向家属解释采取保护性措施,得以治疗顺利进行。20天后赵阿姨安全返回普通病房,医生嘱其经常变换卧位,促进组织修复。2周后切口愈合良好,各项生命体征正常,赵阿姨痊愈出院。

【任务分析】

1. 迎接休克病人——中凹卧位　为缓解病人病情恶化,为赵阿姨安置中凹卧位,缓解休克症状。

2. 头部开放性损伤——头高足低位　术后为了促进赵阿姨尽快康复,使其处于头高足低位,能降低颅内压,预防脑水肿。

3. 病人躁动不安——保护用具　赵阿姨经过全麻后,处于麻醉未清醒状态,症状明显,为保证继续治疗,在征求家属同意后,给病人应用保护用具(见实践六　保护具的应用)。

4. 病人腹部手术——半坐卧位　由于赵阿姨脾破裂,术后为赵阿姨安置半坐卧位,使腹腔渗出物流入盆腔,感染局限,促进康复。

【实施方法】

1. 准备工作

(1)护士准备:衣帽整洁,洗手、戴口罩。

(2)病人准备:通过讲解使病人及家属知道所选卧位的方法、目的及注意事项等。

(3)用物准备:床单位、软枕若干、跨床小桌、根据病情准备适宜保护用具,屏风,头高足低位应备支托物两个。

(4)环境准备:病室清洁、安静、光线适宜。

2. 操作步骤　见表4-1。

表4-1　安置各种卧位

操作步骤	操作说明
核对解释	● 核对床号、姓名,向病人或家属解释安置卧位的目的、过程及配合
◆中凹卧位	● 中凹卧位:病人仰卧,一手托颈,一手垫入两个枕头于头、肩部,使头胸部抬高10°~20°;一手抬下肢,一手垫入三个枕头于腿、足部,使下肢抬高20°~30°
◆半坐卧位	● 病人仰卧,摇起床头支架或用靠背架抬高30°~50°,摇起床尾支架或用大单裹住枕芯放于两膝下,将大单的两端固定于两侧床缘
◆头高足低位	● 病人仰卧,床头用支托物垫高15~30cm或根据病情而定,床尾横立一软枕
整理记录	● 整理床单位,记录变换卧位的时间

【注意事项】

1. 卧床姿势应符合人体力学原理,保持关节处于功能位,每隔2小时变换卧位1次,减少身体疲劳。

2. 安置卧位时动作应轻柔,注意询问病人有无不适。

3. 注意保护病人安全,神志不清者应拉起床档保护。

4. 保护病人隐私,使病人及家属身心舒适。

(杨艳红)

实践五　协助病人更换卧位

一、实践目标

1. 掌握相关理论知识,以及协助病人更换卧位的注意事项。
2. 能够结合理论知识正确熟练完成卧位的安置。
3. 能够正确评估病人情况,选择正确的更换卧位的方法。
4. 通过实践能够掌握节力的原则。
5. 通过实践培养学生良好的职业道德修养和礼仪规范。

二、实践要求

1. 以案例为引导,以任务为载体,以学做一体的方式进行实践。
2. 课前教师可与临床护理教师相互讨论,集体备课,明确任务,共同设计实践方法,规范操作手法。
3. 以完成工作任务为目标,教师分别示教各种更换卧位的操作技术,强调细节准确,注意动作规范。
4. 学生分组练习,建议3~4人一组,每组成员均应体验护士、病人等角色。
5. 反馈小组操作,师生共同讨论,共同点评,矫正错误操作。
6. 强化训练。在掌握基本操作的基础上,以小组为单位,以任务为载体进行强化训练,做到程序正确、动作规范。

三、实践方法

【案例介绍】

赵爷爷,75岁,体重70kg。因车祸造成双下肢骨折,护士查房时发现赵爷爷皮肤表面油腻,下肢皮肤干燥,掉屑,病人自觉瘙痒。在住院期间为了增进赵爷爷的舒适,预防压疮,为赵爷爷更换卧位。

【任务分析】

1. 为缓解赵爷爷局部皮肤受压情况,预防压疮,增进其舒适,根据情况为赵爷爷更换卧位。考虑到病人体重偏重,适宜采用二人协助病人翻身法。
2. 为避免翻身时加重疼痛,肢体损伤等情况的发生,根据病人情况采用轴线翻身法。

【实施方法】

1. 准备工作

(1)护士准备:衣帽整洁,洗手、戴口罩。熟悉变换卧位的方法及注意事项。

(2)病人准备:通过讲解使病人及家属知道变换卧位的目的、方法、注意事项及配合要点。

(3)用物准备:大单、软枕若干。

14

（4）环境准备：病室清洁、安静，光线适宜。

2. 操作步骤　见表5-1。

表5-1　协助病人翻身法

操作步骤	操作说明
核对解释	● 核对床号、姓名、腕带，解释操作目的
固定装置	● 固定脚轮及各种导管
翻身侧卧	● 病人仰卧，两手交叉放于腹部，两腿屈膝
◆一人协助病人翻身法	● 先将病人肩部、臀部移近护士侧，再将病人双下肢移近护士侧床沿 ● 一手托肩、一手扶膝，使其背向护士，轻轻将病人转向对侧 ● 按侧卧位法安置好病人
◆二人协助病人翻身法	● 两名护士站于床的同侧 ● 一人托颈肩和腰部，一人托臀部和腘窝，同时将病人抬起移近护士近侧
◆轴线翻身法	● 分别扶托病人肩、腰、臀和膝，使病人转向对侧使其背向护士 ● 病人去枕仰卧，护士将大单铺于病人身下 ● 两名护士站于病床同侧，分别抓住靠近病人肩、腰、髋部、大腿处的大单，将病人拉至近侧，拉起床栏 ● 绕至床另一侧，将病人近侧手臂移到头侧，另一手放于胸前，两膝间放软枕 ● 护士双脚前后分开，两人抓紧大单，将病人整个身体以圆滚轴式翻转至侧卧，背向护士
安置病人	● 按侧卧法要求安置病人
整理记录	● 整理床单位，记录翻身时间和皮肤状况

【注意事项】

1. 帮助病人翻身或移向床头时，护士动作应轻稳协调，不可拖、推、拉病人，以防擦伤皮肤。

2. 翻身的间隔时间应根据病情及皮肤受压情况而定，一般每隔2~3小时翻身一次，每次翻身后应记录翻身时间和病人皮肤情况，并做好交接班。

3. 为手术后病人翻身时应检查伤口敷料有无潮湿或脱落，如果有应先换药再翻身；颅脑手术的病人，头部转动剧烈可引起脑疝，导致病人突然死亡，应采取健侧卧位或平卧位；骨牵引的病人应采用轴线翻身法，翻身时不可放松牵引；石膏固定或伤口较大的病人，翻身后将患处置于适当位置，防止受压；为带有导管的病人翻身时，应先将导管安置妥当再翻身，翻身后检查导管有无脱落、移位、扭曲、受压，保持引流通畅。

4. 为病人翻身时护士应遵循节力原则。

（杨艳红）

实践六　保护具的应用

一、实践目标

1. 掌握相关理论知识,严格掌握使用保护用具的适应证。
2. 能够结合理论知识正确熟练使用各种保护用具。
3. 能够正确评估病人情况,选择正确的保护措施。
4. 通过实践培养学生良好的职业道德修养和礼仪规范。

二、实践要求

1. 以案例为引导,以任务为载体,以学做一体的方式进行实践。
2. 课前教师可与临床护理教师相互讨论,集体备课,明确任务,共同设计实践方法,规范操作手法。
3. 以完成工作任务为目标,教师分别示教各种保护具的操作技术,强调细节准确,注意动作规范。
4. 学生分组练习,建议3~4人一组,每组成员均可体验护士、病人等角色。操作结束后,采访被保护同学的实际感受。
5. 反馈小组操作,师生共同讨论,共同点评,矫正错误操作。
6. 强化训练。在掌握基本操作的基础上,以小组为单位,以任务为载体进行强化训练,做到程序正确、动作规范。

三、实践方法

【案例介绍】

李叔叔,56岁。5年前诊断脑垂体瘤,近1年来,身体左侧偏瘫,口齿不清,近几日精神恍惚,躁动不安,不能进食,给予静脉营养维持生命。

【任务分析】

1. 根据李叔叔病情,为防止其坠床,确保安全,应采用床档保护。
2. 鉴于李叔叔精神恍惚,躁动不安,为确保输液顺利进行,维持生命,使用宽绷带约束腕部,肩部约束带、膝部约束带约束相应肢体。

【实施方法】

1. 准备工作

(1)护士准备:衣帽整洁,洗手、戴口罩。熟悉各种保护具的使用方法及注意事项。

(2)病人准备:通过讲解使病人及家属知道应用保护具的目的、方法、注意事项及配合要点与安全的保护意义。

(3)用物准备:根据病情需要选择恰当的保护具。

（4）环境准备：病室清洁、安静，光线适宜。

2. 操作步骤　见表6-1。

表6-1　保护具的应用

操作步骤	操作说明
准备用物	● 按病情需要备用物
核对解释	● 核对床号、姓名、腕带，解释操作目的，征得病人及家属的同意
◆床档	● 多功能床档：用时插入床缘，不用时插入床尾
	● 半自动床档：按需升降
	● 木栏床档：使用时打开，用后关闭
◆宽绷带	● 固定手腕或踝部，将棉垫包裹手腕或踝部，宽绷带打成双套结，套在棉垫外稍拉紧，将宽绷带的两端系于床缘
◆肩部约束带	● 病人两侧肩部套上袖筒，腋窝衬好棉垫，两袖筒上的细带在胸前打结固定，两条宽的长带尾端系于床头
◆膝部约束带	● 两膝、腘窝处放置棉垫，将约束带横放于两膝上，宽带下的两头带各缚住一侧膝关节，然后将宽绷带两端系于床缘
整理记录	● 记录结束时间和皮肤情况

【注意事项】

1. 严格掌握使用保护用具的适应证，维护病人的自尊，使用前向病人及家属说明使用保护用具的必要性及注意事项。

2. 约束带只能短期使用，使用时应保持病人肢体处于功能位，保证病人安全。

3. 使用约束带时，约束带下必须垫棉垫，松紧适宜，以能伸入1~2指为宜，注意每15~30分钟观察一次被约束部位的血液循环情况，每2小时定时松解一次，必要时局部按摩，发现异常及时处理。

4. 使用床档时，应加强巡视，及时满足病人需求。

5. 使用支被架时应注意保暖。

6. 记录使用保护具的原因、开始和结束的时间、观察结果以及护理措施。

（杨艳红）

实践七　消毒液的配制

一、实践目标

1. 掌握不同消毒剂的应用范围、有效浓度、使用方法及注意事项。
2. 能够根据不同的使用目的正确配制常用的消毒溶液。
3. 能严格遵守操作规程,养成严谨、科学的工作态度。

二、实践要求

1. 以案例为引导,以任务为载体,按学做一体的方式进行实训。
2. 课前教师可与临床护理教师相互讨论,集体备课,明确任务,共同设计实践方法,规范操作手法。
3. 教师根据工作任务,示范所需消毒溶液的配制方法。
4. 学生分组练习,老师进行指导。建议4~5人一组,每组一套配制消毒液的用物。
5. 抽取三个小组,按给定的工作任务演示所需消毒溶液的配制过程,师生共同讨论,共同点评,矫正错误操作。

三、实践方法

【案例介绍】

杨叔叔,45岁,有吸毒史1年。因发热、头痛、厌食、恶心、关节痛及淋巴结肿大入院。经过全面检查,初步诊断为艾滋病病毒感染。某日,病人输液完毕,护士为其拔针后,因按压时间不够,穿刺点出血未及时发现,病人下床活动时,血液滴落在地面上。

【任务分析】

1. 由于杨叔叔所患疾病是经血液传播的传染性疾病,病人的血液污染了地面,为有效控制疾病传染,应立即用1500~2000mg/L含氯消毒剂清洗消毒地面,以消除传染源。
2. 用有效氯含量为50 000mg/L的含氯消毒剂配制成1000mg/L含氯消毒剂10L作地面消毒处理。

【实施方法】

1. 用物准备　备10L以上容量的广口容器、量筒或量杯、蒸馏水、消毒剂原液、搅拌器、手套、消毒液浓度试纸。
2. 操作步骤　见表7-1。

表7-1　消毒液的配制

操作步骤	操作说明
核对检查用物	● 广口容器、量筒或量杯、蒸馏水、消毒剂原液、搅拌器、手套、消毒液浓度试纸
查对消毒液	● 查对消毒剂的浓度、有效期
配制消毒溶液	● 计算消毒液及蒸馏水的量
	● 取消毒液原液200ml，量取消毒剂原液倒入容器内搅拌均匀
	● 将所需蒸馏水9.8L倒入容器内
	● 测试消毒液浓度
整理用物、洗手	● 整理用物、洗净双手

（孙士兵）

实践八　无菌技术基本操作

一、实践目标

1. 掌握无菌技术基本概念、无菌技术操作原则及注意事项。
2. 能够结合理论知识,正确熟练实施各项无菌技术基本操作。
3. 能够严格遵守无菌技术操作原则,树立严格的无菌观念。
4. 通过实践培养学生良好的职业道德修养,养成严谨、慎独的工作态度。

二、实践要求

1. 以案例为引导,以任务为载体,以学做一体的方式进行实践。
2. 课前教师可与临床护理教师相互讨论,集体备课,明确任务,共同设计实训方法,规范操作手法。
3. 以完成工作任务为目标,教师将六项无菌技术基本操作先分别进行单项示教,强调细节,注意动作准确、规范。然后按设计流程,将六项操作组合起来再进行整体示教。
4. 学生分组练习,建议3~4人一组,每组一套操作用物,进行基本操作的练习。
5. 反馈小组操作,师生共同讨论,共同点评,矫正错误操作。
6. 强化训练。在掌握基本操作的基础上,以小组为单位,以任务为载体进行强化训练,做到程序正确、动作规范。
7. 此项操作建议进行技能考核,要求每个学生能够按项目标准完成技术操作。

三、实践方法

【案例介绍】

李伯伯,54岁。因患急性化脓性胆总管炎,于3天前行胆管切开引流手术。今日查房时发现,伤口有较多的血性渗出液,需要更换伤口敷料。需准备换药用物,并为李伯伯更换伤口敷料。

【任务分析】

1. 李伯伯手术伤口渗血渗液较多,需要更换药物。换药时应清洗、消毒伤口及周围皮肤,并更换无菌敷料。需要按无菌要求准备无菌换药器械及敷料、无菌手套等用物。
2. 换药用物准备好后,携至病人床旁,戴好无菌手套后为李伯伯换药。
3. 换药结束后,整理用物,进行医疗垃圾的处理。

【实施方法】

1. 准备工作

(1)护士准备:衣帽整洁,洗手、戴口罩。

(2)病人准备:向病人说明换药的重要性,病人能够接受换药的操作,并愿意配合。

(3)用物准备:无菌持物钳及容器、无菌治疗巾包、无菌物品包、无菌容器、无菌溶液、无菌手套、无菌棉签、消毒液、清洁治疗盘、弯盘、小卡片、起瓶器、笔。

（4）环境准备：清洁、宽敞、明亮，符合无菌操作要求。

2. 操作步骤　见表8-1。

表8-1　无菌技术基本操作法

操作步骤	操作说明
◆无菌持物钳使用	
取无菌持物钳	● 打开无菌持物钳容器盖，手心向下持无菌持物钳，钳端闭合，垂直取出
用持物钳	● 使用时保持钳端向下
放回容器	● 使用后闭合钳端，垂直放回容器内
◆无菌容器使用	
检查核对	● 检查无菌容器的名称、灭菌日期、指示胶带是否变色
打开容器	● 由对侧向近侧（或由一侧向另一侧）打开无菌容器盖，平移离开容器，内面朝上放于操作台上（或拿在手上）
取用物品	● 用无菌持物钳取出所需无菌物品放于无菌盘或无菌容器内
盖上容器	● 取物后将容器盖由近侧向对侧（或由一侧向另一侧）盖上
◆打开无菌包	
检查核对	● 检查无菌包的名称、灭菌日期、有效期、指示胶带是否变色，包布是否潮湿
松解包扎	● 将包布放于操作台上，撕开粘贴的胶带，或解开系带卷放在包布下
打开布包	● 手捏住包布角外面，依次逐层揭开包布的对角和左右两角，最后打开内角，打开无菌包
取用无菌物品	● 用无菌持物钳夹取所需的无菌物品，放在无菌区域内
重新包盖	● 如包内无菌物品未用完，按原折痕依次包盖，系带"一"字形缠绕扎好，注明开包日期、时间
◆铺无菌盘	
检查核对	● 检查无菌物品的名称、灭菌日期、有效期、化学指示胶带是否变色，无菌包是否干燥，治疗盘是否清洁干燥
取无菌巾	● 按无菌包的使用法打开无菌巾包，用无菌持物钳取一块无菌巾
单巾铺盘	● 双手捏住无菌巾上层外角，将其打开并呈扇形折叠，边缘向外，无菌巾内面构成无菌区，放入无菌物品。将上层无菌巾拉平盖于无菌物品上，使上下两层边缘对齐。将开口边向上反折两次，两侧边缘分别向下折一次
双巾铺盘	● 双手捏住无菌巾一边两角外面，将其打开，由对侧向近侧铺于治疗盘上，无菌面朝上，放入无菌物品。取出一块无菌巾打开，由近侧向对侧覆盖于无菌盘上，无菌面朝下。两巾边缘对齐，四边多余部分分别向上反折
记录签名	● 记录无菌盘名称、铺盘日期和时间、责任人
◆取用无菌溶液	
检查核对	● 核对瓶签的药名、剂量、浓度和有效期，瓶盖有无松动、瓶体有无裂痕，溶液是否澄清，有无变色、浑浊或沉淀
打开瓶塞	● 用无菌纱布启开瓶塞
倒取溶液	● 握持溶液瓶，瓶签朝向掌心，倒出少量溶液冲洗瓶口，再由原处倒出溶液至无菌容器内
盖上瓶塞	● 倒溶液后立即盖上瓶塞，并消毒瓶塞边缘及上方

续表

操作步骤	操作说明
签署时间	● 在瓶签上注明开瓶日期、时间
◆戴、脱无菌手套	
核对检查	● 核对无菌手套号码、灭菌日期、有效期,查看化学指示胶带颜色
放置打开	● 将无菌手套袋放于清洁、干燥的台面上打开
取出手套	● 两手分别掀开手套袋开口处外层,捏住手套的翻折部分,将两只手套对合,一手捏住,取出手套
戴上手套	● 一手捏住两手套翻折面,另一手伸入手套内戴好,已戴手套的手指伸入另一手套翻折的内面,同法戴好另一手,双手调整手套位置,将手套翻折部分翻转,开始无菌操作
脱下手套	● 操作完毕,脱下手套,一手捏住另一手套腕部外面,翻转脱下,再以脱下手套的手插入另一手套内,将其往下翻转脱下
整理洗手	● 将用过的手套放入医用垃圾袋内按医疗废物处理,用流水洗净双手

【注意事项】

1. 使用无菌持物钳的注意事项

(1)到距离较远处取物时,应将无菌持物钳和容器一起移至操作处使用,以防止无菌持物钳在空气中暴露过久而污染。

(2)不可用无菌持物钳夹取油纱布,以防油粘于钳端而影响灭菌效果;也不可用于换药或消毒皮肤,以防无菌持物钳被污染。

(3)使用过程中,无菌持物钳应保持在使用者腰部水平以上,不可过高或过低,以免超出视线范围造成污染。

(4)无菌持物钳如被污染或可疑污染,应重新灭菌。

2. 使用无菌容器的注意事项

(1)打开或盖上无菌容器盖时,手不可触及容器及盖的边缘和内壁。

(2)无菌容器打开后,手臂及其他非无菌物品不可跨越容器上方。

(3)无菌物品一经取出,即使未用,也不可再放回无菌容器内。

3. 使用无菌包的注意事项

(1)使用过程中,手及其他非无菌物品不可触及包布的内面。

(2)手臂或其他非无菌物品不可跨越已打开的无菌包上方。

(3)一次性物品包装外标签模糊或已过有效期或包装漏气或破损均不可使用。

4. 铺无菌盘的注意事项

(1)治疗盘必须清洁、干燥,无菌巾应保持干燥,一旦潮湿应视为污染,即不可再使用。

(2)操作过程中,手及其他非无菌物品不可触及无菌面,不可跨越无菌区,铺好的无菌盘有效期4小时。

5. 取用无菌溶液的注意事项

(1)不可将物品伸入无菌溶液瓶内蘸取溶液或直接接触瓶口倒溶液。

(2)已倒出的溶液即使未被污染,也不能再倒回瓶内。

6. 戴无菌手套的注意事项

(1)戴无菌手套后,双手应始终保持在腰部或操作台平面以上、视线范围以内。

（2）发现手套有破裂，或不慎污染或疑有污染，应立即更换。

（3）脱手套时，应将手套翻转脱下，不可强行拉扯。

四、实践评价

无菌技术基本操作评价表见表8-2。

表8-2　无菌技术基本操作评价表

项目	内容	技术要求	分值	扣分标准	得分
评估8分	评估环境	操作区是否整洁、宽敞、干燥，符合无菌技术操作要求	2	未评估扣2分 评估少一项扣1分	
	评估用物	无菌用物是否齐全，是否在灭菌有效期内，指示胶带变色，放置符合无菌技术操作原则	3	未评估扣3分 评估少一项扣1分	
	评估护士	着装是否整齐，修剪指甲、洗手、口罩帽子是否符合无菌操作要求	3	未评估扣3分 评估少一项扣1分	
操作前准备5分	护士准备	修剪指甲、洗手、戴口罩、取下腕表	2	未修剪指甲或未洗手扣1分 未戴口罩扣1分	
	物品准备	用物齐全，摆放科学合理	2	缺用物扣1分 摆放不合理扣1分	
	环境准备	环境清洁、干燥、宽敞、平坦	1	口述缺项扣1分	
操作步骤72分	取无菌容器	● 携用物至操作台前 ● 将治疗盘放置操作台上 ● 查看无菌包名称、灭菌日期、化学指示胶带（口述） ● 打开无菌包将治疗碗和弯盘放于操作台上	1 1 2 2	用物摆放不符合无菌原则扣1分 放置位置不科学扣1分 未口述各项内容各扣1分 持包方法不正确扣1分 弯盘取用不符合无菌原则扣1分	
	取无菌溶液	● 取无菌溶液、核对、检查药液 ● 启开密封瓶外盖 ● 消毒瓶口 ● 打开无菌容器盖取纱布，垫纱布将瓶塞打开 ● 手握标签，倒少量溶液于弯盘，冲洗瓶口 ● 由原出处倒所需液量于无菌容器中 ● 盖瓶塞 ● 记录开瓶时间及日期 ● 将用毕的治疗碗及弯盘放于治疗车下层	1 1 2 5 2 3 1 1 1	未口述检查药液扣1分 启盖方法不当扣1分 蘸消毒液方法不正确扣1分 消毒方法不正确扣1分 钳端未闭合向下扣2分 放回时钳端未闭合扣1分 盖未复位扣1分 纱布未遮住瓶口扣1分 标签方向不正确扣1分 未冲洗瓶口扣1分 未由原处倒溶液扣1分 瓶口触碰容器扣1分 倒溶液时溶液溅出扣1分 盖瓶塞时污染扣1分 未记录扣1分 用过的换药碗和无菌盘未放于车下扣1分	

项目	内容	技术要求	分值	扣分标准	得分
开无菌包		● 查看无菌包名称、灭菌日期、化学指示胶带颜色 ● 打开无菌包,放于清洁、干燥处 ● 分别揭开左右两角,再揭内角 ● 用无菌持物钳夹出所需无菌物品 ● 将包内剩余物品按原折痕包好 ● 标注开包日期时间放于治疗车上	1 1 2 6 3 2	未口述检查无菌包扣1分 未口述放置要求扣1分 手触碰到无菌包内面扣2分 未使用卵圆钳扣2分 钳端未闭合向下扣2分 放回时钳端未闭合扣1分 轴节未打开扣1分 包无菌包时污染无菌包扣2分 包无菌包不规范扣1分 未标开包时间、物品扣2分	
铺治疗盘		● 取治疗盘铺治疗巾 ● 将取出的治疗巾双折铺于治疗盘内 ● 上层向远端呈扇形折叠,开口边向外 ● 放入无菌物品,将上层盖于物品上边缘对齐 ● 向上翻折两次,两侧边缘向下翻折一次	1 3 2 2 4	治疗盘放置位置不科学扣1分 打开治疗巾时污染治疗巾内面扣2分 铺巾时治疗巾低于桌面扣1分 折叠方法不正确扣1分 开口未向外扣1分 手触碰无菌巾内面扣1分 无菌巾边缘未对齐扣1分 两侧翻折方法不正确扣2分 底边翻折方法不正确扣2分	
戴脱无菌手套		● 核对手套灭菌日期,选择大小合适手套 ● 取出一只手套并戴好,取出另一只手套并戴好 ● 将手套的翻转处套在工作服袖外 ● 双手对合交叉调整手套的位置 ● 检查手套是否有破损(口述) ● 手应保持在腰部和视线之间 ● 戴手套的手捏住手套口翻转脱下 ● 已脱手套的手插入手套内口,向外翻转脱下 ● 洗手、脱口罩	2 8 4 2 1 1 2 1 1	未口述核对手套、灭菌日期扣1分 手套内未涂滑石粉扣1分 手套触及手套袋扣2分 在无菌区上戴手套扣2分 未戴手套的手触及手套无菌面扣2分 戴手套的手触及有菌物品扣2分 翻转处未完全套在工作服袖外扣2分 手套有污染扣2分 双手未对合交叉调整手套的位置扣2分 未口述检查手套是否有破损扣1分 手未保持在腰部和视线之间扣1分 手套未翻转脱下扣2分 脱手套不规范扣1分	

续表

项目	内容	技术要求	分值	扣分标准	得分
评价15分	操作方法	程序正确,动作规范,操作熟练	5	程序错误,动作不规范扣3分 操作不熟练扣2分	
	操作效果	无菌观念强,操作中无污染现象	5	无菌观念不强扣2分 操作中存在污染扣3分	
	操作态度	态度认真,具有慎独的职业道德	5	态度不严肃扣2分 操作不认真扣3分	
	总分		100	合计	

（孙士兵）

实践九　穿脱隔离衣及手的消毒

一、实践目标

1. 掌握隔离基本概念、隔离原则及操作的注意事项。
2. 能够掌握隔离区域的设置要求、划分标准及隔离措施。
3. 能够正确规范实施穿脱隔离衣及消毒洗手的操作。
4. 通过实践培养学生良好的职业道德,树立隔离观念,养成严谨的工作态度。

二、实践要求

1. 以案例为引导,以任务为载体,以学做一体的方式进行实践。
2. 课前教师可与临床护理教师相互讨论,集体备课,明确工作任务,共同设计实训方法,规范操作手法。
3. 以完成工作任务为目标,教师演示穿脱隔离衣和消毒洗手的具体方法,学生同步练习,掌握操作的基本要领。
4. 学生分组练习,建议3~4人一组,每组一套操作用物,进行基本操作的练习。
5. 反馈小组成员操作,师生共同讨论,共同点评,矫正错误操作。
6. 建议该项技能操作实施考核,以小组为单位,每小组通过完成一项工作任务完成该项操作技术的考核。

三、实践方法

【案例介绍】

刘阿姨,30岁。因近1个月来食欲减退,上腹部不适、疲乏无力来医院就诊。查体: T 37.7℃、P 84次/分、R 24次/分、BP 110/84mmHg,巩膜黄染,肝肋下2cm,有轻度触痛,血清丙氨酸氨基转移酶升高。初步诊断为甲型肝炎,医嘱抗感染、护肝治疗。护士在进入病房为刘阿姨进行输液等护理时,需采取相应的隔离措施。

【任务分析】

1. 刘阿姨是一位经消化道传播疾病的病人,护士在护理刘阿姨的过程中必须采取相应的隔离措施,包括进入病房前清洁双手、戴口罩和帽子、穿好隔离衣。在穿隔离衣之前还需要将所有的操作用物准备齐全。
2. 护理结束离开病房前要脱下隔离衣、消毒双手、摘下口罩、整理用物,再清洁双手。

【实施方法】

1. 准备工作

(1)护士准备:穿好工作服、工作裤,戴隔离帽、口罩,取下手表及其他饰品,卷衣袖过肘关节(夏季)或前臂中段(冬季),剪指甲、洗手。

（2）用物准备：隔离衣、挂衣架及夹子、消毒洗手设备、污物袋。

（3）环境准备：整洁、宽敞、安全。

2. 操作步骤　见表9-1。

表9-1　穿脱隔离衣及手的消毒

操作步骤	操作说明
◆刷手法	● 湿润双手,将手刷蘸肥皂液,按顺序刷洗一手共30秒,流水冲净泡沫;同样的方法刷洗另一手,冲净。重复刷洗双手一次,两次共2分钟。取小毛巾或纸巾擦干,或用烘干机吹干
◆消毒液浸泡法	● 将双手浸泡于消毒液中用小毛巾或手刷反复擦洗,每只手1分钟,共2分钟;或双手相互揉搓2分钟,用流水冲净消毒液,擦干或烘干双手
◆消毒液擦拭法	● 用0.3%~0.5%碘附或快速手消毒剂揉搓双手2分钟,自然干燥
◆穿隔离衣	
持领取衣	● 手持衣领从衣架上取下隔离衣,清洁面朝向自己
穿好衣袖	● 右手持衣领,左手伸入袖内向上抖,露出左手,换左手持衣领,右手伸入袖内,依法穿好
扣上领扣	● 两手由领子中央内侧,顺边缘向后将领扣扣好
扣上袖扣	● 袖口边缘对齐,扣好扣子或系带
系好腰带	● 从腰部自一侧衣缝向下约5cm处将隔离衣后身向前拉,见到衣边则捏住,再依法将另一侧捏住,捏住两侧边缘对齐,在身后向另一侧折叠,腰带在背后交叉后拉回到前面打一活结
◆脱隔离衣	
松解腰带	● 松开腰带在前面打一活结
松解袖扣	● 将衣袖向上拉塞在上臂衣袖内
消毒双手	● 按消毒洗手的方法刷洗双手、擦干或烘干
解开领扣	● 两手顺衣领边缘向后将领扣解开
脱下衣袖	● 右手伸入左手袖口内,拉下衣袖超过手臂,再用衣袖遮住左手在外面拉下右手衣袖。用衣袖包住的双手解开腰带、松开两手在袖内使袖子对齐,双臂逐渐退出
折叠挂衣	● 双手持衣领,将隔离衣两边对齐折好,挂在衣架上
污衣送洗	● 需要换洗的隔离衣脱下后,将污染面向内折,卷好投入污物袋中

【注意事项】

1. 手消毒的注意事项

（1）刷手时身体应与水池保持一定距离,以免污染水池或水溅至身上。

（2）刷洗的范围应超过被污染的范围,刷洗顺序为前臂、腕部、手掌、手背、手指、指缝、指甲。

（3）流水冲洗时,腕部要低于肘部,使水从前臂流向指尖。

2. 穿脱隔离衣注意事项

（1）穿隔离衣前要检查隔离衣,以保证无潮湿、无破损;隔离衣长短要合适,应全部遮盖工作服。

（2）在穿脱隔离衣的过程中,隔离衣的污染面不可触碰清洁面以及操作者的面部、帽子及工作服。

（3）穿好隔离衣后,不得进入清洁区;双手应保持在腰部以上、视线范围内,避免接触清洁物品。

（4）隔离衣每日更换,如有潮湿或污染,应立即更换。

（5）脱下的隔离衣如挂在半污染区,应清洁面向外;如挂在污染区则污染面向外。

四、实践评价

穿脱隔离衣及手的消毒评价表见表9-2。

表9-2　穿脱隔离衣及手消毒的评价表

项目	内容	技术要求	分值	扣分标准	得分
评估 8分	评估环境	环境是否整洁、宽敞符合隔离要求	2	未评估扣2分 评估少一项扣1分	
	评估用物	隔离衣等用物是否完好、用物齐全	3	未评估扣2分 评估少一项扣1分	
	评估护士	着装、手指指甲、口罩帽子是否符合隔离要求	3	未评估扣2分 评估少一项扣1分	
操作 前准 备8分	护士准备	修剪指甲、戴口罩,摘腕表	3	未摘腕表扣2分 衣领不合格扣1分	
	用物准备	用物齐全,摆放科学合理	2	每缺一项用物扣1分 摆放不合理扣1分	
	环境准备	环境整洁、符合隔离要求	3	口述缺1项扣1分	
操作 步骤 69分	洗手	● 润湿双手,取洗手液 ● 揉搓双手 ● 流水冲洗后擦干	1 6	皂液蘸取过多扣1分 指尖或指缝漏洗扣2分 洗手位置未超过腕上扣2分 洗手时浸湿衣服扣2分	
	戴帽子	● 选择合适的帽子,戴上帽子后整理 ● 帽子应遮住全部头发	1 2	帽子未整理扣1分 头发散于帽外扣2分	
	戴口罩	● 取出口罩并识别口罩清洁面 ● 戴好口罩,遮住口鼻	1 1	未识别口罩清洁面扣1分 口罩未遮住口鼻扣1分	
	穿隔离衣	● 准备工作 ● 取下腕表,卷袖过肘 ● 持衣领取下隔离衣,清洁面朝向自己 ● 穿左右衣袖 ● 扣好领扣 ● 扣好袖扣	2 3 4 3 3 1	未口述准备工作扣2分 衣领外露、未取腕表、衣袖未过肘各扣1分 手触碰隔离衣污染区扣1分 肩袖内方向错误扣1分 清洁面未朝操作者扣1分 手触碰污染面扣1分	

项目	内容	技术要求	分值	扣分标准	得分
		● 解开腰带活结 ● 折襟系带 ● 穿好隔离衣即在规定区域内活动（口述）	4 6 1	穿衣袖时手触碰污染区扣2分 未露出双手扣1分 下颌触及隔离衣扣1分 系领扣不规范扣2分 未口述手污染扣1分 未解腰带扣1分 手触隔离衣清洁面扣1分 捏住边缘方法不规范扣1分 隔离衣边缘未对齐扣2分 未向一侧折叠扣1分 未在前面系腰带扣1分	
	脱隔离衣	● 解开腰带 ● 解开袖口 ● 湿润双手 ● 刷手,每只手刷30秒 ● 用流水冲洗 ● 再刷洗一遍,共刷2分钟 ● 冲洗双手 ● 解开领扣 ● 脱袖退手 ● 持衣领挂于衣钩上	1 4 1 3 2 4 2 1 3 5	未打活结扣1分 未露出肘部扣1分 未露出衣袖清洁面扣1分 污染隔离衣清洁面扣2分 隔离衣接触水池扣1分 刷手顺序不正确扣2分 刷手时间不够扣1分 冲洗方法不正确扣1分 隔离衣接触水池扣1分 刷手顺序不正确扣2分 刷手时间不够扣2分 冲洗时腕部未低于肘部扣1分 擦干方法不正确扣1分 双手未解开领扣扣1分 手未捏衣袖清洁面扣1分 衣袖未裹住手扣2分 隔离衣清洁面朝向不正确扣1分 衣领两边未对齐扣1分 隔离衣折叠不规范扣1分 未夹住衣领扣1分	
	摘下口罩	● 摘口罩折叠后放于袋内 ● 一次性口罩取下后扔入污桶	3 1	手触碰污染面扣1分 污染面未向内折叠扣1分 口罩放置不规范扣1分 处理口罩方法不正确扣1分	

续表

项目	内容	技术要求	分值	扣分标准	得分
评价 15分	操作方法	程序正确,动作规范,操作熟练	5	程序不正确扣2分 动作不规范扣2分 操作不熟练扣1分	
	操作效果	操作中无污染,保持清洁	5	操作中存在污染扣3分 隔离衣穿脱不整齐扣2分	
	观念意识	消毒隔离原则清楚、无菌观念强	5	无菌观念不强扣3分 未严守消毒隔离原则扣2分	
	总分		100	合计	

（孙士兵）

实践十 体温单的绘制

一、实践目标

1. 熟练掌握相关理论知识,如绘制体温单的目的及注意事项。
2. 能够完整、准确、及时地绘制体温单。
3. 在操作过程中,具有高度的责任心,养成严谨、细致、求实的工作态度。

二、实践要求

1. 以案例为引导,以任务为载体,按学做一体的方式进行实训。
2. 课前教师应进行临床调研,并与临床护理教师相互讨论,集体备课,明确工作任务,共同设计实训方法。
3. 设计一个案例,以完成工作任务为目标,由学生自行绘制体温单,每人一张体温单及相应物品,进行基本练习。
4. 抽取6份体温单展示,先由学生点评,再由教师点评,针对共性问题组织全班学生讨论,教师讲解,强调细节及各种情况的处理。

三、实践方法

【案例介绍】

王叔叔,42岁。初步诊断为急性阑尾炎,于2013年6月28日10时急诊入院,住普外科。入院时查体: T 37.5℃, P 84次/分, R 22次/分, BP 110/76mmHg,体重68kg。于11时行阑尾切除术。术前作青霉素过敏试验,结果阳性,普鲁卡因过敏试验阴性。病人住院7天,于7月4日上午10时痊愈出院。住院期间生命体征各项数据见表10-1,请按规范要求绘制体温单。

表10-1 体温单绘制各项数据表

日期	时间	T(℃)(口温)	P(次/分)	R(次/分)	BP(mmHg)	HR(次/分)	其他
2013-6-28	10:00	37.5	84	22	110/76		大便0次
	14:00	37.6	84	20			
	18:00	38	89	19	106/76		
	22:00	38.5	84	21		92	
6-29	2:00	39.5	83	22	112/80	96	大便0次 6:30物理降温后T: 38.8℃
	6:00	39.6	86	18		108	
	10:00	38.6	88	19		106	

续表

日期	时间	T（℃） （口温）	P （次/分）	R （次/分）	BP （mmHg）	HR （次/分）	其 他
	14：00	38.4	85	18		102	
	18：00	38.9	87	17	118/82	96	
	22：00	38.4	84	18		92	
6-30	2：00	38.6	82	17		89	
	6：00	38	79	15	112/78	82	
	10：00	37.6	76	18			大便0次
	14：00	37.5	77	16			
	18：00	37.3	74	20	115/80		
	22：00	37.1	78	16			
2013-7-1	6：00	36.8	72	17			
	10：00	36.6	73	16			灌肠后大便
	14：00	36.7	75	18	105/76		2次
	18：00	36.8	75	19			
	22：00	37.1	76	18			
7-2	6：00	37	73	17			
	10：00	36.7	70	18			
	14：00	36.8	73	16	110/75		大便0次
	18：00	36.5	74	18			
	22：00	36.9	73	19			
7-3	6：00	36.7	74	17			
	10：00	36.8	72	14			
	14：00	36.6	78	18	106/76		大便1次
	18：00	36.2	75	16			
	22：00	36.7	73	17			
7-4	6：00	36.2	76	16			
	10：00						10时出院

【任务分析】

1. 王叔叔入院后,值班护士应立即建立病历,在体温单上填写王叔叔的基本资料,记录入院时间和入院时的生命体征情况。使用蓝色笔填写眉栏部分,信息填满,不留空格,在体温单40~42℃间用红色笔填写入院时间,在绘制栏内记录王叔叔的生命体征,底栏记录病人的体重、血压、药物过敏等情况。

2. 在相应时间段用红色笔填写手术及时间,根据案例所提供的数据,按正确的符号绘制病人的生命体征并记录相关信息。

3. 根据王叔叔病情变化记录实施物理降温和灌肠情况。

4. 在体温单相应的时间栏内记录王叔叔出院时间。

【实施方法】

1. 用物准备　体温单,红、蓝铅笔,红、蓝水笔,直尺、体温记录本。

2. 操作步骤　见表10-2。

表10-2　体温单的绘制

操作步骤	操作说明
评估工作	● 评估用物及护士自身
准备工作	● 护士及用物的准备
填写眉栏	● 蓝色笔填写姓名、年龄、性别、科别、床号、入院日期、住院病历号
	● 蓝色笔填写入院日期、住院日数,红色笔填写术后日数
40~42℃之间填写	● 红色笔填写入院、手术、分娩、转科、出院、死亡时间
绘制曲线	● 相邻两次体温用蓝线相连
	● 降温后测量的体温与降温前体温划在同一纵格内,并用红虚线相连,下次测得体温仍以蓝线与降温前体温相连
	● 脉搏短绌时,在脉率和心率两曲线之间用红笔划直线填满
	● 体温与脉搏重叠时,则先绘制体温,再绘制脉搏
底栏填写	● 蓝色笔填写大便次数、血压、尿量、出入量、体重等数据,红笔记录病人药物过敏情况
	● 填写体温单页码
整理用物	● 将用物归原位,洗手

【注意事项】

1. 在填写和绘制体温单过程中,要求字迹清楚,不可随意涂改。

2. 特殊用药、药物降温等不需在体温单上做记录。

3. 同一张体温单上尽可能采用相同的测温符号。

4. 绘制体温、脉搏曲线时,用红、蓝铅笔,不可用圆珠笔。

（陈昭君）

实践十一　口　腔　护　理

一、实训目标

1. 熟练掌握相关的理论知识,包括口腔护理的目的、常用漱口溶液及作用、口腔护理的注意事项等。

2. 能够正确熟练完成口腔护理操作。

3. 能正确评估病人身体情况,并针对病人的口腔状况正确实施口腔护理。

4. 操作过程中动作轻柔、规范,态度和蔼,注重人文关怀,能与病人进行及时有效的沟通。

二、实践要求

1. 以案例为引导,与学生共同分析病人的病情,引出本项实训的内容。

2. 课前教师可与临床护理教师相互讨论,集体备课,明确工作任务,共同设计实训方法,规范操作手法。

3. 以完成工作任务为目标,学生扮演病人,由教师模拟护士示范口腔护理操作过程,强调动作轻柔及擦拭牙齿的手法,每个部位以擦拭干净为宜。

4. 学生分组练习,建议5~6人一组,每人一套操作用物。

5. 教师指导学生练习,矫正操作中错误的手法,回顾性填写实验报告。

6. 在掌握基本操作程序的基础上,以小组为单位,反复强化训练,做到程序流畅、动作规范。

7. 以小组为单位,从每小组中抽取一名学生演示操作,小组成员点评。并对评判问题者给予加分。

8. 建议该项技能操作实施考核。以小组为单位进行练习,每小组抽出1~2名学生进行角色扮演,完成口腔护理操作的考核。

三、实训方法

【案例介绍】

张阿姨,57岁。肺炎球菌性肺炎,持续高热数日不退,意识不清,处于昏迷状态。入院后医嘱给予抗生素抗感染治疗。用药2周后,护士在为病人做常规口腔护理时发现病人口腔黏膜有2处溃疡,溃疡面上有白色膜状物。护士将情况告知医生,医生开出医嘱:口腔护理 bid。

【任务分析】

1. 张阿姨因长时间大量应用抗生素,导致菌群失调,发生了口腔溃疡。医生开出医嘱,需继续为张阿姨作口腔护理。

2. 根据口腔溃疡面的情况初步判断为真菌感染,护士为张阿姨做口腔护理时,应选用1%~4%碳酸氢钠溶液。

3. 张阿姨处于昏迷状态,口腔护理时需使用开口器和压舌板。口腔护理后,应在溃疡部位涂搽相应的药物。

【实施方法】

1. 准备工作

（1）护士准备：护士衣帽整洁、洗手、戴口罩。

（2）病人准备：向病人家属解释口腔护理的目的、方法、注意事项。清醒病人明确配合要点，并取得病人的合作。

（3）用物准备：治疗盘内备口腔护理包（治疗碗1个、棉球数个、弯血管钳1把、镊子1把、弯盘1个、纱布2块、压舌板1个）、治疗巾、手电筒、棉签、液状石蜡、一次性手套（取义齿时使用），必要时备开口器（该病人因处于昏迷状态，故不需备温开水及吸水管）。

口腔外用药：冰硼散、锡类散、西瓜霜、新霉素、金霉素甘油、制霉菌素甘油等，根据病人的病情准备。

漱口溶液：1%~4%碳酸氢钠溶液。

（4）环境准备：病室宽敞，整洁，光线充足或有足够的照明。

2. 操作步骤　见表11-1。

表11-1　口腔护理

操作流程	操作步骤
核对评估	● 核对病人的床号、姓名，向家属告知操作的目的，交代相关事宜，评估口腔状况
安置卧位	● 备齐用物，携至病人床旁，再次核对病人 ● 协助病人取仰卧位或侧卧位，头偏向护士一侧
湿润口唇	● 治疗巾围于颌下及胸前，弯盘放于口角旁 ● 用棉签蘸温开水或夹取一个漱口液棉球擦拭口唇、口角
观察口腔	● 用张口器协助病人张口，用压舌板撑开颊部，用手电筒观察口腔情况
摘取义齿	● 对有活动义齿者，护士应戴手套协助取下 ● 取下的义齿放置容器内，用冷开水冲洗刷净，待口腔护理后戴上或浸入清水中
擦洗口腔	● 昏迷病人用棉签蘸温开水擦拭两侧口角与口唇 ●（清醒病人可协助用吸水管吸温开水漱口，嘱病人不要咽下漱口水，协助吐出漱口水）牙外侧面：（清醒病人嘱咬合上、下颌牙），取压舌板轻轻撑开左侧颊部，用弯血管钳夹取含漱口液的棉球纵向擦洗牙齿的外侧面，由磨牙至门齿；以同法擦洗右侧 ● 牙内侧面及颊部：（清醒病人可嘱其张口），依次擦洗牙齿的左上内侧面、左上咬合面、左下内侧面、左下咬合面，然后弧形擦洗左侧颊部；同法擦洗右侧 ● 硬腭部：从软腭与硬腭交界部开始，由内向外擦洗硬腭部 ● 舌及舌下：由舌根部向舌尖呈Z字形擦洗舌面（清醒病人可嘱其将舌尖抬起），擦洗舌下
漱口涂药	●（意识清醒者，再次吸水漱口，用纱布擦去口角处水渍），擦拭病人口角，检查口腔是否擦洗干净，根据不同情况进行处理，在溃疡处涂相应药物
整理记录	● 协助病人取舒适体位，询问家属有何需要，并满足病人需要，整理床单位 ● 清理用物，洗手，记录

【注意事项】

1. 擦洗时动作轻柔，特别是对凝血功能差的病人，要防止损伤口腔黏膜及牙龈。

2. 昏迷病人吞咽反射迟钝或消失，口腔护理时禁忌漱口，棉球不宜过湿，以免溶液吸入呼吸道，发生误吸；对不能自行张口的病人需用张口器时，应从臼齿处放入，牙关紧闭者不可用暴力助其张口；操作前后清点棉球数量，擦拭时，每次夹取一个棉球，防止将棉球遗留在口腔内，必要时可用纱布蘸漱口水擦拭。

3. 有活动义齿的病人，操作前应取下，用冷开水冲洗刷净，待操作完毕后为病人戴上或浸入冷开水中备用；昏迷病人的义齿浸于冷开水中保存。

4. 长期应用抗生素的病人，应注意观察其口腔内有无真菌感染。

5. 操作过程中清洁物与污染物应分开放置，传染病病人使用后的物品按照隔离消毒原则处理。

四、实践评价

口腔护理评价表见表11-2。

表11-2　口腔护理评价表

项目	内容	技术要求	分值	扣分标准	得分
评估 10分	环境评估	● 病室是否整洁、宽敞 ● 温湿度是否适宜	2	未评估不给分，评估不完全酌情扣分	
	病人评估	● 自理能力 ● 口腔卫生状况 ● 对口腔保健了解程度	4	未评估不给分，评估不全面酌情扣分	
	用物评估	● 口腔护理用物是否齐全 ● 是否符合病情需要	2	缺一项扣0.5分，扣完为止	
	护士评估	● 着装是否整齐 ● 是否了解口腔护理目的	2	未评估不给分，评估不完全酌情扣分	
操作 前准备 10分	护士准备	● 着装整齐、修剪指甲、洗手、戴口罩 ● 清楚操作目的（口述）	3	着装仪表不整齐、不规范扣1~2分 情绪紧张、姿态不端正扣1~2分 语言表达不清扣1分 表情呆板扣1分 口述目的不正确扣1~2分 未修剪指甲、未洗手、未戴口罩各扣2分 洗手方法不规范扣1分	
	病人准备	● 说明口腔护理目的 ● 愿意配合操作	2	未向病人解释口腔护理目的，或解释不全面酌情扣分	
	用物准备	用物准备齐全，摆放合理	3	用物缺一项扣1分 用物摆放无序扣1分/项	
	环境准备	病室整洁、宽敞，温湿度适宜（口述）	2	环境准备未口述扣2分，少1项扣1分	
操作 步骤 65分	解释核对	● 核对床号、姓名 ● 向病人做好解释工作 ● 评估病情、口腔情况、自理能力及口腔卫生知识了解程度	1 1 2	未核对扣1分 未与病人解释或解释不合理扣1分 未评估或评估不全面扣1~2分	

续表

项目	内容	技术要求	分值	扣分标准	得分
	安置体位	● 协助病人平卧或侧卧 ● 头偏向护士 ● 铺治疗巾于病人颌下及胸前 ● 置弯盘于口角旁	1 1 1 1	未协助病人摆体位扣1分 未协助头偏向护士扣1分 治疗巾放置不合理扣1分 未放置弯盘扣1分	
	观察口腔	● 湿润口唇、口角 ● 观察口腔黏膜有无出血、溃疡等现象 ● 对长期应用激素、抗生素者，应注意有无真菌感染(口述)	1 1 1	未湿润口唇扣1分 未观察口腔黏膜扣1分 未询问用药情况扣1分	
	取下义齿	● 戴一次性手套取下义齿 ● 用冷开水冲洗刷净，待口腔护理后戴上或浸入清水中 ● 昏迷病人的义齿应浸于冷水中保存(口述)	1 1 1	取义齿方法不正确扣1分 清洁、保存义齿方法不正确扣1分 未口述扣1分	
	协助漱口	● 协助病人用温开水漱口(昏迷病人忌漱口) ● 嘱病人不要咽下漱口水，协助吐出漱口水 ● 擦拭口角	1 1 1	漱口不合理扣1分 未叮嘱病人扣1分 未擦拭口角扣1分	
	擦洗口腔	● 嘱病人咬合上、下齿，纵向擦洗两侧牙齿外侧面 ● 嘱病人张口，擦洗两侧牙齿内侧面、咬合面及颊部 ● 擦洗硬腭(勿触及咽部) ● 擦洗舌面及舌下	9 9 4 3	棉球过湿或过干扣5分 擦洗顺序不正确扣4分 棉球夹取不正确，如钳端裸露扣4分 遗漏一个部位扣5分 清洁物品与污染物品交叉扣4分 擦洗方法不正确扣5分	
	漱口涂药	● 意识清醒者，再次漱口 ● 拭去病人口角处水渍 ● 再次检查口腔 ● 口腔如有溃疡、真菌感染，酌情涂药于患处 ● 口唇干裂可涂液状石蜡	2 2 2 2 2	未漱口扣2分 未擦去水渍扣2分 未再次检查口腔扣2分 未根据情况处理扣2分 未涂液状石蜡扣2分	
	安置病人	● 协助病人取舒适体位 ● 整理床单位 ● 询问病人需求	2 2 2	未协助取舒适卧位扣2分 未整理床单位扣2分 未询问病人扣2分	
	清理用物	● 清点棉球 ● 各种物品分类浸泡消毒处理	2 2	未清点棉球扣2分 处理用物不正确扣2分	
	洗手记录	● 洗手 ● 记录口腔护理效果	2 1	未洗手扣2分 未记录扣1分	

续表

项目	内容	技术要求	分值	扣分标准	得分
评价 15分	操作方法	程序正确,动作规范,操作熟练	5	程序不正确扣2分 动作不规范、不熟练扣3分	
	操作效果	擦拭手法正确 口腔内擦拭干净 病人满意	5	手法不正确扣1分 擦拭不彻底扣2分 病人不满意扣2分	
	操作态度	认真、严谨,有科学的态度	5	不认真扣3分 态度不端正扣2分	
	总分		100	合计	

（张振双）

实践十二　头发护理

一、实训目标

1. 掌握相关理论知识,包括床上梳发与洗发的目的及注意事项。

2. 能够正确完成床上洗发的操作。

3. 能够正确评估病人的病情、自理程度,选择适宜的洗发方法。

4. 操作过程中动作轻柔,关心爱护病人,能与病人进行及时、有效的沟通,避免牵拉头发及头皮损伤。

二、实践要求

1. 以案例为引导,与学生共同分析病人的病情,引出本次课的实训内容。

2. 课前任课教师可与临床教师集体备课,明确任务,设计方法,规范操作。

3. 以完成工作任务为目标,学生扮演病人,由教师模拟护士示范床上洗发的操作过程,强调动作规范,操作手法要正确,注意节力原则,有效沟通。

4. 学生分组练习,建议5~6人一组,每组一套操作用物。

5. 教师指导学生练习,矫正操作中不规范的手法,回顾性填写实验报告。

6. 在掌握基本操作程序的基础上,以小组为单位,反复强化训练,做到程序流畅、动作规范。

7. 反馈小组实训效果,从每小组中抽取一名学生演示操作,师生共同点评,提出改进的方法。

三、实践方法

【案例介绍】

王奶奶,60岁。患有严重的关节炎,行动不便,近期周身关节疼痛加剧入院。体查:病人头发有异味,手指甲和脚趾甲过长,头发油腻。根据病人的情况,护士决定为其进行床上洗发。

【任务分析】

1. 王奶奶因行动不便,生活不能自理,头发油腻,护士需为王奶奶进行洗发。

2. 评估王奶奶的头发情况,选择适宜的洗发方法和相应洗发用品。

3. 洗发之前,征得王奶奶及家属的同意,请其配合。

【实施方法】

1. 准备工作

(1)护士准备:衣帽整洁、洗手、戴口罩。

(2)病人准备:了解洗发的目的,愿意合作。

（3）用物准备

治疗车上备: 橡胶中单两条、浴巾、毛巾、量杯、水壶（内盛40~45℃热水）、污水桶,必要时备电吹风、屏风、便器及便器巾。

治疗盘内置: 眼罩或纱布、别针、干棉球2个、纸袋、洗发液或肥皂、梳子、镜子、护肤霜。

根据洗发方式不同另备:

1）马蹄形垫洗发法或马蹄形卷洗发法: 马蹄形垫或自制橡胶马蹄形卷。

2）扣杯洗发法: 脸盆、搪瓷杯、毛巾2条、塑料袋、橡胶管。

3）洗头车洗发法: 洗头车。

（4）环境准备: 根据季节关窗,调节室温至22~26℃为宜,必要时用屏风或挂帘遮挡。

2. 操作步骤　见表12-1。

表12-1　床 上 洗 发

操作步骤	操作说明
核对评估	● 核对病人的床号、姓名,告知操作的目的,评估头发状况,交代相关事宜
调节室温	● 冬季关门、窗,调节室温在22~26℃
	● 必要时使用屏风遮挡
安置病人	● 备齐用物,携至病人床旁,移开床旁桌椅
	● 铺橡胶中单及大浴巾于枕上,解开衣领,向内折,用毛巾围在颈部,用别针固定
◆马蹄形垫法	● 协助病人斜角仰卧,移枕于肩下,将头枕于马蹄形垫内,马蹄形垫的开口下方接污水桶,病人屈膝,可垫枕于两膝下
	● 移枕于肩下
◆扣杯法	● 铺橡胶中单和大浴巾于病人头部床单上
	● 将脸盆放于橡胶中单上,盆内放毛巾一块,毛巾上放倒扣搪瓷杯,再将另一毛巾四折垫杯上,外套一塑料袋
	● 将病人头部枕在毛巾上
	● 脸盆内放一条充满水的橡皮管,下段放于污水桶内
◆洗发车法	● 将洗发车放于床旁,病人斜角仰卧,双腿屈膝
	● 头部枕在洗发车的头托上,或将接水盘放在病人头下
保护眼耳	● 用棉球塞于外耳道内,眼罩或纱布遮盖双眼
清洗头发	● 将水壶内的热水倒入量杯内,先用少许热水于病人头部试温,询问病人感觉
	● 用温水充分湿润头发,倒洗发液于手掌,涂遍头发
	● 用手指指腹揉搓头皮和头发,揉搓方向由发际向头顶部至枕后
	● 梳去脱落的头发置于纸袋中,用温水冲净头发
	● 用热水冲洗头发,直到洗净为止
	● 洗发完毕,解下颈部毛巾包住头发,一手托住头部,一手移去接水盘
擦干梳发	● 协助病人取仰卧位,将枕、橡胶中单、大浴巾一并从肩下移到头部
	● 除去眼罩或纱布及耳内的棉球,擦干头发
	● 用包头发的毛巾擦发,再用大浴巾擦干或用电吹风吹干
	● 梳理成病人习惯的发式
	● 撤去用物,协助病人取舒适体位,询问并满足病人需要,整理床单位
整理记录	● 清理用物,洗手,记录

【注意事项】

1. 注意调节适宜的室温和水温,洗发结束应及时擦干头发,防止病人受凉。

2. 随时观察病情变化,如面色、脉搏、呼吸等异常时,应立即停止操作。

3. 揉搓力量适中,防止指甲抓伤病人的头皮。

4. 防止水流入病人的眼及耳内,保护衣领、床单、枕头不被水沾湿。

5. 过于虚弱的病人不宜洗发。

（张振双）

实践十三　床上擦浴

一、实训目标

1. 掌握相关理论知识,包括床上擦浴的目的及注意事项。
2. 能够正确评估病人的病情、自理程度及皮肤状况,正确完成床上擦浴。
3. 操作过程中动作轻柔,关心爱护病人,能与病人进行及时、有效的沟通,注意节时省力的原则。

二、实践要求

1. 以案例为引导,与学生共同分析病人的病情,引出本次课的实训内容。
2. 课前任课教师与临床教师集体备课,明确任务,设计方法,规范操作。
3. 以完成工作任务为目标,利用模型人模拟病人,由教师模拟护士示范床上擦浴的操作过程,强调动作规范,操作手法要正确,注意节力原则。
4. 学生分组练习,建议5~6人一组,每组一套操作用物。
5. 教师指导学生练习,矫正操作中不规范的手法,回顾性填写实验报告。
6. 在掌握基本操作程序的基础上,以小组为单位,反复强化训练,做到程序流畅、动作规范。
7. 反馈小组实训效果,从每小组中抽取一名学生演示操作,师生共同点评。

三、实践方法

【案例介绍】

李伯伯,50岁。因脑出血,右侧肢体偏瘫,大小便不能自理,卧床已有10天。护士进行护理查房时,发现病人身体皮肤表面已积存污垢,需进行床上擦浴。

【任务分析】

1. 李伯伯因肢体偏瘫,生活不能自理,不能自行清洁皮肤,根据李伯伯的皮肤状况,需给李伯伯实施皮肤清洁护理。
2. 评估李伯伯的情况,根据其自身状况及皮肤状况进行床上擦浴。
3. 进行床上擦浴之前,征得李伯伯及家属的同意。

【实施方法】

1. 准备工作

(1)护士准备:衣帽整洁、洗手。

(2)病人准备:告知床上擦浴的目的,并取得合作。

(3)用物准备:治疗车上放脸盆和足盆各一只、水桶两只(一只桶盛50~52℃热水,另一只桶用于盛放污水)、小方毛巾两条、大浴巾、橡胶中单(一次性防水中单),治疗盘内备浴皂、梳子、小剪刀、50%乙醇、润滑剂、清洁衣裤、被套及大单,必要时备便器及便器巾、屏风等。

（4）环境准备:关好门窗,调节室温至24~26℃,以屏风或挂帘遮挡。

2. 操作步骤　见表13-1。

表13-1　床上擦浴

操作步骤	操作说明
核对解释	● 核对病人的床号、姓名,告知操作的目的,评估病人皮肤卫生状况
调节室温	● 关门窗,调节室温在24~26℃
	● 备齐用物,携至病人床旁,再次核对病人
	● 用屏风或挂帘遮挡
	● 调整床的高度,放下或移去床档,根据病人的病情放平床头及床尾或支背架,松开床尾盖被
安置病人	● 协助病人取仰卧位,将身体移到床边,靠近护士一侧
调节水温	● 脸盆放在床旁桌上,倒入热水至2/3满,用手测试水的温度(50~52℃)
擦洗原则	● 第一遍用湿毛巾擦湿皮肤;第二遍用皂液擦洗;第三遍用湿毛巾擦去皂液;第四遍用大浴巾擦干并按摩肢体
擦拭面部	● 将毛巾浸湿,拧成微干,包裹在一只手上,另一手扶托病人的头部,进行擦拭
	● 由内眦擦向外眦擦洗一侧眼部,以同法擦拭另一侧眼部。如眼部分泌物较多粘住眼睫毛时,嘱病人闭上眼睛,用湿毛巾敷于眼睑约2~3分钟,使之软化后再去除
擦拭上肢	● 依次擦洗一侧额部、颊部、鼻翼、人中,由耳后擦至下颌部,擦洗至颈部止,同法擦洗另一侧
	● 将病人的上衣脱下,并用盖被盖好上半身,暴露出一侧上肢
	● 将浴巾铺在一侧上肢下
	● 依次擦洗前臂外侧、肘部、上臂的外侧面及颈部外侧;再擦洗前臂内侧、肘窝、上臂内侧,将病人手臂抬高,使皱褶部分展开擦洗、腋窝;同法擦洗另一侧上肢
泡洗双手	● 将脸盆放在床上大浴巾处,先使病人的一只手浸泡在水中,护士边搓洗边按摩手掌、手背、手指及指缝,洗净擦干,同法洗另一只手,擦干
擦洗胸腹	● 将大浴巾盖于病人的胸腹部,同时将盖被向外翻折至脐下
	● 一手将大浴巾略掀起,依次擦洗前胸和腹部
	● 乳房清洁采用环形手法自中心向外擦洗
	● 一手将大浴巾略掀起,擦洗腹部
擦洗背部	● 协助病人翻身侧卧背朝向护士,大浴巾铺于侧卧一侧身下
	● 依次擦洗后颈部、背部及臀部,穿上清洁上衣
擦洗下肢	● 协助病人仰卧位,将盖被盖住上半身及病人一侧下肢,大浴巾一半铺于一侧腿下,一半覆盖在腿上
	● 依次擦洗踝部、小腿、膝关节、大腿部、腹股沟至髋部;同法擦洗另一侧下肢
泡洗双脚	● 协助病人两腿屈膝,将橡胶中单(或一次性防水中单)、大浴巾铺于病人脚下,足盆放在橡胶中单上(或一次性防水中单)
	● 护士一只手扶住足盆,另一手将病人两脚分别放于盆内热水中浸泡,洗净
	● 洗毕,移去足盆及橡胶中单(或一次性防水中单),将病人两脚放于大浴巾上,擦干
擦洗会阴	● 铺大浴巾于病人臀下
	● 协助或指导病人擦拭会阴部
擦洗完毕	● 为病人换上清洁的裤子
	● 协助病人取舒适体位,询问并满足病人需要,整理床单位
整理记录	● 清理用物,洗手,记录

【注意事项】

1. 护士操作时,应运用人体力学原理,注意节力、省力,避免肌肉损伤。

2. 酌情更换热水、面盆及毛巾,面盆和足浴盆不可混用。

3. 动作要敏捷、轻柔,尽量减少翻动次数和暴露病人,防止病人受凉。注意保护病人的自尊和隐私。

4. 操作过程中注意观察病情,如病人出现寒战、面色苍白、呼吸急促等情况时,应立即停止擦洗,并给予适当处理。同时还应观察皮肤有无异常。

5. 休克、心力衰竭、心肌梗死、脑出血、脑外伤、大出血等病人禁忌擦浴。

(张振双)

实践十四　会阴部清洁护理

一、实训目标

1. 熟练掌握相关理论知识,包括会阴部清洁的目的及注意事项。
2. 能够正确完成会阴部擦洗及女病人会阴部冲洗操作。
3. 能够正确评估病人的病情、自理程度,选择适宜的会阴部清洁方法。
4. 操作中动作轻柔,能与病人进行有效的沟通,注意保护病人的隐私。

二、实践要求

1. 以案例为引导,与学生共同分析病人的病情,引出本次课的实训内容。
2. 课前任课教师与临床教师集体备课,明确任务,设计方法,规范操作。
3. 以完成工作任务为目标,利用模型人模拟病人,由教师模拟护士示范会阴部擦洗及会阴部冲洗的操作,强调动作轻柔,操作手法正确。
4. 学生分组练习,建议5~6人一组,每组一套操作用物。
5. 教师指导学生练习,矫正操作中不规范的手法。
6. 在掌握基本操作程序的基础上,以小组为单位,反复强化训练,做到程序流畅、动作规范。
7. 反馈小组实训效果,从每小组中抽取一名学生演示操作,师生共同点评。

三、实践方法

【案例介绍】

李阿姨,45岁。患子宫肌瘤2年,近日子宫出血不止,昨日行子宫切除手术,术后留置导尿管。现生命体征稳定,切口敷料无明显渗血。医嘱: 会阴清洁 bid。

【任务分析】

1. 李阿姨做妇科腹部手术,术后留置导尿管,为了防止泌尿系统感染,需每日进行会阴部清洁护理2次。
2. 评估李阿姨的情况;选择适宜的会阴清洁的方法。
3. 会阴部清洁护理之前,征得李阿姨及家属的同意,并注意保护其隐私。

【实施方法】

1. 准备工作

（1）护士准备: 着装整齐,戴好帽子、口罩,洗手、戴一次性手套。

（2）病人准备: 告知会阴部护理的目的,给予理解并能配合。

（3）用物准备: 屏风或挂帘、纸巾、便器与便器巾。

（4）环境准备: 调节室温,注意保暖,屏风遮挡或挂帘遮蔽,保护病人隐私。

2. 操作步骤　见表14-1。

表14-1 会阴部清洁护理

操作步骤	操作说明
核对评估	● 核对病人的床号、姓名,评估会阴部状况 ● 告知病人操作的目的,取得病人的配合
环境准备	● 关闭门窗,屏风或挂帘遮挡病人
◆女病人擦洗法	
安置卧位	● 指导病人取屈膝仰卧位,协助病人脱对侧裤盖近侧腿上,并盖上浴巾 ● 对侧腿用盖被遮盖
臀下铺单	● 在病人臀下铺橡胶中单及中单,将便器放于臀下
擦洗会阴	● 左手轻轻按住阴唇使其闭合,右手擦洗一侧阴唇外侧皮肤,更换毛巾擦洗另一侧 ● 左手分开阴唇,暴露尿道口及阴道口。将毛巾浸湿拧成微干缠绕于右手上,从上至下擦洗阴唇周围的皮肤、阴蒂及尿道口黏膜部位,反复擦拭各部位,直至干净为止
肛门护理	● 协助病人取侧卧位,浴毯盖好上半身,下肢用盖被盖好,暴露臀部
整理记录	● 擦洗肛门,观察臀部及肛门周围皮肤情况,大、小便失禁者,做好肛周皮肤护理,协助穿好衣裤
◆会阴冲洗法	
安置卧位	● 指导病人取屈膝仰卧位,方法同上
臀下铺单	● 在病人臀下铺上橡胶中单及中单,将便器放于臀下
冲洗会阴	● 用大棉球堵住阴道口,左手持大量杯,右手持镊子夹取棉球,将冲洗溶液缓慢倒下,询问病人水温是否合适,边冲洗,边擦拭,直至干净为止 ● 依次冲洗阴阜、大腿上1/3内侧、大阴唇、小阴唇、前庭、肛门 ● 冲洗完毕,撤去便器、中单及橡胶中单 ● 协助病人取舒适卧位,询问并满足病人需要,整理床单位
整理记录	● 整理用物,洗手,记录

【注意事项】

1. 操作过程中,不宜过多地暴露病人,防止受凉。保护病人的隐私,维护病人自尊,注意很好遮挡病人。

2. 进行会阴擦洗时,每擦洗一个部位,毛巾应清洗一次或更换毛巾的位置,保持每个部位的相对清洁。冲洗会阴时,每冲洗一个部位,更换一个棉球。

3. 如病人会阴部有伤口或手术,应按无菌操作进行,防止交叉感染。

(张振双)

实践十五　卧有病人床更换床单法

一、实训目标

1. 熟练掌握相关理论知识,包括卧有病人床更换床单法的目的及注意事项。
2. 能够正确熟练完成卧有病人床更换床单。
3. 能够正确评估病人的病情、自理程度,选择适宜的更换床单方法。
4. 操作过程中动作轻柔,关心爱护病人,能与病人进行及时、有效的沟通,注意节时省力的原则。

二、实践要求

1. 以案例为引导,与学生共同分析病人的病情,引出本次课的实训内容。
2. 课前任课教师与临床教师集体备课,明确工作任务,设计操作程序,规范操作方法。
3. 以完成工作任务为目标,学生自愿模拟病人,由教师模拟护士示范操作过程,强调人文关怀,动作规范,操作手法要正确,注意节力原则。
4. 学生分组练习,建议5~6人一组,每组一套操作用物。
5. 教师指导学生练习,纠正操作中不规范的手法,回顾性填写实验报告。
6. 在掌握基本操作程序的基础上,以小组为单位,反复强化训练,做到程序流畅、动作规范。
7. 反馈小组实训效果,从每小组中抽取一名学生演示操作,师生共同点评。
8. 建议该项技能操作实施考核。以小组为单位,每小组抽出2名学生进行角色扮演,完成卧有病人床更换床单法操作考核。

三、实践方法

【案例介绍】

张叔叔,50岁,干部身份,大学本科毕业。因脑出血右侧肢体偏瘫,大小便不能自理,已经住院7天。护士进行护理查房时,发现病人的床单及被罩多处被排泄物污染。根据床面污染的情况,护士决定为病人更换床上用物。

【任务分析】

1. 张叔叔因肢体偏瘫,大小便不能自理而污染床单位,为了满足其清洁的需要,提供舒适护理服务,护士决定给张叔叔更换床上物品。
2. 张叔叔无肢体外伤,根据病人情况护士可协助其翻身,并选用由近侧向远侧的方法更换床上物品。
3. 更换床单之前,征得张叔叔及家属的同意,并做好保护性防护措施。

【实施方法】

1. 准备工作

（1）护士准备：衣帽整洁、洗手、戴口罩。

（2）病人准备：向病人及家属说明整理或更换床单的目的，取得配合。

（3）用物准备：清洁大单、中单、被套、枕套，需要时备清洁衣裤、床刷或床刷套、污物袋及便器。

（4）环境准备：酌情调节室温，关闭门窗，必要时以屏风遮挡。

2. 操作步骤　见表15-1。

表15-1　卧有病人床整理及更换床单

操作步骤	操作说明
核对评估	● 核对病人的床号、姓名，评估皮肤受压情况及床单清洁程度，告知操作的目的、方法
环境准备	● 关闭门窗，屏风或挂帘遮挡病人
物品准备	● 备齐用物，携至病人床旁，再次核对病人
移开桌椅	● 移开床旁桌，椅子移至床尾，将需要更换的清洁物品按顺序放在床尾椅上
松单扫床	● 松开床尾盖被，协助病人翻身取侧卧位（背向护士），身体靠近床边，使一侧床面暂空，枕头和病人头部一起移动，躺卧舒适 ● 松开各层床单，将污中单卷入病人身下，扫净橡胶中单，搭在病人身上；将污大单向内卷好，塞于病人身下（橡胶中单下面） ● 扫净床褥上的渣屑
更换大单	● 将清洁大单的中线与床的中线对齐，展开；将一半大单平整地铺在近侧床面上，另一半塞入病人身下（污大单下面），铺好近侧大单
更换中单	● 将橡胶中单铺在清洁的大单上面，取清洁的中单对齐床的中线，一半铺在橡胶中单上，另一半塞于污中单下面（病人身下） ● 将铺好的橡胶中单及中单拉平，一并塞在床垫下 ● 协助病人侧卧于清洁一侧的大单上，护士转至对侧
撤出污单	● 松开各层床单，将污中单撤下，卷至床尾；扫净橡胶中单，搭在病人身上 ● 将污大单连同污中单使污染面向内一并卷好，放入护理车或污物袋内
清扫床褥	● 扫净床褥上的渣屑，将病人身下大单展平铺好，按照上述方法铺好橡胶中单、中单
更换被套	● 解开被罩尾端系带，从开口处将盖被一侧纵向向上折叠1/3，同法折叠另一侧盖被，手持盖被前端，呈"S"形折叠拉出，放于床尾椅上 ● 将清洁的被罩从头侧拉至床尾铺好，同时撤出污染被罩，将清洁被罩尾端打开1/3，盖被放入被罩内，拉平已放好的盖被及被罩的上下层 ● 整理盖被，将尾端系带系好，两侧盖被向内折叠齐床边；床尾盖被向内折叠齐床尾，为病人盖好
拍枕换套	● 协助病人取仰卧位，更换枕套，放于病人头下
移回桌椅	● 移回床旁桌及椅子，协助病人取舒适的卧位，询问病人并满足其需要
整理记录	● 整理用物，洗手，记录

【注意事项】

1. 操作时掌握节力的原则，若两人配合操作应动作协调。

2. 不宜过多翻动和暴露病人,防止翻身时坠床和受凉。

3. 操作过程中观察病人病情,如有异常立即停止操作,通知医生给予处理。

4. 操作时间应在治疗的间歇及病人情绪稳定时进行。

5. 病人的衣服、床单、被罩应每周更换1~2次,若被血液、排泄物等污染时,应及时更换。

四、实践评价

卧有病人床更换床单法评价表见表15-2。

表15-2　卧有病人床更换床单法评价表

项目	内容	技术要求	分值	扣分标准	得分
评估10分	环境评估	病室是否整洁、宽敞 温湿度是否适宜	2	未评估不给分,评估不完全酌情扣分	
	病人评估	自理能力 皮肤卫生状况 对皮肤卫生知识了解程度	4	未评估不给分,评估不完全酌情扣分	
	用物评估	用物是否齐全 是否符合病人的病情	2	缺一项扣0.5分,扣完为止	
	护士评估	着装是否整齐 是否了解更换床单目的	2	未评估不给分,评估不完全酌情扣分	
操作前准备10分	护士准备	着装整齐、修剪指甲、洗手、戴口罩 了解操作目的(口述)	4	着装仪表不整齐、不规范扣1~2分 情绪紧张、姿态不端正扣1~2分 语言表达不清扣1分 表情呆板扣1分 口述目的不正确扣1~2分 未修剪指甲、未洗手、未戴口罩各扣2分 洗手方法不规范扣1分	
	病人准备	● 告知更换床单的目的 ● 愿意配合操作	2	未向病人交代更换床单的目的或交代不清楚酌情扣1分	
	用物准备	用物准备齐全,摆放科学	2	用物缺一项扣1分 用物摆放无序扣1分/项	
	环境准备	病室整洁、宽敞,温湿度适宜(口述)	2	环境准备未口述扣2分,少1项扣1分	
操作步骤65分	解释核对	● 核对床号、姓名 ● 向病人做好解释工作	2	未核对扣1分 未与病人解释或解释不合理扣1分	
	环境调节	● 酌情关门窗(口述) ● 屏风或挂帘遮挡,按需要给予便盆 ● 室内家属(异性)暂时回避	3	未口述扣1分 未给予妥善遮挡扣1分 未让相关人员回避扣1分	

项目	内容	技术要求	分值	扣分标准	得分
安置体位		● 移开床旁桌,将椅子移至床尾,将需要更换的清洁物品按顺序放在床尾椅上	2	未移开桌椅扣2分	
		● 松开床尾盖被,病人取侧卧位(背向护士),身体靠近对侧床边,使一侧床面暂空,枕头和病人头部一起移动,躺卧舒适	1 2	未松床尾盖被扣1分 安置体位不利于操作扣2分	
清扫床褥		● 松开各层床单,依次将污中单卷入病人身下	1	未松开各层单扣1分	
		● 扫净橡胶中单,搭在病人身上	2	污中单处理不正确扣1分 橡胶中单处理不正确扣1分	
		● 将污大单向内卷好,塞入病人身下(橡胶中单下面)	1	污大单处理不正确扣1分	
		● 扫净床褥上的渣屑	2	未清扫床褥扣2分	
更换大单		● 将清洁大单的中线与床的中线对齐并展开	2	大单放置不正确扣2分	
		● 将一半大单平整地铺在近侧床面上,另一半塞入病人身下(污大单下面)	2	铺大单方法不正确扣2分	
		● 铺好近侧大单	2	手法不正确扣2分	
更换中单		● 将橡胶中单铺在清洁的大单上面,取清洁的中单对齐床的中线,一半铺在橡胶中单上,另一半塞入污中单下面(病人身下)	2	橡胶中单处理不正确扣1分 清洁中单处理不正确扣1分	
		● 将铺好的橡胶中单及中单拉平,一并塞在床垫下	1	铺单手法不正确扣1分	
		● 协助病人侧卧于铺好的一侧,护士转至对侧	1	体位摆放不利于操作扣1分	
撤出污单		● 松开各层床单,将污中单撤下,卷至床尾	2	污中单处理不正确扣2分	
		● 扫净橡胶中单,搭在病人身上	1 2	未清扫扣1分 橡胶中单处理不正确扣2分	
清扫床褥		● 将污大单连同污中单一起,污染面向内卷好,放入护理车或污物袋内	2	各污单处理不正确扣2分	
		● 扫净床褥上渣屑,将病人身下的清洁大单展平,拉紧铺好,按照上述方法铺好橡胶中单、中单	1 2	未清扫床褥扣1分 铺各单手法不正确扣2分	

项目	内容	技术要求	分值	扣分标准	得分
	更换被套	● 解开被罩尾端系带,从开口处将盖被一侧纵向向上折叠1/3,同法折叠另一侧盖被,手持盖被上1/3,呈S形折叠拉出,折叠后放于床尾椅上	2	棉被折叠不正确扣2分	
		● 将清洁被罩正面朝外折叠后,放于病人下颌处,同时拉住清洁被罩尾端及污染被罩的头端,一并拉向床尾,撤除污染被罩,铺平清洁被罩	7	清洁被罩放置不正确扣2分 病人暴露过多扣1分 棉被放入不符合规范扣2分 污被罩处理不正确扣2分	
		● 整理盖被,将尾端系带系好,两侧盖被向内折叠齐床边;床尾盖被向内折叠齐床尾,为病人盖好盖被	5	撤下的物品未放入污衣袋内2分 未系带扣1分 未折成被筒或边缘不齐扣1分 床尾处理不当扣1分	
	更枕换套	● 协助病人取仰卧位,更换枕套,放于病人头下	2	更换整套不符合规范扣2分	
	安置病人	● 协助病人取舒适体位 ● 整理床单位 ● 询问病人需求	2 2 2	未协助取舒适卧位扣2分 未整理床单位扣2分 未询问病人扣2分	
	清理用物	● 清理撤下用物 ● 装入污衣袋送洗衣房(口述)	2 2	未整理用物扣2分 未口述扣2分	
	洗手记录	● 洗手 ● 记录	2 1	未洗手扣2分 未记录扣1分	
评价15分	操作方法	程序正确,动作规范,操作熟练	5	程序不正确扣2分 动作不规范、不熟练扣3分	
	操作效果	手法正确,床面平整、病人满意	5	手法不正确扣1分 擦拭不彻底扣2分 病人不满意扣2分	
	操作态度	认真、严谨,有科学的态度	5	不认真扣3分 态度不端正扣2分	
	总分		100	合计	

（张振双）

实践十六　背部按摩法

一、实训目标

1. 掌握相关理论知识,包括背部按摩的目的及注意事项。

2. 能够正确评估病人的病情、自理程度,正确完成背部按摩操作。

3. 操作过程中动作轻柔,关心爱护病人,能与病人进行及时、有效的沟通,注意节时省力。

二、实践要求

1. 以案例为引导,与学生共同分析病人的病情,引出本次课的实训内容。

2. 课前任课教师与临床教师集体备课,明确任务,设计方法,统一手法。

3. 以完成工作任务为目标,学生扮演病人,由教师模拟护士示范背部按摩的操作过程,强调动作规范,操作手法要正确,注意节力原则。

4. 学生分组练习,建议5~6人一组,每组一套操作用物。

5. 教师指导学生练习,纠正操作中不规范的手法,回顾性填写实验报告。

6. 在掌握基本操作程序的基础上,以小组为单位,反复强化训练,做到程序流畅、动作规范。

7. 反馈小组实训效果,从每小组中抽取一名学生演示操作,师生共同点评。

三、实践方法

【案例介绍】

田爷爷,65岁。患"高血压"10年,1个月前突发脑血管意外,收入住院治疗。现生命体征平稳,意识清醒,大小便正常,右侧肢体偏瘫,活动受限。

【任务分析】

1. 田爷爷因肢体偏瘫,长期卧床,活动受限。需加强对田爷爷的皮肤护理,以预防压疮发生。

2. 因田爷爷长期卧床,皮肤受压,血液循环障碍,护士应定期协助其翻身,并作背部按摩,以避免局部长时间受压,促进皮肤血液循环。

【实施方法】

1. 准备工作

(1)护士准备:衣帽整洁、洗手、戴口罩。

(2)病人准备:告知背部按摩的目的、方法,并取得病人合作。

(3)用物准备:浴巾、毛巾、面盆(内盛50~52℃热水)、50%乙醇、润滑剂、清洁衣裤(根据病人的需要准备)、屏风,必要时备便器。

(4)环境准备:关闭门窗,调节室温24~26℃,用屏风或挂帘遮挡病人。

2. 操作步骤　见表16-1。

表16-1 背部按摩法

操作步骤	操作说明
核对评估	● 核对病人的床号、姓名,告知操作的目的,评估病人背部皮肤状况,交代相关事宜
调节室温	● 关闭门窗,屏风或挂帘遮挡病人,调节室温在24~26℃
调节水温	● 水温在50~52℃
安置卧位	● 备齐用物,携至病人床旁,协助病人取俯卧位或侧卧位(背部朝向护士一侧),头偏向一侧身体靠近床边
擦洗背部	● 脱去上衣,露出背部,将浴巾盖在病人背上,侧卧位时,将一部分浴巾铺在病人身下,另一部分遮盖住背部
	● 将脸盆放在床尾椅上,倒入热水2/3满,测试水温
	● 将浸湿的毛巾拧成微干,缠绕在一只手上,另一手掀起浴巾,依次擦洗后颈部、肩部、背部和臀部
按摩背部	● 护士将少许50%乙醇或润滑剂涂于手掌中,均匀分散于两掌心及大小鱼际处,以脊柱为分界线,两手掌分别放在病人骶尾部,紧贴皮肤由此沿着脊柱两侧向上环形按摩至肩胛部;再由肩胛部向下环形按摩至骶尾部,如此反复按摩3~5次;再用拇指指腹由骶尾部开始沿着脊柱按摩至第7颈椎
协助穿衣	● 用浴巾擦去皮肤上的乙醇或润滑剂;撤去浴巾,协助病人穿好上衣
整理记录	● 协助病人取舒适体位,询问并满足病人需要,整理床单位
	● 整理用物,洗手,记录

【注意事项】

1. 操作中,注意遮挡病人,保护病人隐私,注意保暖,避免受凉。

2. 若受压部位皮肤出现红、肿等表现时,则不能按摩,以防皮肤破损,引起感染,可用拇指指腹以环形动作围绕红、肿周围的正常皮肤进行轻微按揉,以增进局部皮肤的血液循环,改善缺氧。

3. 按摩时力度应适中,以防损伤皮肤组织。

4. 按摩背部时,注意节力原则,根据按摩部位的变化,调整身体姿势。

(张振双)

实践十七 鼻 饲 法

一、实践目标

1. 掌握相关理论知识,包括鼻饲法的适应证和禁忌证。
2. 能够结合理论知识,正确熟练完成鼻饲法。
3. 能够正确评估病人情况,安全进行操作。
4. 通过实践,体现良好的护士礼仪和护患沟通能力。
5. 通过实践培养学生良好的职业道德修养和人文关怀理念。

二、实践要求

1. 以案例为引导,以任务为载体,以学做一体的方式进行实践。
2. 课前教师应与临床教师集体备课,明确工作任务,设计实践程序,统一操作手法。
3. 以完成工作任务为目标,教师可选择多功能护理模型人示教鼻饲法的操作技术,强调人文关怀,注意动作规范。
4. 学生分组练习,建议3~4人一组,每组一套操作用物,进行基本操作的练习。
5. 反馈小组实训效果,学生讨论,师生共同点评,纠正不规范的操作。
6. 强化训练。在掌握基本操作的基础上,以小组为单位,以任务为载体进行强化训练,做到程序正确、动作规范。
7. 建议此项护理技能操作实施考核。以小组为单位,每小组抽出1名学生演示,个人成绩代表小组成员成绩,通过完成设定的工作任务,完成鼻饲法的考核。

三、实践方法

【案例介绍】

陶爷爷,72岁。因持续排脓血便半年来医院就诊。经检查诊断为"直肠癌",须在全麻下行腹会阴联合直肠切除术。手术结束后,陶爷爷被送至病区继续对症治疗。术后4天内暂禁食,给予胃肠外营养,4天后遵医嘱给予鼻饲,促进机体恢复。15天后切口愈合良好,各项生命体征平稳,陶爷爷康复出院。

【任务分析】

1. 病人术前准备——插入胃管 因在全麻行腹会阴联合直肠切除术,为了便于术后肠道功能恢复前对胃内容物的引流和恢复初期营养的供给,病区护士遵医嘱插入胃管。

2. 病人术后暂禁食——完全胃肠外营养 为了促进陶爷爷尽快恢复,护士遵医嘱给予完全胃肠外营养。在卧床期间为了保证机体营养的需求,给予静脉高营养液。

3. 病人康复出院——给予饮食指导 陶爷爷经过对症治疗后,疾病已经得到控制,且康复出院。根据陶爷爷病情,护士给予饮食指导,应多摄入高蛋白、低脂肪、低胆固醇,富含维生素和微量元素的饮食。

【实施方法】

1. 准备工作

（1）护士准备：衣帽整洁，洗手、戴口罩。

（2）病人准备：告知鼻饲法的目的和意义，使病人能主动配合。如戴眼镜或有活动义齿者应取下，妥善放置。

（3）用物准备

鼻饲包：普通胃管或硅胶胃管、治疗碗、压舌板、镊子、止血钳、50ml 注射器（灌食用）、纱布和治疗巾。

治疗盘（插管时用）：液状石蜡、棉签、胶布、夹子或橡胶圈、安全别针、纸巾、弯盘、听诊器、温开水，鼻饲液 200ml（温度 38~40℃）、水温计、手电筒、手套（一次性）。

治疗盘（拔管时用）：治疗碗、纱布、弯盘、松节油、棉签、一次性手套等，根据病情准备漱口液或口腔护理用物。

（4）环境准备：病室光线充足，安静、整洁，无异味。根据病人需要选用拉帘或屏风。

2. 操作步骤　见表17-1。

表17-1　鼻 饲 法

操作步骤	操作说明
◆插胃管	
评估病人	● 病人意识清楚，鼻腔黏膜完好、无破损，能够理解并配合护士的操作 ● 病室环境光线充足，安静，整洁，无异味 ● 用物准备齐全，摆放科学、合理、美观 ● 护士衣帽整洁，洗手、戴口罩
核对解释	● 备齐用物，携至床旁，核对病人床号、姓名，并向病人及家属解释目的、取得合作
安置卧位	● 指导或协助病人取坐位、半坐位或仰卧位 ● 昏迷病人取去枕仰卧位，头向后仰 ● 铺治疗巾于病人颌下，弯盘置于病人口角旁，准备胶布
清洁鼻腔	● 选择通畅一侧的鼻孔，用湿棉签清洁鼻腔 ● 打开鼻饲包，取出胃管，注入少量空气，检查是否通畅
测长标记	● 测量插管长度（鼻尖至耳垂再至剑突，或前额发际至剑突，成人约45~55cm），标记需插入的长度
润管插入	● 用液状石蜡润滑胃管前端10~20cm ● 一手持纱布托住胃管，一手持镊子夹住胃管前端沿一侧鼻孔缓缓插入（也可用手持胃管直接插入） ● 至咽喉部时（14~16cm），嘱病人做吞咽动作，迅速将胃管插至所需长度 ● 为昏迷病人插入胃管时，为提高插管成功率，操作时应取去枕仰卧位，头向后仰，当胃管插入15cm（会厌部）时，托起病人头部，使下颌靠近胸骨柄徐徐插入至所需长度 ● 胃管插入至预定长度，应验证胃管在胃内，方法有三种：①胃管末端接注射器抽吸，有胃液流出；②将听诊器放于胃部，用注射器从胃管末端快速注入10ml空气，能听到气过水声；③将胃管末端放入水中，无气体逸出
验证固定	● 选择两种方法证实胃管确在胃内，用胶布固定胃管于鼻翼及颊部
注入食物	● 先注入不少于10ml的温开水，然后灌注流质饮食或药物，再注入少量温开水，冲洗胃管

操作步骤	操作说明
反折固定	● 胃管开口端反折,用纱布包好,橡胶圈系紧或用夹子夹紧,用安全别针固定于病人衣领、大单或枕旁
	● 协助病人清洁口、鼻腔,整理床单位,嘱病人维持原卧位20~30分钟,洗净注射器,放于治疗盘内,用纱布盖好备用,所有用物每日消毒一次
整理记录	● 洗手,记录插管时间、病人反应、鼻饲液种类及量
◆拔管法	
拔管擦拭	● 核对后将弯盘置病人颌下,夹紧胃管末端放弯盘内,揭去胶布,戴一次性手套
	● 用纱布包裹近鼻孔处胃管,嘱病人做深呼吸,在病人呼气时,一手反折胃管拔管,边拔边用纱布擦拭胃管,至咽喉处快速拔出,以免液体滴入气管内
	● 脱手套并包住拔出的胃管,盘曲放于弯盘中,清洗病人口鼻及面部,擦去胶布痕迹,必要时协助病人漱口或做口腔护理
整理记录	● 清理用物,整理床单位,协助病人取舒适卧位
	● 洗手,记录拔管时间和病人反应

【注意事项】

1. 鼻饲前应进行有效沟通,告知鼻饲的目的及配合方法,取得病人和家属的理解,消除疑虑。

2. 插管时动作应轻、慢,尤其是通过食管三个狭窄处(环状软骨水平处、平气管分叉处、食管通过膈肌处),避免损伤黏膜。

3. 操作中密切观察病人反应,出现以下问题要正确处理。

(1)剧烈恶心、呕吐:可暂停插入,嘱病人做深呼吸,待缓解后再插入。

(2)插入不畅:将胃管抽出少许,再小心缓慢插入;检查病人口咽部,看胃管是否盘曲在口腔中。不得强行插入,以免损伤黏膜。

(3)呛咳、呼吸困难、发绀:说明误入气管,应立即拔管,休息片刻后重新插入。

4. 确定胃管在胃内且通畅后方可灌注食物,每次鼻饲量不应超过200ml,间隔时间不少于2小时。如需灌注药物则需研碎并充分溶解后再注入;每次鼻饲前后应用少量温开水冲洗胃管,新鲜的果汁和奶液应分别注入,防止产生凝块。

5. 鼻饲中应做到"三避免":避免灌入空气;避免灌注速度过快;避免鼻饲液过冷或过热。

6. 长期鼻饲者应给予口腔护理和雾化吸入2 次/天,普通胃管每周更换一次,硅胶胃管每月更换一次。方法:晚间末次喂食后拔出,翌晨从另一侧鼻孔插入。

7. 上消化道出血、食管胃底静脉曲张,食管癌和食管梗阻,鼻腔、食管手术后的病人禁忌鼻饲。

四、实践评价

鼻饲法评价表见表17-2。

表17-2 鼻饲法评价表

项目	内容	技术要求	分值	扣分标准	得分
评估 8分	评估护士	着装是否整齐 是否了解鼻饲目的	2	未评估不给分,评估不完全酌情 扣1~2分	
	评估病人	意识、鼻腔情况 是否能够理解并配合护士的操作	2	未评估不给分,评估不完全酌情 扣1~2分	
	评估用物	鼻饲用物是否完好 是否符合病人的需要	2	(评估用物可于准备用物时检查) 准备时也未检查者扣除该项分	
	评估环境	病室是否光线充足,安静、整洁, 无异味。 温湿度是否适宜	2	未评估不给分,评估不完全酌情 扣1~2分	
操作 前准 备 8分	护士准备	修剪指甲、洗手、戴口罩	3	未修剪指甲扣1分 未洗手或洗手方法不规范扣1分 未戴口罩扣1分	
	病人准备	病人了解该项操作的目的,并愿 意合作	2	未解释操作目的或解释不清扣 1~2分	
	用物准备	用物准备齐全,摆放合理	2	用物缺一项扣1分 用物摆放无序扣1分	
	环境准备	病室光线充足,安静、整洁,无异 味,温湿度适宜(口述)	1	环境准备未口述扣1分	
操作 步骤 76分	核对解释	● 备齐用物,携至床旁,核对病 人床号、姓名 ● 向病人及家属解释目的、需配 合事项,以取得合作	2 2	未核对扣2分 未核对床号和姓名各扣1分 未解释此项操作目的扣2分 解释不清扣1~2分	
	安置卧位	● 指导或协助病人取坐位、半坐 位或仰卧位 ● 昏迷病人取去枕仰卧位,头向 后仰(口述)	2 2	未安置卧位扣2分 安置的卧位不便于操作扣1~2分 未口述扣2分 口述不正确或不完整扣1~2分	
	清洁鼻腔	● 铺治疗巾于病人颔下,弯盘置 于病人口角旁,准备胶布 ● 选择通畅一侧的鼻孔,用湿棉 签清洁鼻腔	2 2	未铺治疗巾或未放置弯盘扣2分 铺治疗巾不规范扣1分 弯盘放置不规范扣1分 选择的鼻孔不适宜插管扣1分 清洁鼻腔时造成病人不适扣1分	
	测长标记	● 打开鼻饲包,取出胃管,注入 少量空气,检查是否通畅 ● 测量插管长度:鼻尖至耳垂再 至剑突,或前额发际至剑突的 距离,成人约45~55cm(口述), 标记插入的长度	2 3	胃管污染扣1分 未检查胃管或检查方法不规范扣 1分 未测量插管长度扣2分 口述不正确或不完整扣1分	

项目	内容	技术要求	分值	扣分标准	得分
润管插入		● 用液状石蜡润滑胃管前端10~20cm	3	未润滑胃管扣2分 润滑位置及长度不规范扣1~2分	
		● 一手持纱布托住胃管,一手持镊子夹住胃管前端沿一侧鼻孔缓缓插入(也可戴一次性无菌手套,手持胃管直接插入)	6	插入胃管的方向错误扣2分 镊子前端接触鼻腔黏膜扣1分 插管动作粗暴扣2分 胃管污染扣1分	
		● 至咽喉部时(约14~16cm),嘱病人做吞咽动作,迅速将胃管插至所需长度(口述)	2	未嘱其吞咽扣2分 口述不正确或不完整扣1~2分	
		● 为昏迷病人插入胃管时,应取去枕仰卧位,头向后仰,当胃管插入15cm(会厌部)时,托起病人头部,使下颌靠近胸骨柄徐徐插入至所需长度(口述)	2	体位不正确扣1分 未口述相关内容扣2分 口述不正确或不完整扣1~2分	
	验证固定	● 胃管插入至预定长度,验证胃管是否在胃内,方法有三种:①胃管末端接注射器抽吸,有胃液流出;②将听诊器放于胃部,用注射器从胃管末端快速注入10ml空气,能听到气过水声;③将胃管末端放入水中,无气体逸出(口述)	5	未插入预定长度扣2分 未验证胃管在胃内即固定扣1分 未口述验证胃管是否在胃内的方法扣2分 口述不正确或不完整扣1分	
		● 证实胃管确在胃内,用胶布固定胃管于鼻翼及颊部	2	未固定胃管扣2分 胶布固定不美观或不规范,每条扣1分	
	灌注食物	● 先注入不少于10ml的温开水	3	未注入温开水扣2分 注入的温开水过少扣1~2分 连接注射器不规范扣1分	
		● 然后灌注流质饮食或药物	2	灌注速度过快扣1分 连接注射器不规范扣1分	
		● 再注入少量温开水,冲洗胃管	2	未冲洗胃管扣2分 注入的温开水过少扣1~2分	
	反折固定	● 胃管开口端反折,用纱布包好,橡胶圈系紧或用夹子夹紧	3	胃管开口端未反折扣1分 未用纱布包裹扣1分 未用橡胶圈系紧扣1分	
		● 用安全别针固定于病人衣领、大单或枕旁	4	未用安全别针固定扣2分 固定位置不当扣1分 别针固定有危险扣1分	
	整理记录	● 协助病人清洁口、鼻腔,整理床单位	4	未清洁病人口、鼻腔扣2分 未整理床单位扣1分 整理不规范扣1分	

项目	内容	技术要求	分值	扣分标准	得分
		● 嘱病人维持原卧位20~30分钟,所有用物每日消毒一次(口述)	1	未口述扣1分	
		● 洗手,记录插管时间、病人反应、鼻饲液种类及量(口述)	3	未口述扣2分 记录内容不完整扣1分	
	拔管擦拭	● 核对病人床号、姓名,并解释目的	2	拔管前未核对病人扣1分 未向病人解释扣1分	
		● 将弯盘置病人颌下,夹紧胃管末端放弯盘内,揭去胶布,戴一次性手套	4	未放置弯盘扣1分 未将胃管末端夹紧扣1分 未将胃管放置弯盘内扣1分 揭去胶布动作粗鲁扣1分	
		● 用纱布包裹近鼻孔处胃管,嘱病人做深呼吸,在病人呼气时,一手反折胃管拔管,边拔边用纱布擦拭胃管,至咽喉处快速拔出(口述)	3	纱布包裹位置不当扣1分 未口述拔管方法或口述不正确扣2分	
		● 脱手套并包住拔出的胃管,盘曲放于弯盘中	1	胃管放置不规范扣1分	
		● 清洗病人口鼻及面部,擦去胶布痕迹,必要时协助病人漱口或做口腔护理	2	未擦拭病人口鼻处扣1分 未擦去胶布痕迹扣1分	
	整理记录	● 清理用物,整理床单位,协助病人取舒适卧位	3	未整理用物扣2分 整理用物不规范扣1分 未安置病人舒适卧位扣1分	
		● 洗手,记录拔管时间和病人反应	2	未洗手扣1分 未记录扣1分	
评价8分	操作方法	程序正确,动作规范,操作熟练	3	程序不正确、动作不规范、不熟练扣1~3分	
	操作效果	插管一次成功,病人无不适	3	插管一次不成功扣2分 操作时损伤鼻腔黏膜扣1分	
	护患沟通	解释合理、有效,体现人文关怀,病人感到满意	2	操作中未解释,缺少人文关怀扣1~2分	
	总分		100	合计	

(郝可佳)

实践十八　女病人导尿术

一、实践目标

1. 掌握相关理论知识,包括各种导尿术的目的及注意事项。
2. 能够结合理论知识,正确熟练完成女病人导尿术的操作。
3. 能够正确评估病人情况,选择光滑和粗细适宜的导尿管。
4. 通过与病人的沟通,取得病人的理解与配合,保护病人的隐私。
5. 通过实践培养良好的职业道德修养。

二、实践要求

1. 以案例为引导,以任务为载体,以学做一体的方式进行实践。
2. 课前教师应与临床教师集体备课,明确工作任务,设计实践程序,统一操作手法。
3. 以完成工作任务为目标,教师利用多功能护理模型人分别示教女病人、男病人导尿术和留置导尿的操作技术,强调无菌观念,防止泌尿系感染。
4. 学生分组练习,建议3~4人一组,每组一套操作用物,进行导尿术的操作练习。
5. 反馈小组实训效果,学生讨论,师生共同点评,纠正不规范的操作。
6. 强化训练。在掌握基本操作的基础上,以小组为单位,以任务为载体进行强化训练,做到程序正确、动作规范。
7. 建议该项护理技能操作实施考核。以小组为单位,每小组抽出1名学生演示,个人成绩代表小组成员成绩,通过完成设定的工作任务,完成女病人(或男病人)导尿术或留置导尿术的考核。

三、实践方法

【案例介绍】

李阿姨,45岁。因交通事故造成腰椎骨折,入骨科住院,行牵引治疗,由于卧床病人目前排尿困难,焦虑不安,出现尿潴留。经热敷、按摩等方法未能解除,遵医嘱行导尿术。2周后发现牵引效果不佳,择日需手术治疗,术前常规留置导尿。

【任务分析】

1. 尿潴留的病人——必要时行导尿术　李阿姨骨牵引后卧床,不习惯床上排尿导致尿潴留,经诱导排尿无效后,病区护士为解除李阿姨的痛苦,遵医嘱为李阿姨行导尿术。
2. 术前导尿并留置尿管——避免术中误伤膀胱　给李阿姨留置尿管,目的是术前排空膀胱,使术中膀胱保持空虚状态,避免手术中误伤。
3. 病人状况——病人有一定的医学常识,能理解配合,但对插管的具体方法不够了解,还需详细解释。

【实施方法】

（一）女病人导尿术

1. 准备工作

（1）护士准备：衣帽整洁、洗手、戴口罩，态度和蔼。

（2）病人准备：使病人了解导尿的目的、过程及配合操作的方法。

（3）用物准备

导尿包：内置弯盘2个，导尿管（硅胶管）8号和10号各1根，止血钳2把，小药杯1个，内置若干棉球，液状石蜡棉球置于瓶内，标本试管1个，洞巾1块，纱布2块（男病人导尿时使用），或使用一次性导尿包。

其他用物：弯盘1个，治疗碗1个（内置消毒液棉球若干），止血钳1把，清洁手套1副，消毒液（0.05%碘附等）、无菌手套1副、备用无菌导尿管1根、橡胶中单、治疗巾各1块（或一次性尿垫）、大浴巾、无菌持物钳及容器、便器和便器巾、屏风。男病人另加无菌纱布2~3块。

（4）环境准备：酌情关闭门窗，调节室温；采光充足；必要时应用屏风或挂帘遮挡。

2. 操作步骤　见表18-1。

表18-1　女病人导尿术

操作步骤	操作说明
核对解释	● 携用物至床旁，核对并解释操作的目的，解除病人的紧张心理，以取得配合
准备环境	● 创设隐蔽环境，保护病人隐私，关闭门窗，调节室温，光线充足
准备病人	● 护士站在病人一侧，便器放于同侧床旁椅上，以便操作，节省时间
	● 松开床尾盖被，脱对侧裤腿，盖在近侧腿部，盖上浴巾，对侧腿用盖被遮盖，减少暴露，以防受凉
初步消毒	● 病人取屈膝仰卧位，双腿略外展，暴露外阴，臀下垫橡胶中单及治疗巾
	● 弯盘放于会阴处，治疗碗放于弯盘后，以防污染床单
	● 戴清洁手套，右手持止血钳夹消毒棉球，依次消毒阴阜、大阴唇，每个棉球限用一次
	● 左手分开大阴唇，依次消毒小阴唇和尿道口，消毒顺序由外向内、自上而下
	● 用后的污棉球放于弯盘内
	● 消毒完毕，脱下手套放于弯盘内，将治疗碗及弯盘移至治疗车下
开包倒液	● 在病人两腿间，打开无菌导尿包，先打开导尿包外层，再用无菌持物钳打开导尿包内层，嘱病人保持安置的体位勿动，避免污染无菌区域
	● 用无菌持物钳取出小药杯，倒消毒液于药杯内，浸湿消毒棉球
铺巾润管	● 戴无菌手套，铺洞巾，使其与包布内层形成一无菌区域
	● 按操作顺序整理好用物，选择粗细适宜的导尿管（成人选择10~12号导尿管，小儿选择8~10号导尿管），用液状石蜡棉球润滑导尿管前端
再次消毒	● 消毒顺序由内向外，自上而下，左手拇指、示指分开并固定小阴唇，右手持无菌止血钳夹消毒棉球，分别消毒尿道口、小阴唇、尿道口
	● 污染棉球、小药杯及镊子放于弯盘内移至床尾
插管导尿	● 左手继续固定小阴唇，右手将无菌弯盘放于近尿道口处，嘱病人深呼吸，使肌肉和尿道括约肌放松，便于插管
	● 用另一止血钳夹持导尿管对准尿道口轻轻插入4~6cm，见尿液流出再插入1cm左右，松开左手，并固定导尿管，将尿液引入弯盘内，插管时动作要轻柔，以免损伤尿道黏膜
留取标本	● 需留取尿培养标本者，用无菌标本瓶接取中段尿5ml，盖好瓶盖，避免污染

续表

操作步骤	操作说明
拔导尿管	● 导尿完毕,夹住导尿管尾端,拔管放于弯盘内
安置病人	● 撤下洞巾,擦净外阴,脱手套,撤去导尿包、橡胶中单和治疗巾,放于治疗车下层
	● 协助病人穿好裤子,保护病人隐私,整理床单位
整理用物	● 清理用物,尿标本贴标签后及时送检,避免污染
洗手记录	● 洗手,记录导尿时间、引流量、尿液性状和病人反应

【注意事项】

1. 严格遵守无菌技术操作原则,防止泌尿系统感染。

2. 操作前做好护患沟通以取得合作,导尿过程中注意保护病人的隐私。

3. 为女病人导尿时,如导尿管误入阴道,应立即拔出,更换无菌导尿管后重新插入。

4. 对膀胱高度膨胀且又极度虚弱的病人,第一次放尿量不可超过1000ml,以防大量放尿导致腹腔内压突然降低,大量血液滞留于腹腔血管内,造成血压下降,出现虚脱;亦可因膀胱突然减压,引起膀胱黏膜急剧充血,引起血尿。

（二）留置导尿术

1. 准备工作

（1）护士准备:衣帽整洁,洗手、戴口罩。

（2）病人准备:告知留置导尿的目的、过程及配合方法,学会活动时防管脱落的方法。

（3）用物准备:除导尿用物外,另备无菌导尿管1根(双气囊导尿管16~18号),10ml无菌注射器一支,无菌生理盐水10~20ml,无菌集尿袋1只,橡胶圈和安全别针各1个。

（4）环境准备:酌情关闭门窗,调节室温;采光充足;必要时应用屏风或挂帘遮挡。

2. 操作步骤　见表18-2。

表18-2　留置导尿术

操作步骤	操作说明
核对解释	● 携用物至病人床旁,核对并解释操作目的和配合方法
消毒插管	● 同导尿术消毒会阴部及尿道口,轻轻插入导尿管
	● 见尿液流出后再插入5~7cm
固定尿管	● 向气囊内注入等量的生理盐水,夹住气囊末端,将导尿管向内伸入少许再向外轻拉至有阻力感,证明导尿管已固定于膀胱内,向内再推入约2cm,以免气囊卡在尿道内口造成损伤和不适
	● 将导尿管尾端与集尿袋的引流管接头连接,将无菌集尿袋的引流管固定在床单上并开放导尿管
接集尿袋	● 集尿袋固定应低于膀胱的高度,以防尿液逆流造成泌尿系统感染
	● 引流管的长度应足够,以防病人翻身时牵拉,导致导尿管滑出
安置病人	● 协助病人穿上裤子,取舒适卧位
整理用物	● 整理床单位,清理用物
洗手记录	● 洗手,记录引流量、尿液性状和病人反应

【注意事项】

1. 向病人及家属解释留置导尿的目的及护理方法,鼓励其主动积极配合参与护理,使其认识到预防泌尿系统感染的重要性。

2. 保持尿液引流通畅,引流管应妥当安置,避免导管受压、扭曲、堵塞而导致引流不畅。

3. 防止逆行感染

（1）保持尿道口清洁:女病人用消毒液棉球擦洗外阴及尿道口,男病人用消毒液棉球擦洗尿道口、龟头及包皮,每日1~2次,保持尿道口清洁。

（2）每日定时更换集尿袋,更换时引流管及集尿袋不可高于膀胱位置,及时排空并记录尿量。

（3）每周更换导尿管1次,硅胶导尿管可酌情延长更换时间。

（4）在病情允许的情况下,鼓励病人多饮水,达到自然冲洗尿道的目的;协助病人勤更换卧位,适当进行床上活动,促进排尿。

4. 密切观察尿液情况,注意倾听病人主诉,若发现尿液浑浊、沉淀或出现结晶,应及时进行膀胱冲洗;一般情况下,每周查尿常规1次。

5. 训练膀胱反射功能,在拔管前采用间歇性夹管方法阻断引流,每3~4小时松开1次,使膀胱定时充盈和排空,促进膀胱功能的恢复。

四、实践评价

女病人导尿术评价表见表18-3。

表18-3 女病人导尿术评价表

项目	内容	技术要求	分值	扣分标准	得分
评估 8分	评估环境	病室是否整洁、宽敞 温湿度是否适宜 病室内有无屏风	2	未评估不给分,评估不完全酌情扣1~2分	
	评估用物	用物是否完好、符合要求 导尿管型号是否符合病人需求	2	（评估用物可于准备用物时检查）准备时也未检查者扣除该项2分	
	评估病人	是否了解导尿的目的及安全性 是否配合	2	未评估不给分,评估不完全酌情扣1~2分	
	评估护士	着装是否整齐 是否了解导尿的目的	2	未评估不给分,评估不完全酌情扣1~2分	
操作 前准 备10 分	护士准备	● 着装整齐、修剪指甲、洗手、戴口罩 ● 了解操作目的(口述)	4	着装仪表不整齐、不规范扣1~2分 情绪紧张、姿态不端正扣1~2分 语言表达不清扣1分 表情呆板扣1分 口述目的不正确扣1~2分 未修剪指甲、未洗手、未戴口罩各扣2分 洗手方法不规范扣1分	

续表

项目	内容	技术要求	分值	扣分标准	得分
	用物准备	● 用物准备齐全,摆放合理	2	用物缺一项扣1分 用物摆放无序扣1分	
	病人准备	● 病人及家属知道导尿的目的并愿意主动配合 ● 能自理者嘱冲洗会阴,不能自理者护士给予协助	2	由于解释不清引起病人紧张扣1分 未嘱冲洗会阴或给予协助扣1分	
	环境准备	● 病室整洁、安静、安全、宽敞 ● 温湿度适宜,屏风遮挡,保护病人隐私(口述)	2	操作环境准备未口述扣1分 暴露病人隐私的扣1分	
	核对解释	● 携用物至床旁,核对床尾卡、腕带,询问姓名 ● 做好解释工作,取得配合	2 2	未核对扣2分 未解释或解释不清扣1~2分	
	安置卧位	● 护士站在病人的右侧 ● 帮助病人脱去对侧裤腿,盖在近侧腿上,并盖上浴巾,对侧腿用盖被遮盖 ● 病人取屈膝仰卧位,两腿略外展,露出外阴 ● 将小橡胶单和治疗巾或一次性尿垫垫于病人臀下	1 2 2 2	护士站在病人的左侧扣1分 未给病人保暖扣1分 浴巾整理不美观扣1分 遮盖不规范扣1分 安置病人体位不正确扣1分 未将小橡胶单和治疗巾或一次性尿垫垫于病人臀下扣1分 未托起病人臀部扣1分	
操作步骤67分	初步消毒	● 弯盘放于近会阴处,治疗碗放于弯盘后 ● 左手戴手套或指套,右手持血管钳夹消毒液棉球消毒阴阜 ● 消毒大阴唇,以左手分开大阴唇,消毒小阴唇,尿道口,顺序为由外向内,自上而下,先对侧再近侧,每只棉球只用一次 ● 将污棉球放弯盘内,脱下手套放于弯盘内,将弯盘与治疗碗放于治疗车下方	2 2 4 2	未倒消毒液扣1分 弯盘与治疗碗位置不当扣2分 放置弯盘动作不轻柔扣1分 未戴手套或指套扣1分 右手戴手套或指套扣1分 消毒顺序错误,每处扣1分 消毒部位错误,每处扣1分 消毒不到位扣1分 未用左手分开大阴唇扣1分 无菌操作不严格,棉球反复擦拭扣2分 污棉球放置位置错误或污染其他区域扣1分 未脱手套扣1分 弯盘与治疗碗未放车下方扣1分	
	开包倒液	● 打开导尿包,将包放于病人两腿之间打开 ● 用无菌持物钳摆放弯盘,放好小药杯,取消毒液倒于小药杯内	2 3	无菌包系带未朝向床尾扣0.5分 无菌包放置位置不当且未做调整扣0.5分 无菌包内面污染扣1分 污染包内无菌用物扣1分	

64

项目	内容	技术要求	分值	扣分标准	得分
				无菌持物钳使用方法错误扣0.5分 未将无菌手套放在无菌区外扣0.5分 未倒溶液扣1分	
铺巾润管	● 戴无菌手套 ● 铺洞巾,使洞巾和导尿包内层包布形成一无菌区域 ● 嘱病人保持体位,将弯盘与小药杯置于病人会阴部 ● 近侧用液状石蜡棉球润滑导尿管前端	2 2 2 2	戴手套方法错误或未戴手套扣2分 未脱下手表扣1分 手套污染扣2分 未铺洞巾扣2分 铺洞巾手法不正确扣1分 洞巾与导尿包布内面未形成无菌区扣1分 铺洞巾时手套污染扣1分 未润滑导尿管前端扣2分 润滑导尿管错误扣1分	
再次消毒	● 左手分开并固定小阴唇 ● 右手用血管钳夹消毒棉球,消毒尿道口、双侧小阴唇、尿道口(顺序为由内向外,自上而下,先对侧再近侧),每只棉球限用一次 ● 污棉球、小药杯放于弯盘内,用血管钳将弯盘移至床尾	2 5 1	左手未分开小阴唇扣1分 消毒顺序错误每处扣1分 无菌操作不严格扣1分 消毒位置错误,每错一处扣1分 跨越无菌区扣1分 未将用过的物品移出无菌区扣2分 未用血管钳将弯盘移出无菌区扣1分	
插导尿管	● 左手持续固定小阴唇,右手将另一无菌弯盘置于近会阴处 ● 持血管钳夹导尿管前端,轻轻插入尿道4~6cm,见尿液流出后再插入1cm左右	1 7	左手离开病人会阴部或未将另一无菌弯盘放于近会阴处扣1分 未拿出另一根导尿管扣1分 未嘱病人深呼吸扣1分 将导管尾端插入尿道扣2分 插管位置错误扣2分 插管长度错误或见尿液流出后未再插入1cm扣1分(口述)	
留取标本	● 松开左手,下移固定导尿管,将尿液引流入弯盘内 ● 若需做尿培养,用无菌标本瓶接取中段尿液5ml,盖好盖子,放于合适处 ● 弯盘盛满尿液后,夹住导尿管末端,将尿液倒入便器内	1 5 1	导管末端未放入弯盘内扣1分 左手未下移固定导尿管扣1分 导尿管末端距标本瓶<1cm扣1分 未口述留中段尿5ml扣1分 未夹住导尿管末端扣1分 未将尿液倒入便器内扣1分 未口述首次导尿量不超过1000ml扣1分	

续表

项目	内容	技术要求	分值	扣分标准	得分
	拔导尿管	● 导尿毕,拔出导尿管,撤下洞巾,擦净外阴 ● 脱去手套,放于弯盘内,将用物放于治疗车下层	2 2	未撤下洞巾扣1分 未擦净外阴扣1分 脱手套方法错误扣1分 未将用物放于治疗车下层扣1分	
	安置病人	● 协助病人穿衣裤,整理床单位	2	未协助病人穿衣裤扣1分 未整理床单位扣1分	
	整理用物	● 清理用物,撤去屏风,打开门窗	1	未清理用物,未撤去屏风打开门窗扣1分	
	洗手记录	● 做好记录,尿标本贴好标签,送检,推治疗车离开病室	3	未洗手扣1分 未作记录扣1分(口述) 尿标本未贴标签扣1分(口述)	
评价 15分	操作方法	程序正确,动作规范,操作熟练	5	程序不正确扣2分 动作不规范2分 不熟练扣3分	
	操作效果	无污染,插管一次成功,引出尿液	5	操作中污染扣2分 一次性插管不成功扣3分	
	操作表现	解释合理、有效,病人感到满意	5	解释不到位扣2分 病人对操作不满意扣3分	
	总分		100	合计	

(丁殿波)

实践十九　大量不保留灌肠

一、实践目标

1. 掌握相关理论知识,包括各种灌肠法的目的及注意事项。
2. 能够结合理论知识,正确熟练完成各种灌肠法的操作。
3. 能够正确评估病人情况,选择光滑和粗细适宜的肛管。
4. 通过加强与病人的沟通,取得病人的理解与合作。
5. 通过实践培养良好的职业道德修养,操作时能保护病人的隐私。

二、实践要求

1. 以案例为引导,以任务为载体,以学做一体的方式进行实践。
2. 课前教师应与临床教师集体备课,明确工作任务,设计实践程序,统一操作手法。
3. 以完成工作任务为目标,教师选择在模型上分别示教大量、小量不保留灌肠和保留灌肠的操作技术,重点强调溶液的种类、液量、温度、压力、肛管插入长度等。
4. 学生分组练习,建议3~4人一组,每组一套操作用物,进行灌肠法的操作练习。
5. 反馈小组实训效果,学生讨论,师生共同点评,纠正不规范的操作。
6. 强化训练。在掌握基本操作的基础上,以小组为单位,以任务为载体进行强化训练,做到程序正确、动作规范。
7. 建议该项护理技能操作实施考核。以小组为单位,每小组抽出1名学生,个人成绩代表小组成员成绩,通过完成设定的工作任务,选择大量不保留灌肠、小量不保留灌肠和保留灌肠的其中一项操作进行考核。

三、实践方法

【案例介绍】

王阿姨,64岁,退休干部。在参加广场文化活动时,不慎腰扭伤,卧床在家1年余,少有活动,安心静养,近来大便干结3~4日1次,服用导泻药即大便通畅,停药后则便秘更甚,如此反复,大便达7~8日1次,如厕时腰腹疼痛,便后滴血,苦不堪言。入院治疗,诊断为"习惯性便秘",遵医嘱给予大量不保留灌肠。

【任务分析】

1. 王阿姨腰扭伤后,活动量减少,患有老年习惯性便秘,长期依赖导泻药排便,近期加重。
2. 遵医嘱对王阿姨实施大量不保留灌肠,目的是解除病人便秘的痛苦,缓解症状。
3. 病人具有一定文化水平,能积极配合,但对病情和具体操作不够了解,需详细解释。

【实施方法】

1. 准备工作

（1）护士准备：衣帽整洁、洗手、戴口罩，态度和蔼。

（2）病人准备：告知大量不保留灌肠的目的、方法、注意事项及配合要点，灌肠前协助病人排尿。

（3）用物准备

灌肠盘：灌肠筒一套（橡胶管和玻璃接管全长120cm）或采用一次性灌肠袋或新型灌肠器、肛管（18~22号）、弯盘、止血钳、棉签、纸巾、水温计、液状石蜡、橡胶中单和治疗巾（或一次性尿布）、搅棒、一次性手套。

灌肠溶液：常用灌肠溶液有0.9%氯化钠溶液和0.1%~0.2%肥皂水。

溶液量及温度：成人每次用量为500~1000ml，小儿用量为200~500ml，灌肠溶液的温度为39~41℃，降温时温度为28~32℃，中暑病人可用4℃的0.9%氯化钠溶液。

其他物品：输液架、毛毯、屏风、便器及便器巾。

（4）环境准备：酌情关闭门窗，调节室温；采光充足；必要时屏风或挂帘遮挡。

2. 操作步骤 见表19-1。

表19-1 大量不保留灌肠

操作步骤	操作说明
核对解释	● 携用物至病人床旁，核对病人床号、姓名，向其解释操作目的和配合方法
准备环境	● 创设隐蔽环境，屏风遮挡，保护病人隐私，调节室温，光线充足
安置卧位	● 协助病人取左侧卧位，双膝屈曲，褪裤至膝部，臀部移至床沿
	● 垫橡胶中单和治疗巾于臀下，置弯盘于臀边
挂灌肠筒	● 灌肠筒挂于输液架上，液面距肛门约40~60cm
润管排气	● 戴手套，连接肛管
	● 润滑肛管前段，排尽肛管内空气，夹管
插管灌液	● 一手垫纸巾分开肛门，暴露肛门，嘱病人深呼吸，另一手将肛管轻轻插入直肠约7~10cm，小儿插入深度约4~7cm
	● 固定肛管，松开止血钳，使液体缓缓流入
观察处理	● 观察筒内液面下降情况，并根据病人反应，控制灌肠液流速
	● 如溶液流入受阻，可稍移动肛管，轻轻挤压肛管前端，使堵塞管腔的粪便脱落
	● 如病人有便意，可将灌肠筒适当放低，降低压力，减慢流速，减轻腹压，并嘱病人深呼吸，转移其注意力
	● 如病人主诉腹部剧烈疼痛，面色苍白，可能发生肠道痉挛或出血，应立即停止操作，与医生联系，给予及时处理
拔出肛管	● 待溶液流尽时，夹住肛管，用纸巾包住肛管轻轻拔出，分离肛管放入弯盘，擦净肛门
	● 脱下手套，协助病人取舒适体位，嘱其尽可能平卧，保留5~10分钟后再排便
	● 降温灌肠时，需保留30分钟，排便后30分钟，测量体温并记录
安置病人	● 卧床病人，保留垫巾，将纸巾、呼叫器放在病人易取处，约10分钟后给予便器，协助排便，能下床的病人可协助其自行排便
排便观察	● 观察粪便的性状，必要时留取标本送检
整理用物	● 排便后及时取出便器，整理床单位，开窗通风，清理用物
洗手记录	● 洗手，在体温单相应栏内记录灌肠结果

【注意事项】

1. 操作中尽量减少暴露病人肢体,防止着凉,保护病人的隐私。

2. 根据医嘱和评估资料正确选用灌肠溶液,注意溶液的温度、浓度、流速、压力和液量。伤寒病人灌肠时,液量不应超过500ml,压力要低,灌肠筒内液面不得高于肛门30cm;肝性脑病病人禁用肥皂液灌肠,以减少氨的产生和吸收,以免加重中毒;充血性心力衰竭和水钠潴留病人禁用生理盐水灌肠,以减少钠的吸收,以免增加心脏负担;清洁灌肠时禁忌用清水反复灌洗,以防水、电解质紊乱。

3. 灌肠过程中应随时观察病人的病情变化,如出现面色苍白、出冷汗、剧烈腹痛、心慌气急、脉速等应立即停止灌肠,并与医生联系给予紧急处置。

4. 降温灌肠应保留30分钟后排便,排便后隔30分钟再测量体温并做记录。

5. 禁忌证　急腹症、消化道出血、妊娠、严重心血管疾病等病人禁忌灌肠。

四、实践评价

大量不保留灌肠评价表见表19-2。

表19-2　大量不保留灌肠评价表

项目	内容	技术要求	分值	扣分标准	得分
评估8分	评估环境	病室是否整洁、宽敞 温湿度是否适宜 病室内有无屏风	2	未评估不给分,评估不完全酌情扣1~2分	
	评估用物	用物是否完好、符合要求 肛管型号是否符合病人需求	2	(评估用物可于准备用物时检查)准备时也未检查者扣除该项2分	
	评估病人	是否了解导尿的目的及安全性 是否配合	2	未评估不给分,评估不完全酌情扣1分	
	评估护士	对病人病情是否详细了解 是否了解大量不保留灌肠目的	2	未评估不给分,评估不完全酌情扣1分	
操作前准备10分	护士准备	● 着装整齐、修剪指甲、洗手、戴口罩 ● 清楚操作目的(口述)	4	仪表不整齐、不规范扣1~2分 情绪紧张、姿态不端正扣1~2分 语言表达不清或口述目的不正确扣1~2分 未修剪指甲、未洗手、未戴口罩有其中一项扣1分 洗手方法不规范扣1分	
	用物准备	● 用物准备齐全,摆放合理	2	用物缺一项扣1分 用物摆放无序扣1分	
	病人准备	● 病人及家属知道导尿的目的并愿意配合 ● 能自理者嘱排尿,不能自理者护士给予协助	2	由于解释不清引起病人紧张扣1分 未嘱排尿或给予协助扣1分	

项目	内容	技术要求	分值	扣分标准	得分
	环境准备	● 病室整洁、安静、安全、宽敞 ● 温湿度适宜,能保护病人隐私(口述)	2	操作环境准备未口述扣1分 暴露病人隐私的扣1分	
操作 步骤 67分	核对解释	● 携用物至床旁,核对床尾卡,腕带,询问姓名 ● 做好解释工作,取得配合	2 2	未核对扣2分 未解释或解释不清扣2分	
	安置卧位	● 协助病人取左侧卧位,脱裤至膝部,双腿屈曲,臀部移至床沿 ● 垫橡胶单和治疗巾于臀下,将浴巾盖于病人身上,臀边放弯盘	4 2	未协助病人脱裤至膝部或手法不规范扣1分 未将病人臀部移至床沿扣1分 未垫橡胶单和治疗巾或手法不规范扣1~2分 操作程序和手法错误扣1~2分	
	挂灌肠袋	● 准备灌肠液,测温(口述) ● 检查灌肠袋是否完好,夹紧肛管,倒入灌肠液 ● 挂灌肠袋于输液架上,液面距肛门40~60cm	2 2 4	未按要求准备灌肠液、未测温扣2分 未检查灌肠袋是否完好扣1分,未夹紧肛管,倒入灌肠液扣1分 液面距肛门不足40~60cm扣1分	
	润管排气	● 润滑肛管前端,排净管内空气,夹紧肛管	4	未润滑肛管前端或手法不规范扣1分 未排净管内空气扣1分 未夹紧肛管扣1分	
	插管灌液	● 左手分开臀部,显露肛门,嘱病人深呼吸,右手持肛管轻轻插入7~10cm ● 固定肛管,松开夹子,使溶液缓缓流入	5 2	未嘱病人深呼吸扣1分 动作粗暴扣2分 插管长度错误扣2分 未固定肛管扣2分	
	观察处理	● 观察筒内液面下降情况及病人反应 ● 如溶液流入受阻,可移动肛管或挤捏肛管及高举灌肠袋使堵塞管孔的粪块脱落 ● 如病人有便意,嘱其深呼吸,放松腹肌或适当降低灌肠袋高度,减慢流速 ● 如病人出现脉速、面色苍白、出冷汗、剧烈腹痛、心慌气促,应立即停止灌肠,与医生联系给予处理	3 3 3 3	未口述"溶液流入受阻"的解决办法扣3分 口述或操作错误扣1~2分 未口述及操作"病人有便意"的解决办法扣3分 未口述病人出现紧急情况的解决办法扣3分,口述错误扣1~2分	

续表

项目	内容	技术要求	分值	扣分标准	得分
	拔出肛管	● 溶液灌完及时夹紧肛管,用纸巾包住肛管轻轻拔出置入弯盘内	3	拔管时,未夹紧肛管扣1分 拔管手法不规范扣1分 未将肛管置入弯盘内扣1分	
	安置病人	● 擦净肛门,协助病人取舒适的卧位 ● 嘱其尽量保留5~10分钟后再排便	2 4	未协助病人擦净肛门扣1分 未协助病人取合适的卧位扣1分 未嘱病人保留5~10分钟后再排便扣2分	
	排便观察	● 能下床者,协助其如厕排便或提供便器 ● 不能下床者,提供便器,排便后及时取出便器,擦净肛门(口述)	2 4	未协助病人取合适的卧位扣1分 未提供便器扣1分 未口述协助病人排便扣2分	
	整理用物	● 撤去橡胶单和治疗巾 ● 协助病人穿衣裤,整理床单位 ● 清理用物,撤去屏风,门窗通风	2 2 2	未撤橡胶单和治疗巾扣2分 未协助病人穿衣裤扣1分 未整理床单位扣1分 未清理用物,未撤去屏风打开门窗扣1分	
	洗手记录	● 观察粪便情况,必要时留取标本送检(口述) ● 记录灌肠结果	3 2	未洗手扣2分 未作记录扣1分(口述) 记录灌肠结果错误扣2分	
评价 15分	操作方法	程序正确,动作规范,操作熟练	5	程序不正确扣2分 动作不规范扣2分 不熟练扣1分	
	操作效果	灌肠效果好,未污染床单及衣服	5	操作中污染扣2分 一次性插管不成功扣3分	
	护患沟通	解释合理、有效,病人感到满意	5	解释不到位扣2分 病人对操作不满意扣3分	
	总分		100	合计	

(丁殿波)

实践二十　乙醇或温水拭浴法

一、实践目标

1. 掌握相关理论知识,包括乙醇和温水拭浴法的目的及注意事项。
2. 能够结合理论知识,正确熟练完成乙醇和温水拭浴法的操作。
3. 能够正确评估病人情况,选择正确的冷疗法。
4. 通过实践培养良好的职业道德修养和礼仪规范。

二、实践要求

1. 以案例为引导,以任务为载体,以学做一体的方式进行实践。
2. 课前教师应与临床教师集体备课,明确工作任务,设计实践程序,统一操作手法。
3. 以完成工作任务为目标,教师可选择护理模型示教乙醇和温水拭浴法的操作技术,强调细节准确,注意动作规范,保护病人的隐私。
4. 学生分组练习,建议3~4人一组,每组一套操作用物,进行基本操作的练习。
5. 反馈小组实训效果,学生讨论,师生共同点评,纠正不规范操作。
6. 强化训练。在掌握基本操作的基础上,以小组为单位,以任务为载体进行强化训练,做到程序正确、动作规范。

三、实践方法

【案例介绍】

高伯伯,52岁。因发热来院就诊。询问病史,高伯伯发热前曾连续在高温车间工作7小时。查体:体温40℃,面色潮红,皮肤灼热,大量出汗,呼吸24次/分、脉搏108次/分,伴有恶心、呕吐等症状。经检查诊断为"中暑",须行降温处理。

【任务分析】

高伯伯由于在高温车间长时间劳动,出现中暑,为了短时间内将高伯伯的体温降下来,病区护士需迅速进行全身物理降温,理想的方法采用乙醇拭浴法(如为小儿、老年等高热病人降温可选用温水拭浴法)。

【实施方法】

1. 准备工作

(1)护士准备:衣帽整洁,洗手、戴口罩。

(2)病人准备:病人需了解用冷的目的、部位及配合要点,排空大小便。

(3)用物准备:25%~35%的乙醇100~200ml及盛放容器(乙醇温度27~37℃;如为温水拭浴法可用32~34℃的温水)、小毛巾2块、大毛巾、热水袋及布套、冰袋及布套。必要时备便器、清洁衣裤一套及屏风。

（4）环境准备：病室安静、清洁，无对流风直吹病人，酌情关闭门窗，遮挡病人。

2. 操作步骤　见表20-1。

表20-1　乙醇或温水拭浴法

操作步骤	操作说明
核对解释	● 备齐用物携至床旁，核对病人姓名、床号、腕带，告知病人或家属操作目的以取得合作
安置体位	● 协助病人取舒适卧位，松开床尾盖被，置冰袋于病人头部，有助于降温并防止头部充血而致头痛；置热水袋于足底，促进下肢血管扩张，有利于散热、减轻头部充血，并使病人感觉舒适 ● 协助病人脱去上衣，松解裤带
垫巾拭浴	● 将大毛巾垫于擦拭部位下，将浸湿的小毛巾拧至半干，包裹于手掌呈手套状，以离心方向拍拭，拍拭后用大毛巾拭干皮肤。每侧部位拍拭3分钟，拭浴全过程不宜超过20分钟，拭浴顺序如下： 双上肢：颈外侧→肩→上臂外侧→前臂外侧→手背；侧胸→腋窝→上臂内侧→肘窝→前臂内侧→掌心。先近侧后对侧 背部：协助病人侧卧，擦拭颈部向下→背部→腰部。协助病人仰卧、穿衣、脱裤 双下肢：髋部→大腿外侧→足背；腹股沟→下肢内侧→内踝；股下→腘窝→足跟。先近侧后对侧。协助病人穿裤
撤热水袋	● 拍拭完毕，取出热水袋
整理记录	● 协助病人取舒适卧位，整理病床单位，清理用物 ● 洗手，记录拭浴时间、效果及反应
观察处理	● 拭浴后30分钟测量体温，将体温绘制于体温单上，体温降至39℃以下时取下头部冰袋

【注意事项】

1. 在拭浴过程中，注意观察病人的反应，如有面色苍白、寒战，或脉搏、呼吸异常时，应立即停止拭浴，并报告医生。

2. 在拍至腋窝、肘部、腹股沟、腘窝等大血管处，应稍用力并延长拍拭时间，利于散热。

3. 禁忌在胸前区、腹部、后颈、足底等部位用冷，以免引起不良反应。

4. 新生儿及血液病的高热病人禁用乙醇拭浴。

5. 拭浴前置冰袋于头部，以减轻头部充血引起的头痛，并有助于降温；置热水袋于足底，促进病人足底血管扩张，有利于散热。

（鲁俊华）

实践二十一 热 湿 敷

一、实践目标

1. 掌握相关理论知识,包括热湿敷法的目的及注意事项。
2. 能够结合理论知识,正确熟练完成热湿敷法的操作。
3. 能够正确评估病人情况,选择正确的热疗法。
4. 通过实践培养良好的职业道德修养和礼仪规范。

二、实践要求

1. 以案例为引导,以任务为载体,以学做一体的方式进行实践。
2. 课前教师应与临床教师集体备课,明确工作任务,设计实践程序,统一操作手法。
3. 以完成工作任务为目标,教师可选择在模型示教热湿敷法的操作技术,强调细节准确,注意动作规范。
4. 学生分组练习,建议3~4人一组,每组一套操作用物,进行基本操作的练习。
5. 反馈小组实训效果,学生讨论,师生共同点评,纠正不规范操作。
6. 强化训练。在掌握基本操作的基础上,以小组为单位,以任务为载体进行强化训练,做到程序正确、动作规范。

三、实践方法

【案例介绍】

张姐姐,31岁,初产妇,产后2个月。因右侧乳房肿胀、疼痛,乳汁排泄不畅3天来院就诊。查体: 体温38.2℃,右侧乳房有压痛,局部出现边界不清的硬结,伴有头痛等症状。经检查诊断为急性单纯性乳腺炎。为了改善局部血液循环,促进乳汁通畅,产房护士应该为张姐姐进行局部物理疗法。

【任务分析】

急性乳腺炎局部物理疗法——热湿敷法 初产妇哺乳时由于乳汁淤积,易出现局部灼热、排乳不畅、疼痛,为了促进局部乳腺管通畅,达到消炎、消肿、止痛的目的,最好的物理疗法是热湿敷法。

【实施方法】

1. 准备工作

（1）护士准备:衣帽整洁,洗手、戴口罩。

（2）病人准备:病人需了解用热的目的、部位、注意事项和配合要点。

（3）用物准备:小盆内盛热水(50~60℃)、敷布2块、敷钳2把、弯盘、棉签、小橡胶单及治疗巾、大毛巾、凡士林、纱布、水温计、塑料纸、棉垫等。酌情备热源、热水袋。

（4）环境准备：病室安静、清洁，无对流风直吹病人，酌情关闭门窗或遮挡病人。

2. 操作步骤　见表21-1。

表21-1　热　湿　敷　法

操作步骤	操作说明
核对解释	● 备齐用物携至床旁，核对病人姓名、床号、腕带，告知病人或家属操作目的以取得合作
暴露患处	● 暴露患处，在热敷部位下垫小橡胶单和治疗巾。热敷部位涂凡士林后盖上一层纱布
湿敷患处	● 将敷布置于热水中浸透，用敷钳将敷布拧至不滴水，抖开，用手腕掌侧试温，以不烫手为宜，敷于患处。依次盖上塑料纸、棉垫。若病情需要，且患处不忌压迫时，可将热水袋放置于棉垫上，再加盖大毛巾以维持温度
	● 每3~5分钟更换一次敷布，热敷持续15~20分钟。注意保持水温在50~60℃，以保证治疗效果，水温可用热源维持或及时更换盆内热水
观察效果	● 用热期间询问病人的感觉，观察局部皮肤颜色及全身状况，如病人感到过热时，可揭开敷布一角散热
	● 热敷完毕，擦净热敷部位
	● 协助病人取舒适卧位，整理病床单位，清理用物
整理记录	● 洗手，记录用热部位、时间、效果及反应

【注意事项】

1. 热敷过程中随时观察局部皮肤颜色及病人的全身反应，防止烫伤。

2. 如热敷部位为开放性伤口，需按无菌技术操作，热敷后按外科换药法处理伤口。

3. 面部热敷的病人，热敷后15分钟方能外出，以防受凉感冒。

（鲁俊华）

实践二十二　生命体征测量技术

一、实践目标

1. 掌握生命体征的相关理论知识。
2. 能够正确熟练测量生命体征。
3. 能够准确评估病人情况,选择适宜的生命体征测量法。
4. 通过实践培养学生具有良好的礼仪修养和沟通能力。

二、实践要求

1. 以案例为引导,以任务为载体,按学做一体的方式进行实践。
2. 课前教师需和临床教师集体备课,明确工作任务,设计实践程序,统一操作标准与手法。
3. 以完成任务为目标,教师可选择学生模拟病人,示教生命体征测量的操作技术,并强调操作注意事项。
4. 学生分组练习,建议3~4人一组,每组一套操作用物(每人1支体温计)。
5. 反馈小组学生操作的效果,学生讨论,师生共同点评,纠正不规范操作。
6. 强化训练,在掌握基本操作的基础上,强化程序准确化,动作规范化。
7. 建议采用个人考核的方式,增加课堂实训的有效性,有针对性提高每一位学生的实践操作能力。

三、实践方法

【案例介绍】

赵伯伯,57岁,工程师,有高血压病史15年。近日因突然寒战、高热、咳嗽,伴全身乏力及肌肉酸痛入院接受治疗。查体: T 39.6℃, P 108次/分, R 26次/分, BP 160/100mmHg; 意识清醒,面色潮红,口唇疱疹,食欲下降,胸廓对称,左下肺部呼吸运动减弱,叩诊呈浊音,可闻及管状呼吸音; HR 116次/分,律齐,无杂音。实验室及其他检查: 白细胞18.5 × 10^9/L, X线检查左下肺大片模糊致密阴影。初步诊断: 肺炎球菌肺炎(左下肺)。经抗菌与对症治疗5天后各项生命体征恢复正常,赵伯伯痊愈出院。

【任务分析】

1. 监测体温变化——测量体温　赵伯伯因患肺炎,体温出现异常改变,体温为39.6℃,属于高热,高热病人应每4小时测量体温一次,体温下降至38.5℃(口腔温度)以下时可每日测量4次,体温恢复正常3天后每日测量2次。

2. 监测脉搏变化——测量脉搏　赵伯伯入院体检测得脉搏为108次/分,正常脉搏为60~100次/分,赵伯伯的脉搏频率＞100次/分,出现心动过速。

3. 监测呼吸变化——测量呼吸　赵伯伯入院时体检测得呼吸为26次/分,成人呼吸频率超过24次/分为呼吸过速,赵伯伯出现呼吸异常,需监测呼吸。

4. 监测血压变化——测量血压 赵伯伯入院时体检测得血压为160/100mmHg,符合高血压标准: 收缩压≥140mmHg和(或)舒张压≥90mmHg,赵伯伯血压出现异常,需监测血压变化。

【实施方法】

(一)测量体温

1. 准备工作

(1)护士准备: 衣帽整洁,修剪指甲,洗手,戴口罩。

(2)病人准备: 告知测量体温的目的、方法、注意事项及配合要点。测量前30分钟无剧烈运动、进食、洗澡、灌肠等影响体温的因素。

(3)用物准备: 治疗盘内备已消毒的体温计、消毒液纱布、弯盘(内垫纱布)、记录本、笔及秒表。如测肛温可另备润滑油、棉签、卫生纸。

(4)环境准备: 病室安静、整洁,光线充足,必要时拉上窗帘或用屏风遮挡。

2. 操作步骤 见表22-1。

表22-1 体温测量技术

操作步骤	操作说明
核对解释	● 核对病人床号、姓名; 解释目的、配合方法及注意事项,取得病人合作
选择部位	● 根据病人情况选择合适测量部位
◆口温测量法	
放置口表	● 将口表水银端斜放于舌下热窝处
正确测量	● 嘱病人闭唇含住口表,勿用牙咬体温计,用鼻呼吸
	● 测量3分钟
检测记录	● 擦净体温计,正确读数
	● 将测量结果绘制在体温单上
整理消毒	● 整理衣被,协助病人取舒适体位
	● 将体温计浸泡于盛有消毒液的容器中
◆腋温测量法	
放置腋表	● 擦干汗液,将腋表水银端放于腋窝处
	● 指导病人夹紧体温计,紧贴皮肤,屈臂过胸
	● 测量10分钟
检测记录	● 同口温测量法
整理消毒	● 同口温测量法
◆肛温测量法	
放置肛表	● 病人取侧卧、俯卧或屈膝仰卧位,暴露测温部位,必要时用屏风遮挡
正确测量	● 润滑肛表水银端,轻轻插入肛门3~4cm,测量时间3分钟
检测记录	● 为病人擦净肛门,其余同口温测量法
整理消毒	● 先用消毒液纱布擦净肛表,其余同口温测量法

【注意事项】

1. 测量体温前,应认真清点体温计的数量,并检查体温计是否完好,水银柱是否在35℃以下。

2. 精神异常、昏迷、婴幼儿、口腔疾患、口鼻手术或呼吸困难及不能合作者,不宜测口温;

腋下出汗较多,腋下有创伤、手术、炎症者,肩关节受伤或极度消瘦夹不紧体温计者不宜测腋温;直肠、肛门疾患或手术、腹泻、心肌梗死病人不宜测肛温。

3. 进食、饮水或面颊热敷、吸烟、坐浴或灌肠、腋窝局部冷热敷等情况时,应间隔30分钟后测量相应部位的体温。

4. 为婴幼儿、危重病人、躁动病人测温时,应有专人守护,以防发生意外。

5. 如病人不慎咬破体温计,应立即清除玻璃碎屑以免损伤唇、舌、口腔、食管和胃肠道黏膜,再口服蛋清或牛奶以延缓汞的吸收。若病情允许,可服用粗纤维食物,以促进汞的排出。

6. 严格做好体温计的清洁消毒工作,防止交叉感染。传染病人的体温计应固定使用。

7. 发现体温与病情不相符时,应在床边监测,必要时测口温和肛温作对照。

8. 新入院、手术后病人,每日测体温4次,连测3日,3日后体温恢复正常改为每天测2次。

(二)测量脉搏

1. 准备工作

(1)护士准备:衣帽整洁,修剪指甲,洗手,戴口罩。

(2)病人准备:告知病人测量脉搏的目的、方法、注意事项及配合要点。测量前30分钟无剧烈运动、情绪激动等影响脉搏的因素。

(3)用物准备:秒表、记录本和笔。

(4)环境准备:病室安静、整洁,光线充足。

2. 操作步骤 见表22-2。

表22-2 脉搏测量技术

操作步骤	操作说明
核对解释	● 核对病人床号、姓名。向病人解释测量目的、配合方法及注意事项,取得病人合作
选择部位	● 根据病人情况选择合适的测量部位
	● 病人取卧位或坐位,手腕伸展
	● 护士以示指、中指、无名指的指端放在桡动脉搏动处
正确测量	● 测量30秒,将所测得数值乘2。脉搏异常者应测1分钟
记录数值	● 记录方式:次/分
	● 将脉搏测得的数值绘制在体温单上

【注意事项】

1. 不可用拇指诊脉,因拇指小动脉搏动较强,易与病人的脉搏相混淆。

2. 为偏瘫或肢体有损伤的病人测脉搏应选择健侧肢体。

3. 如病人有剧烈运动、紧张、恐惧、哭闹等活动,应让其安静休息15~30分钟再测量。

4. 如脉搏细弱而触摸不清时,可用听诊器测心率1分钟。

(三)测量呼吸

1. 准备工作

(1)护士准备:衣帽整洁,修剪指甲,洗手,戴口罩。

(2)病人准备:测量前30分钟无剧烈运动、情绪激动等影响呼吸的因素。

(3)用物准备:秒表、记录本和笔。

(4)环境准备:病室安静、整洁,温湿度适宜,光线充足。

2. 操作步骤　见表22-3。

表22-3　呼吸测量技术

操作步骤	操作说明
核对解释	● 核对病人床号、姓名
选择部位	● 根据病人情况选择舒适体位,精神放松
	● 护士仍保持诊脉手势,观察病人胸部或腹部的起伏(一起一伏为一次呼吸)
正确测量	● 测量30秒,将所测得的数值乘2
	● 方式: 次/分
记录数值	● 将呼吸测得数值绘制在体温单上

【注意事项】

1. 由于呼吸受意识控制,测量时不应让病人察觉,以免病人紧张影响测量的准确性。

2. 测呼吸前如有剧烈运动、情绪激动等,应休息30分钟后测量。

3. 危重病人呼吸微弱,可用少许棉花放于病人鼻孔前,观察棉花被吹动的次数,计时1分钟。

(四)测量血压

1. 准备工作

(1)护士准备: 衣帽整洁,修剪指甲,洗手,戴口罩。

(2)病人准备: 病人了解测量血压的目的、方法、注意事项及配合要点。测量前15~30分钟无运动、吸烟、情绪变化等。

(3)用物准备: 血压计、听诊器、记录本及笔。

(4)环境准备: 病室安静、整洁,光线充足。

2. 操作步骤　见表22-4。

表22-4　血压测量技术

操作步骤	操作说明
核对解释	● 核对病人床号、姓名。向病人解释测量目的、配合方法及注意事项,取得病人合作
◆肱动脉血压	
选择部位	● 病人取坐位或仰卧位(坐位平第4肋、卧位平腋中线)
	● 卷袖露臂,手掌向上,肘部伸直
	● 放妥血压计,开启水银槽
缠绕袖带	● 驱尽袖带内空气,缠绕袖带于上臂中部,松紧适宜,以能容一指为宜,袖带下缘距肘窝2~3cm
加压注气	● 将听诊器胸件置于肱动脉搏动最明显处
	● 关闭加压气球开关,均匀充气至肱动脉搏动音消失再升高20~30mmHg
缓慢放气	● 缓慢放气,速度为每秒下降4mmHg左右为宜
判断测值	● 当听到第一声搏动音时水银柱所指刻度为收缩压; 当搏动声突然减弱或消失,此时水银柱所指刻度为舒张压
整理归位	● 测量后排尽袖带内余气,整理袖带放入盒内
	● 将血压计盒盖右倾45°,使水银全部回流槽内,关闭水银槽开关
记录测值	● 记录以分数式表示,收缩压/舒张压mmHg

操作步骤	操作说明
◆腘动脉血压 选择体位	● 病人取仰卧、俯卧或侧卧位。协助病人卷裤或脱去一侧裤子 ● 将袖带缠于大腿下部,其下缘距腘窝3~5cm,将听诊器置腘动脉搏动处,其余同肱动脉测量法
缠绕袖带	● 同肱动脉测量法
加压注气	● 同肱动脉测量法
缓慢放气	● 同肱动脉测量法
判断测值	● 同肱动脉测量法
整理归位	● 同肱动脉测量法
记录测值	● 同肱动脉测量法,并注明为下肢血压

【注意事项】

1. 需长期观察血压的病人应做到四定:定时间、定部位、定体位、定血压计。

2. 为偏瘫、肢体外伤或手术的病人测血压时应选择健侧肢体测量。

3. 测量血压前如病人运动、情绪激动、吸烟、进食等,应安静休息15~30分钟后测量。

4. 充气不可过快过猛、过高,以免水银溢出。

5. 发现血压异常或听不清时,应重新测量。重测时应先将袖带内空气驱尽,汞柱降至"0"点,稍待片刻后再测量,一般连测2~3次,取其最低值,必要时可行双侧肢体血压测量对照。

6. 排除影响血压的因素 ①袖带过宽可使测得的血压值偏低;袖带过窄可使测得的血压值偏高。②袖带过紧可使测得的血压值偏低;袖带过松可使测得的血压值偏高。③肱动脉高于心脏水平,测得血压值偏低;肱动脉低于心脏水平,测得血压值偏高。④视线低于汞柱,可使血压读数偏高;视线高于汞柱,可使血压读数偏低。⑤放气速度过慢,引起静脉充血,可使测得的舒张压偏高;放气速度过快,可导致听不到血压读数。

四、实践评价

生命体征测量法评价表见表22-5。

表22-5 生命体征测量法评价表

项目	内容	技术要求	分值	扣分标准	得分
评估 8分	评估环境	病室是否整洁、宽敞、安静 温湿度是否适宜	2	未评估不给分,评估不完全扣1分	
	评估用物	生命体征测量用物齐全、完好 符合操作的要求	2	未评估用物不给分,评估不完全扣1分	
	评估病人	年龄、病情、治疗情况 心理状态与合作程度	2	未评估病人的病情及治疗情况扣1分 未评估病人的心理及合作程度扣1分	
	评估护士	着装整齐 了解生命体征测量目的	2	未评估不给分,评估不完全扣1分	

项目	内容	技术要求	分值	扣分标准	得分
操作前准备10分	护士准备	● 着装整齐、修剪指甲、洗手、戴口罩 ● 清楚操作目的(口述)	2 2	着装仪表不整齐、不规范扣1~2分 情绪紧张、姿态不端正扣1~2分 语言表达不清扣1分 口述目的不正确扣1分 未修剪指甲、未洗手、未戴口罩各扣2分 洗手方法不规范扣1分	
	病人准备	● 了解操作目的、方法和注意事项 ● 体位舒适,情绪稳定 ● 测量前如有运动、吸烟等情况,应休息待平稳后再测量	2	未告知操作目的、注意事项,未安置体位扣1分 未告知有运动、情绪激动等情况需休息后再测量扣1分	
	用物准备	用物准备齐全,摆放合理	2	用物缺一项扣1分 用物摆放无序扣1分/项	
	环境准备	病室整洁、宽敞,温湿度适宜(口述)	2	环境准备未口述扣2分,少1项扣1分	
操作步骤67分	核对解释	携用物至病人处,核对解释	2	未核对病人扣1分 未向病人交代操作的目的扣1分	
	测量体温	◆测量口温 ● 将口表水银端斜放于舌下热窝处 ● 嘱病人紧闭口唇,用鼻呼吸,勿咬体温计 ● 测量时间: 3分钟 ◆测量肛温 ● 卧位:侧卧、俯卧、屈膝仰卧位,暴露测温部位 ● 润滑肛表水银端,插入肛门3~4cm ● 测量时间: 3分钟 ◆测量腋温 ● 擦干腋窝汗液,体温计水银端放于腋窝处 ● 体温计紧贴皮肤,屈臂过胸 ● 测量时间: 10分钟 ● 取出体温计检视读数 ● 用消毒纱布擦拭 ● 协助病人穿好衣裤,取舒适体位 ● 洗手,记录结果 ● 检查、消毒体温计	5 5 5	体温计水银端位置不当扣1分 未嘱闭口、勿咬体温计扣1~2分 测量时间不准确扣1分 卧位不当扣1分 水银端插入肛门不当扣1~2分 测量时间不正确扣1分 未擦腋窝,水银端放置不当扣1分 未屈臂过胸扣1分 测量时间不正确扣1~2分 检视读数不准确扣1~2分 未用消毒纱布擦拭扣1分 病人不整洁、体位不当扣1分 未洗手记录扣1分 体温计检查、消毒不正规扣1~2分	
	测量脉搏	● 病人可卧位或坐位,手腕伸展,手臂放于舒适位置	1	卧位不舒适,手腕不伸展扣1~2分	

续表

项目	内容	技术要求	分值	扣分标准	得分
		● 以示指、中指、无名指的指端按压桡动脉处	2	手指位置不正确扣1~2分	
		● 按压力量适中,以能清楚测得脉搏搏动为宜	2	按压力量不当扣1~2分	
		● 计数:①正常脉搏测30秒,乘2。②异常脉搏测量1分钟。③脉搏短绌时由2名护士同时测量,一人听心率、另一人测脉率,听心音者发出"起"或"停"口令,计时1分钟	4	正常脉搏计数不足30秒扣2分 异常脉搏计数不足1分钟扣2分 绌脉未2人测量扣2分	
		● 洗手、记录	1	未记录或记录不准确各扣1分	
	测量呼吸	● 协助病人取舒适体位	2	卧位不舒适扣1分	
		● 护士保持诊脉手势,观察病人胸部或腹部的起伏	2	计数呼吸次数被病人察觉扣1~2分	
		● 计数:①正常情况下测30秒。②异常呼吸或婴幼儿测1分钟。③呼吸微弱或危重者,可用少许棉花置于鼻孔前,观察棉花被吹动的次数,计数1分钟	4	计数方法不正确扣1~2分 正常呼吸测量不足30秒扣2分 异常呼吸测量时间不足1分钟扣2分 呼吸微弱者测量方法不当扣2分	
		● 洗手、记录	2	未记录或记录不准确扣1分	
	测量血压（肱动脉）	● 卷袖、露臂、手掌向上、肘部伸直	2	病人肢体位置不当扣1~2分	
		● 放平血压计于上臂旁,驱尽袖带内空气	2		
		● 缠袖带于上臂中部,下缘距肘窝2~3cm,松紧适宜	2	袖带缠放不当扣2分 松紧不适宜扣2分	
		● 打开水银槽,戴听诊器,胸件置于肱动脉搏动最明显处	4	未打开水银槽开关扣2分 听诊器胸件位置不当扣2分	
		● 关紧加压气球的阀门,采用均匀充气,至肱动脉搏动音消失再升高20~30mmHg	2	充气不当扣2~4分	
		● 放气,水银柱以每秒4mmHg速度下降,同时听肱动脉搏动,注意水银柱刻度	4	放气速度过快扣2~4分	
		● 确认收缩压与舒张压	6	未辨别出收缩压与舒张压扣6~8分	
		● 测量完毕,驱尽袖带内余气,拧紧阀门,解开袖带,关闭水银槽,将袖带卷好放入血压计盒内,将血压计右倾45°,使水银全部回流槽内,关闭水银槽开关,关闭血压计盒盖	4	血压计整理不当扣2分	
		● 协助病人取舒适体位	2	未协助病人取舒适体位扣1~2分	
		● 记录	2	记录方法不正确扣1~2分	

项目	内容	技术要求	分值	扣分标准	得分
评价 15分	操作方法	程序正确,动作规范,操作熟练	5	程序不正确扣2分 动作不规范、不熟练扣3分	
	操作效果	按病情选择合适的测量方法 测量结果准确	5	未按病情选择测量方法扣2分 测量结果不准确扣3分	
	操作态度	动作、姿态优美,体现人文关怀	5	动作粗暴扣1~3分 操作中忽视人文关怀扣1~2分	
	总分		100	合计	

（郝庆娟）

实践二十三　给药的基本操作

一、实践目标

1. 掌握相关理论知识,包括无菌技术操作原则、注射原则、四种注射法的操作目的及注意事项。

2. 能够结合理论知识,正确熟练完成各种注射法。

3. 能够正确评估病人情况,正确完成注射法。

4. 通过实践,能够掌握完整的操作流程,做到无菌操作。

5. 通过实践培养学生良好的职业道德修养和礼仪规范。

二、实践要求

1. 以案例为引导,以任务为载体,以学做一体的方式进行实践。

2. 课前与临床护理教师共同集体备课,明确任务,设计实践方法,统一操作手法。

3. 以完成工作任务为目标,教师分别示教口服给药、皮内注射、皮下注射、肌内注射、静脉注射、局部给药、吸入给药的操作技术,强调细节准确,注意动作规范。

4. 学生分组练习,建议3~4人一组,每组一套操作用物,进行基本操作的练习。

5. 抽查小组回示操作,学生讨论,教师点评,矫正错误操作。

6. 强化训练。在掌握基本操作的基础上,以小组为单位,以任务为载体进行强化训练,做到程序正确、动作规范。

7. 技能考核。以小组为单位,每小组抽出1名学生,个人成绩代表小组成员成绩,通过完成设定的工作任务,完成四种注射法的考核。

三、实践方法

【案例介绍】

刘爷爷,68岁。患原发性高血压10年,冠心病心绞痛2年。近1个月来胸骨后或心前区疼痛发作频繁,持续时间延长,使用硝酸甘油无明显缓解。2小时前因情绪激动引发胸骨后压榨性疼痛,30分钟不缓解,伴有大汗、焦虑,急诊入院。查体:病人面色灰白、口唇及肢端发绀、大汗,烦躁不安、心悸,高度气急、呼吸浅速(30~40次/分)端坐呼吸。咳嗽、咳白色泡沫样痰,双肺广泛啰音、心率增快、心尖区奔马律及收缩期杂音。

医嘱:①立即高流量吸氧。②病人取坐位,双腿下垂。③呋塞米40mg加25%葡萄糖20ml,快速静脉注射。④吗啡5mg肌内注射。⑤毛花苷丙0.4mg加25%葡萄糖20ml,静脉注射。⑥米力农2.5mg,每日4次口服。

【任务分析】

1. 缓解病人呼吸困难,立即为病人吸氧(详见实践二十八),病人取坐位,双腿下垂。

2. 立即为病人准备注射药物,包括吗啡5mg;毛花苷丙0.4mg加25%葡萄糖20ml;呋塞米40mg加25%葡萄糖20ml,并按相应要求完成注射。

3. 为病人准备口服药,米力农2.5mg,口服。

【实施方法】

(一)口服给药法

1. 准备工作

(1)护士准备:衣帽整洁,洗手、戴口罩。

(2)病人准备:病人能够理解并愿意配合口服给药。

(3)用物准备:有关药物、口服给药盘。

(4)环境准备:病室清洁、通风,病人未进行治疗或进餐。

2. 操作步骤　见表23-1。

表23-1　口服给药法

操作步骤	操作说明
◆备药	
严格查对	● 核对服药本与小药卡,按床号将小药卡插入药盘内,放好药杯
	● 对照服药本上床号、姓名、药名、浓度、剂量、时间进行配药,执行查对制度
正确取药	● 固体药: 用药匙取。粉剂、含化片用纸包好,放入药杯中
	● 水剂: 用量杯取。应先摇匀药液,开瓶盖,内面朝上,一手持量杯,拇指置于所需刻度,并使药液水平与量杯刻度同高,保证剂量刻度与视线平,以保证剂量准确;另一手持药瓶,瓶签向掌心,倒药液至所需刻度,再倒入药杯内。倒闭,用湿纱布擦净瓶口,盖好瓶盖放回原处。更换药液品种时,应洗净量杯再用,同时服用几种药液者,应分别放置
	● 油剂、滴剂、药量不足1ml: 在药杯内倒入少量温开水,以滴计算的药液用滴管吸取,滴药时滴管稍倾斜,使药量准确。1ml按15滴计算
再次查对	● 并根据服药本重新核对一遍,发药前由另一护士再次核对一次,准确无误
◆发药	
准备分发	● 携带服药本,准备温开水,发药前了解病人有关情况
核对解释	● 备齐用物携至床旁,核对床号、姓名、药名、剂量、浓度、时间,确认无误后再发药,协助病人取舒适体位,并给予用药指导
协助服药	● 协助病人服药,视病人病情、年龄等灵活运用沟通技巧和方法,确认已服后方可离开,特别是麻醉药、催眠药、抗肿瘤药等更要仔细观察
消毒整理	● 服药后,收回药杯、药盘。先浸泡消毒,后冲洗清洁(盛油剂的药杯,先用纸擦净再作初步消毒),再消毒备用。一次性药杯集中消毒后销毁

【注意事项】

1. 严格执行查对制度,注意药物配伍禁忌。

2. 取药时必须保证方法正确,以确保药物剂量准确。

3. 配药时严格查对制度,防止差错事故的发生,确保病人用药安全。

4. 发药前护士应了解病人的有关情况,发药后应观察病人服药的治疗效果和不良反应,有异常情况应及时与医生联系,酌情处理。

5. 老人、儿童不宜使用胶囊药物,若病情需要,服用时应注意防止胶囊卡在咽喉处。

（二）吸入法

1. 准备工作

（1）护士准备: 衣帽整洁,洗手、戴口罩。

（2）病人准备: 病人体位舒适,能够理解并愿意配合吸入药物。

（3）用物准备: 超声波雾化吸入器法备超声波雾化吸入器1台、冷蒸馏水适量、药液（遵医嘱准备）、20ml注射器1支、水温计1支、弯盘1个、治疗巾1块、治疗单（卡）1份、速干手消毒剂1瓶。

氧气雾化吸入法另备: 氧气雾化吸入器1台、氧气装置1套、药液（遵医嘱准备）、20ml注射器1支、弯盘1个、治疗巾1块、治疗单（卡）1份、速干手消毒剂1瓶。

（4）环境准备: 环境整洁,安静、明亮。

2. 操作步骤　见表23-2、表23-3。

表23-2　超声波雾化吸入法

操作步骤	操作说明
检查连接	● 使用前检查雾化器各部件是否完好,有无松动、脱落等异常情况
	● 连接雾化器主件与附件,水槽内加冷蒸馏水,液面高度约3cm,要求浸没雾化罐底部的透声膜
配制药液	● 核对药物并将其稀释至30~50ml,倒入雾化罐内,检查无漏水后,放入水槽中,盖紧水槽盖
核对解释	● 携用物至床旁,核对床号、姓名,解释以取得病人合作。协助病人取舒适卧位,颌下铺治疗巾
调节雾量	● 接通电源,调整定时开关至所需时间（一般15~20分钟）,调节雾量: 大档3ml/min、中档2ml/min、小档1ml/min。将口含嘴放入病人口中（或面罩）,嘱病人闭口做深呼吸
观察处理	● 在使用过程中,如发现水槽水温超过60℃,应关机更换冷蒸馏水。如发现雾化罐内液体过少,影响正常雾化时,应增加药量

【注意事项】

1. 治疗前检查机器各部件,确保性能良好,连接正确,机器各部件的型号一致。

2. 水槽底部晶体换能器和雾化罐底部的透声膜薄而脆,安放时动作要轻,以免破损。

3. 水槽和雾化罐内切忌加温水或开水,连续使用时应间歇30分钟,使用中注意测量水温,超出60℃时应停机换冷蒸馏水。

4. 治疗过程需加药液时,不必关机,直接从盖上小孔向内添加药液即可。

表23-3　氧气雾化吸入法

操作步骤	操作说明
配制药液	● 核对并配制药液,稀释至5ml,从E管口注入雾化吸入器
核对解释	● 携用物至床旁,核对床号、姓名,解释,以取得合作。协助病人漱口,取坐位或半坐位
调节流量	● 将雾化器的A管口与氧气管口连接,调节氧气流量至6~8L/min

操作步骤	操作说明
指导吸入	● 指导病人手持雾化器,将B管放入口中,吸气时用手堵住C管口,呼气时将手指移开,如病人感到疲劳,可放开手指,张开口,休息片刻再进行吸入,直至药液吸完为止(一般10~15分钟)
整理消毒	● 治疗完毕,取出雾化器,关闭氧气开关,整理用物,将雾化器浸泡于消毒液中1小时,然后清洗、擦干,归还原处

【注意事项】

1. 使用前检查雾化器连接是否漏气,漏气则不能使用。

2. 指导病人做深吸气动作,呼气时,须将手指移开,以防药液浪费。

3. 操作时,严禁接触明火和易燃品以保证安全。

4. 氧气湿化瓶内勿盛水,以免湿化瓶内液体进入雾化器而使药液稀释影响疗效。

（三）各种注射法

1. 准备工作

（1）护士准备:衣帽整洁,洗手、戴口罩。

（2）用物准备

护理车上备:注射盘内用物,另加各种注射器、4~7号针头、按医嘱备药液,注射卡,做药物过敏试验时备0.1%盐酸肾上腺素。

（3）环境准备:病室清洁、通风,无病人进行治疗或进餐。

2. 操作步骤　见表23-4~表23-9。

表23-4　药液抽吸法

操作步骤	操作说明
备盘查对	● 在注射盘内铺无菌治疗巾,查对药物
◆自安瓿吸取药液	
消毒折断	● 将安瓿尖端药液弹至体部,用砂轮在安瓿颈部凹陷处划一痕迹,用70%乙醇棉签消毒后,用无菌棉球或纱布按住颈部,折断安瓿
	● 若安瓿颈部有蓝点标记,则为易折安瓿,不需划痕。消毒颈部后,用无菌棉球或纱布按住颈部,折断安瓿
抽吸药液	● 一手持注射器,将针尖斜面向下置入安瓿内液面下,另一手持活塞柄,抽动活塞,吸取药液
排尽空气	● 将针头垂直向上,轻拉活塞,将针头中药液回抽到注射器内,并使气泡集于乳头根部,排出气体
	● 如注射器乳头偏向一边,排气时使注射器乳头向上倾斜,使气泡集中于乳头处,轻推活塞,排出气体
查对备用	● 排气毕,将安瓿套在针头上,再次查对后放入注射盘内备用
◆自密封瓶吸取药液	
消毒瓶塞	● 除去铝盖中心部分,常规消毒瓶塞,待干

续表

操作步骤	操作说明
注入空气	● 注射器内吸入与所需药液等量的空气,示指固定针栓将针头插入瓶内,注入空气,以增加瓶内压力,便于抽吸
抽吸药液	● 倒转药瓶,使针尖在液面下,吸取药液至所需量,示指固定针栓,拔出针头
排气备用	● 排出注射器和针头内的气体,将密封空药瓶套在针头上,再次查对后放入注射盘内备用

表23-5 皮内注射法

操作步骤	操作说明
核对解释	● 备齐用物携至床旁,核对床号、姓名
	● 如为药物过敏试验应详细询问过敏史、用药史、家族史
	● 向病人解释方法及注意事项,以取得合作
选择部位	● 药物过敏试验: 选用前臂掌侧下段,该处皮肤较薄,肤色较淡,易于注射,且易观察局部反应
	● 预防接种: 如卡介苗接种,常选用上臂三角肌下缘
	● 局部麻醉的先驱步骤: 选用实施局麻处
消毒皮肤	● 用70%乙醇消毒皮肤,待干
	● 再次核对药物并排尽空气
进针推药	● 左手绷紧局部皮肤,右手以平执式持注射器,针尖斜面向上,与皮肤呈5°角进针
	● 待针尖斜面完全刺入皮内后,放平注射器,固定针栓,推入药液0.1ml,使局部隆起呈半球状皮丘,皮肤变白并显露毛孔
拔针观察	● 注射完毕,迅速拔出针头,再次查对
	● 嘱病人勿离开病室,20分钟后观察结果
整理记录	● 安置病人舒适卧位,整理用物,观察并作出判断、记录皮试结果

【注意事项】

1. 皮内过敏试验前应询问病人有无过敏史,如病人对该药物过敏,则不应做皮试并与医生联系,更换其他药物。

2. 忌用含碘消毒剂消毒皮肤,以免着色影响对局部反应的观察及与碘过敏反应相混淆。

3. 进针角度不宜太大,以免将药液注入皮下,影响药物作用的效果及反应的观察。

4. 做皮内过敏试验时,应嘱病人勿按揉注射部位,以免影响对反应结果的判断。

表23-6 皮下注射法

操作步骤	操作说明
核对解释	● 备齐用物携至床旁,核对并解释,取得病人合作,若注射胰岛素应告知病人及家属,在餐前半小时注射
选择部位	● 常选用上臂三角肌下缘、两侧腹壁、后背、大腿前侧和外侧等
消毒皮肤	● 常规消毒或安尔碘消毒皮肤,待干
核对排气	● 再次核对药物并排尽空气

续表

操作步骤	操作说明
进针推药	● 一手绷紧皮肤,一手持注射器,以示指固定针栓,针尖斜面与皮肤呈30°~40°角快速刺入针梗的2/3,一手固定针栓,一手放松皮肤,抽吸无回血,缓慢推药
拔针按压	● 注射毕,用无菌干棉签按压针刺处,快速拔针,按压片刻,并再次核对
整理用物	● 安置病人,整理床单位、用物,洗手,记录

【注意事项】

1. 持针时,示指只能固定针栓,不可触及针梗,以免污染。
2. 进针角度不宜超过45°角,避免刺入肌层。
3. 皮下注射不宜用刺激性强的药物。
4. 长期皮下注射者,应有计划更换注射部位,避免局部产生硬结,保证药物吸收的最好效果。
5. 注射不足1ml的药液时,应用1ml注射器抽吸药液,以保证药物剂量的准确性。

表23-7　肌内注射法

操作步骤	操作说明
核对解释	● 备齐用物携至床旁,核对并解释,取得合作
安置体位	● 根据病人情况采取适当卧位
定位消毒	● 常规消毒皮肤,待干
核对排气	● 再次核对药物并排尽空气
进针推药	● 左手拇指、示指绷紧局部皮肤,右手以执笔式持注射器,中指固定针栓,用前臂带动腕部的力量,将针头迅速垂直刺入针梗全长的2/3。松开左手,抽动活塞,如无回血,固定针头,缓慢注入药液
拔针按压	● 注射毕,用无菌干棉签轻压进针处,快速拔针 ● 轻压片刻,压迫至不出血即可,并再次核对
整理用物	● 协助病人取舒适卧位,整理床单位,清理用物,洗手,记录

【注意事项】

1. 注射时,针梗切勿全部刺入,以防不合作者躁动,使针梗弯曲或折断。
2. 多种药物同时注射,须注意配伍禁忌。
3. 2岁以下婴幼儿不宜采用臀大肌注射。因为婴幼儿在未能独立行走前,臀部肌肉发育不完善,臀大肌注射有损伤坐骨神经的危险。应选用臀中肌、臀小肌处注射。
4. 注射刺激性强的药物宜选用长针头深注射。
5. 病人不可站立进行肌内注射,以防晕针或休克时摔倒。

表23-8　静脉注射法

操作步骤	操作说明
核对解释	● 备齐用物携至床旁,核对解释,取得合作
选择静脉	● 选择粗直、弹性好、易于固定的静脉,避开关节及静脉瓣

操作步骤	操作说明
	● 对长期静脉用药的病人,为保护血管,要有计划地自远心端到近心端选择血管注射
	● 以手指探明静脉方向及深浅,在穿刺部位的肢体下放置小垫枕
	● 如采用头皮针,此时应备好胶布
扎止血带	● 在穿刺部位上方(近心端)约6cm处扎紧止血带,末端向上。上肢注射,嘱病人握拳
消毒皮肤	● 病人取适当卧位,常规消毒皮肤,待干
核对排气	● 再次核对药物并排尽空气
穿刺静脉	● 一手绷紧静脉下端皮肤,使其固定;一手持注射器(或头皮针针柄),示指固定针栓,针尖斜面向上,与皮肤呈15°~30°角自静脉上方或侧方刺入皮下,再沿静脉走向潜行刺入静脉
回血注药	● 松止血带,嘱患者松拳,固定针头,缓慢推注药液
拔针按压	● 推药毕,将干棉签置于穿刺点上方,快速拔出针头,按压片刻
整理记录	● 协助病人取舒适卧位,整理用物
	● 洗手,记录注射时间,药物名称、浓度、剂量,病人的反应

【注意事项】

1. 长期静脉注射者要保护血管,注意有计划地使用静脉,由远心端向近心端处选择血管进行注射。

2. 根据药物性质及病情,掌握推药速度,观察病人及注射局部情况,并随时听取病人主诉。

3. 注射对组织有强烈刺激的药物,应另备一盛有0.9%氯化钠溶液的注射器和头皮针,穿刺后,先注入少量0.9%氯化钠溶液,确认针头在血管内,再接有药液的注射器(针头不换)进行注射,以防药液外溢于皮下组织中而发生坏死。

4. 静脉穿刺失败的常见原因及处理

(1)因刺入过浅或静脉滑动,针头斜面未刺入血管。临床判断: 抽动活塞无回血,推注药液时局部隆起、疼痛。

(2)因针头斜面未完全刺入血管内,针头斜面部分尚在皮下。临床判断: 抽动活塞有回血,但推注药液可有局部隆起、疼痛。

(3)因针头刺破静脉的对侧管壁,针头斜面部分在血管内,部分在血管外。临床判断: 可有回血,但推注药液时溢出到深层组织中。无局部隆起,主诉局部疼痛。

(4)因针头刺入过深,穿透下面血管壁进入深层组织。临床判断: 无回血,注入药物无隆起,主诉注射局部疼痛。

以上四种失败原因无论哪种情况,都应立即拔针,以无菌棉签或棉球压迫局部,再选择血管重新穿刺。

表23-9　微量注射泵的应用

操作步骤	操作说明
核对医嘱	● 一次核对医嘱
准备用物	● 洗手、戴口罩、铺盘

操作步骤	操作说明
携物至床	● 按医嘱备药、查对、抽好备用 ● 二次核对:病人床号、姓名、腕带 ● 插好电源,打开开关
准备仪器	● 将已抽吸好药液的注射器稳妥地固定在注射泵 ● 设置所需速度,将注射器与静脉穿刺针连接
穿刺进针	● 选择部位,扎止血带,安尔碘消毒,待干 ● 二次排气,绷紧皮肤,20°角进针,松带,固定
按开始键	● 启动"开始"键开始输注药物
注射完毕	● 机器自动停止并发出通知。按"停止"键
拔针观察	● 拔针,轻按,再次核对 ● 松开注射器与静脉穿刺针的连接
用物整理	● 整理,取下注射器,关闭微量注射泵,切断电源 ● 洗手,记录

【注意事项】

在使用微量注射泵时,应注意观察病人的反应和药液输入的情况。

四、实践评价

注射法评价表见表23-10~表23-12。

表23-10　皮内注射操作评价表

项目	内容	技术要求	分值	扣分标准	得分
评估 10分	评估环境	病室是否整洁、宽敞,光线是否明亮、温湿度是否适宜	2	未评估不给分,评估不完全扣1~2分	
	评估用物	评估注射用物的灭菌时间、灭菌效果检查药物的质量、批号、有效期	2	准备时未检查灭菌时间、效果、质量、批号、有效期的其中一项扣分	
	评估病人	评估病人的病情、治疗情况 询问过敏史、用药史、家族史 评估注射部位皮肤有无红肿、硬结、瘢痕 评估病人的心理状态,对治疗的认识和态度	4	未评估不给分,评估不完全缺一项扣1分 未询问"三史"少一项扣1分	
	评估护士	着装是否整齐 是否了解用药目的	2	未评估不给分,评估不完全扣1~2分	
操作 前准 备 10分	护士准备	修剪指甲、取下腕表、洗手(七步洗手法)、戴口罩	3	未修剪指甲扣1分 未洗手或洗手不规范扣1~2分 未戴口罩或口罩不规范扣1分 未取下腕表者扣1分	

项目	内容	技术要求	分值	扣分标准	得分
操作步骤 65分	病人准备	● 明确皮内注射的目的,同意配合 ● 体位舒适,注射部位皮肤无红肿、硬结、瘢痕	2	未告知病人注射的目的扣1分 病人体位不合理扣1分 注射部位选择错误扣1分	
	用物准备	● 用物齐全,摆放科学合理 ● 符合皮内注射要求 ● 药品、无菌物品符合要求	3	用物摆放不规范扣1分 每缺少一样品扣1分 药品、无菌物品不符合要求扣1~2分	
	环境准备	● 病室整洁、安静、安全	2	环境不符合要求扣1~2分	
	配皮试液	● 铺无菌盘	1	铺无菌盘污染扣1分	
		● 核对检查药物	2	核对检查不认真扣2分	
		● 去密封瓶铝盖、消毒瓶塞	1	消毒不合要求扣1分	
		● 消毒生理盐水、安瓿、锯痕、去屑、打开	2	方法不正确扣1~2分	
		● 检查注射器包装、打开,取出注射器	1	未检查扣1分	
		● 调整针头斜面,抽吸准确剂量的生理盐水,注入密封瓶内、摇匀	3	方法不正确扣1分 剂量不准确扣1~2分	
		● 取1ml注射器,检查包装、打开,取出注射器	1	方法不正确扣1分	
		● 自密封瓶内抽取准确剂量的药液,加生理盐水,逐步稀释成标准浓度的皮试液,放无菌盘内备用	5	剂量不准确扣3~4分 方法不正确扣2~3分	
	核对解释	● 携用物至床边,核对床号、姓名,再次询问"三史" ● 向病人解释目的及配合要求	4 2	未核对扣2分 未询问"三史"少一项扣1分 未做解释或解释不妥扣2分	
	选择部位	● 选择合适的注射部位	3	部位选择不规范扣2~3分	
	消毒皮肤	● 用70%乙醇消毒皮肤,待干	2	未消毒或消毒不规范扣1~2分	
	核对排气	● 再次核对药物并排尽空气	4	未核对扣2分 未排气扣2分或排气方法不正确扣1~2分	
	进针推药	● 左手绷紧皮肤,针尖斜面向上,与皮肤呈5°进针	5	手法不正确扣2~3分 进针角度不正确扣1~2分	
		● 针尖斜面完全刺入皮内后,固定针栓,推入药液0.1ml	5	进针方法不正确扣2~3分 未固定针栓或手法不正确扣2~3分	
		● 局部隆起半球状皮丘,皮肤变白并显露毛孔	5	注药剂量不准确扣2~3分 皮丘不标准扣2~3分	
	拔针指导	● 注射完毕,迅速拔出针头 ● 再次查对	2 3	拔针手法不正确扣1~2分 未查对扣3分	

项目	内容	技术要求	分值	扣分标准	得分
		● 安置病人舒适卧位,整理用物 ● 说明有关注意事项	3 3	未整理扣1~2分 未交代注意事项或交代不全扣2~3分	
	观察记录	● 20分钟后观察结果,做出判断(口述判断标准) ● 洗手,记录皮试结果	4 4	未口述或口述不正确扣2~3分 未洗手扣2分 未记录扣2分,记录不正确扣1~2分	
评价 15分	操作方法	程序正确,动作规范、操作熟练	4	程序错误,动作不规范扣3分 操作不熟练扣2分	
	操作效果	无菌观念强,查对严格 剂量准确,皮丘标准	5 4	操作中污染扣3分,查对不严扣2~3分 剂量不准或皮丘不标准扣3~4分	
	操作态度	态度严谨、和蔼,与病人沟通良好	2	态度不严谨扣1~2分 语言沟通不良扣1~2分	
总分			100	合计	

表23-11　皮下、肌内注射操作评价表

项目	内容	技术要求	分值	扣分标准	得分
评估 10分	评估环境	病室是否整洁、宽敞,光线是否明亮、温湿度是否适宜	2	未评估不给分,评估不完全酌情扣1~2分	
	评估用物	评估注射用物的灭菌时间、灭菌效果 检查药物的质量、批号、有效期	2	准备时未检查其中任何一项扣2分	
	评估病人	评估病人的病情、治疗情况 评估注射部位皮肤有无红肿、硬结、瘢痕 评估病人的心理状态,对治疗的认识和态度	4	未评估不给分,评估不完全缺一项扣1分	
	评估护士	着装是否整齐 是否了解用药目的	2	未评估不给分,评估不完全酌情扣分	
操作 前准 备 10分	护士准备	● 修剪指甲、取下腕表、洗手、戴口罩	3	未修剪指甲扣1分 未洗手或洗手不规范扣1~2分 未戴口罩或戴口罩不规范扣1分 未取下腕表者扣1分	
	病人准备	● 告知皮下注射的目的,取得配合 ● 体位舒适,注射部位皮肤无红肿、硬结、瘢痕	2	病人不了解注射的目的扣1分 病人体位不合理扣1分 注射部位选择错误扣1分	

续表

项目	内容	技术要求	分值	扣分标准	得分
	用物准备	● 用物齐全,摆放科学合理 ● 符合皮下注射要求 ● 药品、无菌物品符合要求	3	用物摆放不规范扣1分 每缺少一样物品扣1分 药品、无菌物品不符合要求扣 1~2分	
	环境准备	● 病室整洁、安静、安全	2	环境不符合要求扣1~2分	
	抽取药物	● 铺无菌盘	2	未铺无菌盘扣2分	
		● 核对检查药物	2	未核对检查扣2分	
		● 消毒安瓿、锯痕、去屑、打开	3	消毒不合要求扣1分 方法不正确扣1~2分	
		● 检查注射器包装、打开,取出注射器	1	未检查扣1分	
		● 调整针头斜面,抽吸药液,排气	5	方法不正确扣2~3分	
		● 再次查对	2	未查对扣2分	
		● 安瓿套针头上,置无菌盘内备用	2	方法不正确扣1分	
操作 步骤 65分	核对解释	● 备齐用物携至床旁,核对床号、姓名	3	未核对扣3分	
		● 向病人解释目的及配合要求	3	未解释或解释不妥扣3分	
	选择部位	● 选择注射部位	5	部位选择不正确扣2~3分	
	消毒皮肤	● 常规消毒皮肤,待干	3	未消毒或消毒不规范扣2~3分	
	核对排气	● 再次核对药物并排尽空气	4	未核对或未排气分别扣4分	
	进针推药	● 一手绷紧皮肤,针尖斜面与皮肤呈30°~40°(肌内注射针头与皮肤呈90°)快速刺入针梗的2/3	5	手法不规范扣1~2分 进针角度不正确扣2~3分 进针深度不合理扣1~2分	
		● 固定针栓,抽吸无回血	4	未固定针栓扣2分 未抽回血扣2分	
		● 缓慢推药	3	推药速度不规范扣2分	
	拔针观察	● 注射完毕,用无菌干棉签按压,迅速拔出针头	3	未按压扣3分 拔针不规范扣3分	
		● 再次查对	3	未再次查对扣3分	
	整理记录	● 安置病人舒适卧位	2	少一项扣2~3分	
		● 整理床单位、整理用物	3		
		● 洗手,记录	4		
	健康指导	● 根据病情进行健康指导 ● 说明注意事项	3	未作健康指导扣1~3分 未交代注意事项扣1~2分	
评价 15分	操作方法	程序正确,动作规范、操作熟练	4	程序错误,动作不规范扣3分 操作不熟练扣2分	
	操作效果	无菌观念强,查对严格、剂量准确	6	操作过程有污染扣3分 查对不严扣2~3分	

续表

项目	内容	技术要求	分值	扣分标准	得分
		病人痛感较小,对操作满意	2	抽药、注射剂量不准确扣2分 病人反映效果差扣1~2分	
	操作态度	态度严谨、和蔼,与病人沟通良好	3	态度不严谨扣1~2分 语言沟通不良扣1~2分	
	总分		100	合计	

表23-12　静脉注射操作评价表

项目	内容	技术要求	分值	扣分标准	得分
评估 10分	评估环境	病室是否整洁、宽敞,光线是否明亮、温湿度是否适宜	2	未评估不给分,评估不完全酌情扣分	
	评估用物	评估注射用物的灭菌时间、灭菌效果 检查药物的质量、批号、有效期	2	准备时未检查其中任何一项扣2分	
	评估病人	评估病人的病情、治疗情况 评估注射部位皮肤有无红肿、硬结、瘢痕 评估病人的心理状态,对治疗的认识和态度	4	未评估不给分,评估不完全缺一项扣1分	
	评估护士	着装是否整齐 是否了解用药目的	2	未评估不给分,评估不完全酌情扣分	
操作 前准 备10 分	护士准备	● 修剪指甲、取下腕表、洗手、戴口罩	3	未修剪指甲扣1分 未洗手或洗手不规范扣1~2分 未戴口罩或戴口罩不规范扣1分 未取下腕表者扣1分	
	病人准备	● 明确静脉注射的目的,同意配合 ● 体位舒适,注射部位皮肤无红肿、硬结、瘢痕	2	病人不了解注射的目的扣1分 病人体位不合理扣1分 注射部位选择错误扣1分	
	用物准备	● 用物齐全,摆放科学合理 ● 符合静脉注射要求 ● 药品、无菌物品符合要求	3	用物摆放不规范扣1分 每缺少一样物品扣1分 药品、无菌物品不符合要求扣1~2分	
	环境准备	● 病室整洁、安静、安全	2	环境不符合要求扣1~2分	
操作 步骤 65分	抽取药物	● 铺无菌盘 ● 核对检查药物 ● 消毒安瓿、锯痕、去屑、打开 ● 检查注射器包装、打开,取出注射器 ● 调整针头斜面,抽吸药液,排气	2 2 3 1 5	未铺无菌盘扣2分 未核对检查扣2分 消毒不合要求扣1分 方法不正确扣1~2分 未检查扣1分	

项目	内容	技术要求	分值	扣分标准	得分
		● 再次查对 ● 安瓿套针头上,置无菌盘内备用	2 2	方法不正确扣2~3分 未查对扣2分 方法不正确扣1分	
	核对解释	● 备齐用物携至床旁,核对床号、姓名 ● 向病人解释目的及配合要求	3 3	未核对扣3分 未解释或解释不妥扣3分	
	选择静脉	● 选择合适的静脉,避开关节及静脉瓣 ● 对长期静脉用药的病人,有计划地自远心端到近心端选择血管(口述) ● 在穿刺部位的肢体下放置小垫枕 ● 如采用头皮针,应备好胶布(口述)	3 3 1 2	静脉选择不合适扣3分 未口述或口述不正确扣3~4分 不符合要求扣1分 未口述扣2分	
	扎止血带	● 在穿刺部位上方(近心端)约6cm处扎紧止血带 ● 上肢注射时嘱病人握拳	2 2	部位不准确扣3分 未对病人交代扣3分	
	消毒皮肤	● 消毒皮肤,待干	3	未消毒或消毒不规范扣3分	
	核对排气	● 再次核对药物,排尽空气	3	未再次核对或排尽空气扣3分	
	穿刺静脉	● 一手绷紧静脉下端的皮肤,固定血管 ● 一手持注射器(或头皮针针柄),针尖斜面向上,与皮肤呈15°~30° ● 自静脉上方或侧方刺入皮肤,再沿静脉走向潜行刺入静脉,见回血,再顺静脉进针少许	2 2 4	未绷紧皮肤扣2分 手法不规范或角度不正确扣1~2分 穿刺不成功扣4分	
	两松固定	● 松开止血带,嘱病人松拳,固定针头	2	漏一项扣1~2分	
	注药观察	● 抽回血确定针头在静脉内 ● 缓慢注入药液,随时听取病人主诉,观察局部情况	2 2	未抽回血扣2分 注药速度不恰当扣1~2分 未观察询问扣2~3分	
	拔针按压	● 注射毕,将无菌干棉签放于穿刺点上方,快速拔出针头,按压片刻,或嘱病人屈肘	2	按压或拔针手法不妥扣1~2分	
	整理记录	● 再次查对 ● 协助病人取舒适卧位,整理床单位,清理用物 ● 洗手,记录	1 2 2	少一项扣2分	
	健康指导	● 根据病情进行健康指导 ● 交代注意事项	2	未作健康指导扣1~3分 未交代注意事项扣1~2分	
评价 15分	操作方法	程序正确,动作规范、操作熟练	3	程序错误,动作不规范扣3分 操作不熟练扣2分	

续表

项目	内容	技术要求	分值	扣分标准	得分
	操作效果	无菌观念强,查对严格、剂量准确,一次穿刺成功	7	操作过程有污染扣3分 查对不严扣2~3分 未一次穿刺成功扣5分	
		病人痛感较小,对操作满意	2	病人反应效果差扣1~2分	
	操作态度	态度严谨、和蔼,与病人沟通良好	3	态度不严谨扣1~2分 语言沟通不良扣1~2分	
总分			100	合计	

（周意丹）

实践二十四　青霉素试验药液的配制

一、实践目标

1. 掌握青霉素过敏试验液配制的标准浓度及注意事项。
2. 能够正确熟练完成青霉素过敏试验液的配制,做到剂量准确无误。
3. 能够正确判断青霉素过敏试验结果。
4. 通过实践培养认真、细致、一丝不苟的工作态度。

二、实践要求

1. 以案例为引导,以任务为载体,以学做一体的方式进行实践。
2. 课前教师应与临床教师集体备课,明确工作任务,设计实践方法,统一操作手法。
3. 以完成工作任务为目标,教师利用护理模型示教青霉素过敏试验液配制的操作技术,强调细节准确,注意动作规范。
4. 学生分组练习,建议3~4人一组,每组一套操作用物,进行基本操作的练习。
5. 抽查小组回示操作,学生讨论,教师点评,矫正错误操作。
6. 强化训练。在掌握基本操作的基础上,以小组为单位,以任务为载体进行强化训练,做到操作规范、熟练,药液剂量准确、无污染。
7. 建议该项技能操作以小组为单位实施考核。每小组抽出1名学生,个人成绩代表小组成员成绩,通过完成设定的工作任务,完成青霉素过敏试验液配制的考核。
8. 学生在技能训练过程中应遵循无菌技术操作原则和"三查八对"制度。

三、实践方法

【案例介绍】
王伯伯,55岁。病人胸痛、气短、咳嗽、咳铁锈色痰2天。查体: T 38.5℃, P 110次/分, R 24次/分, BP 130/86mmHg,诊断为大叶性肺炎。长期医嘱为0.9%氯化钠250ml+青霉素钠800万U静脉输液,每日一次; 临时医嘱为青霉素皮试。

【任务分析】
1. 根据医嘱王伯伯需进行青霉素静脉输液治疗,首先应做青霉素过敏试验。
2. 评估王伯伯的病情、用药史、药物过敏史、家族史。
3. 了解王伯伯的心理状态及对青霉素过敏试验的认知程度。

【实施方法】
1. 准备工作
(1)护士准备: 衣帽整洁,洗手、戴口罩。
(2)病人准备: 病人理解操作的目的及注意事项,愿意配合。

（3）用物准备：注射盘内无菌持物钳、消毒液（碘附、乙醇）、无菌棉签、青霉素G80万U/瓶、0.9%氯化钠溶液、5ml注射器、1ml注射器、治疗碗、弯盘、压盖器、洗手液。

（4）环境准备：病室清洁、安静，有足够照明。

2. 操作步骤　见表24-1。

表24-1　青霉素过敏试验液配制

操作步骤	操作说明
评估病人	● 病情、用药史、药物过敏史、家族史；病人的心理状态，对此项操作的认知程度
核对检查	● 核对医嘱和注射卡
	● 检查药名、剂量、浓度、有效期
	● 检查密封瓶口有无松动，安瓿有无破损、药液有无变质；注射器包装有无破损、有效期
	● 溶解药物：取青霉素80万U 1支加0.9%氯化钠溶液4ml，稀释，20万U/ml
配制药液	● 1次稀释：取上液0.1ml，加0.9%氯化钠溶液0.9ml，混匀，2万U/ml
	● 2次稀释：取上液0.1ml，加0.9%氯化钠溶液0.9ml，混匀，2000U/ml
	● 3次稀释：取上液0.25ml，加0.9%氯化钠溶液0.75ml，混匀，500U/ml
核对记录	● 再次核对医嘱和药液，将配制好的青霉素试验药液注射器外贴上"青霉素皮试液"标记，放于冰箱冷藏备用
整理洗手	● 整理用物，洗手

【注意事项】

1. 配制青霉素过敏试验液之前，必须详细询问病人的用药史、过敏史、家族史。

2. 配制青霉素皮试液须用0.9%氯化钠溶液进行稀释，不可用注射用水稀释，以免引起假阳性反应。

3. 配制时药液抽吸要准确，每次应将溶液充分混匀，以确保试验液浓度、剂量准确。

4. 青霉素皮试液应现用现配。青霉素水溶液在室温下极不稳定，放置过久可使药物效价降低，还可产生青霉烯酸和高分子聚合体，使致敏性增加，故使用时应现用现配。

四、实践评价

青霉素试敏药液的配制评价表见表24-2。

表24-2　青霉素试敏药液的配制评价表

项目	内容	技术要求	分值	扣分标准	得分
评估 20分	病人	病情、用药史、药物过敏史、家族史、心理状态、认知程度	5	未评估不给分，评估不完全酌情扣1~3分	
	环境	病室是否整洁、宽敞、光线适中温湿度是否适宜	5	未评估不给分，评估不完全酌情扣1~3分	
	用物	注射用物是否完好药物有无变质，是否在有效期内	5	未检查不给分，检查不完全酌情扣1~3分	
	护士	着装是否整齐是否了解操作目的及注意事项	5	未评估不给分，评估不完全酌情扣1~3分	

续表

项目	内容	技术要求	分值	扣分标准	得分
操作前准备 20分	护士	● 服装鞋帽整洁,符合职业要求 ● 了解操作目的(口述) ● 修剪指甲、洗手、戴口罩	10	仪表不整洁、不规范扣1~2分 语言表达不清扣1分 口述目的不正确扣1~2分 未修剪指甲、未洗手、未戴口罩各扣2分 洗手方法不规范扣1分	
	用物	用物准备齐全,摆放科学美观	5	用物缺一项扣1分 用物摆放无序扣2分	
	环境	病室整洁、宽敞,温湿度适宜,光线适中	5	环境准备未口述扣3分,少1项扣1分	
操作步骤 45分	检查消毒	● 核对医嘱和注射卡	5	未核对医嘱和注射卡不给分	
		● 检查药名、剂量、浓度、有效期	5	未核对药液不给分,少核对1项扣2分	
		● 检查密封瓶口有无松动,安瓿有无破损、药液有无变质;注射器包装有无破损、有效期	5	未检查药液质量不给分,少检查1项扣2分	
	配制药液	● 溶解药物:取青霉素80万U 1支加0.9%氯化钠溶液4ml,稀释,20万U/ml	7	抽吸0.9%氯化钠溶液时未注入等量空气扣2分 抽吸药液手法不正确扣2分 首次加0.9%氯化钠溶液剂量不准确扣2分 未充分摇匀溶解扣2分	
		● 1次稀释:取上液0.1ml,加0.9%氯化钠溶液0.9ml,混匀,2万U/ml	5	更换针头手法不正确扣1分 抽吸药液时未注入等量空气扣2分	
		● 2次稀释:取上液0.1ml,加0.9%氯化钠溶液0.9ml,混匀,2000U/ml	5	排空气时浪费药液扣2分 抽吸药液剂量不正确扣2分 弃去药液剂量不准确扣2分 抽吸0.9%氯化钠溶液剂量不准确扣2分	
		● 3次稀释:取上液0.25ml,加0.9%氯化钠溶液0.75ml,混匀,500U/ml	5	排空气时浪费药液扣2分 操作有污染扣2分 未充分摇匀扣1分 弃去药液剂量不准确扣2分 抽吸0.9%氯化钠溶液剂量不准确扣2分 排空气时浪费药液扣2分 操作有污染扣2分 未充分摇匀扣1分	

续表

项目	内容	技术要求	分值	扣分标准	得分
	再次核对	核对医嘱和药液 将配制好的青霉素试验药液注射器外贴上"青霉素皮试液"标记，放于冰箱冷藏备用	3	未核对扣2分 未贴标签扣1分	
	整理洗手	整理用物,洗手	5	未整理用物扣1分 未洗手扣1分 洗手不规范扣1分	
评价15分	操作方法	无菌观念强,程序正确,动作规范	5	无菌观念不强扣3分 程序不正确扣3分 动作不规范扣2分	
	操作效果	试验药液配制浓度准确、不浪费药液	5	试验药液配制浓度不准扣3分 浪费药液扣2分	
	操作表现	操作熟练,动作轻稳、美观	5	操作不熟练扣3分 操作动作不美观扣1分 操作动作不轻稳扣1分	
	总分		100	合计	

（陈　英）

实践二十五　密闭式周围静脉输液法

一、实践目标

1. 掌握静脉输液的相关理论知识,包括静脉输液的目的、注意事项、输液速度的调节及计算方法、输液故障的处理、输液反应的观察及预防护理措施。

2. 能够结合相关理论知识,正确熟练地完成密闭式静脉输液的操作,并能对常见的输液故障进行正确处理。

3. 能够严格执行查对制度,严格无菌操作,具有严谨、慎独的操作态度。

二、实践要求

1. 课前教师应与临床教师集体备课,设计、分析案例,明确工作任务,设计教学方法,确定教学环节,统一操作手法。

2. 教师利用静脉手臂分步骤示教密闭式静脉输液操作技术,强调操作细节。

3. 学生分组练习,建议3~4人一组,每组一套操作用物。

4. 仿真与模拟训练。先运用护理模拟人进行仿真训练,教师巡回指导,操作中存在的共性问题及时指出,并加以纠正。

5. 手法熟练、程序正确、细节清晰后,小组成员互为"病人"和"护士",实施真实的静脉输液操作,进一步强化训练,侧重"护士"对"病人"的关心、爱护;注重培养学生团队协作能力。

6. 建议该项技能操作实施考核。所有学生逐一完成密闭式周围静脉输液的技能考核。

三、实践方法

【案例介绍】

张叔叔,46岁,环卫工人。在清扫街道时突遇车祸,急诊入院。检查发现左上腹部疼痛、腹胀,腹腔内移动性浊音(＋)。病人烦躁,神志尚清,面色苍白,四肢湿冷,BP 90/50mmHg,P 120次/分,初步诊断为脾破裂,失血性休克。立即建立静脉通道,止血、配血,同时做好手术准备。

【任务分析】

1. 张叔叔因脾破裂、出血,出现了失血性休克。为迅速补充血容量,争取抢救时间,需要立即建立静脉通道。

2. 病人为男性且为体力劳动者,周围静脉的注射条件较好,可直接采用周围静脉输液法。

3. 因张叔叔为突发意外损伤,损伤情况不十分清楚,在输液过程中必须严密观察病情,以便及时发现病情变化,及时处理。

【实施方法】

1. 准备工作

（1）护士准备：衣帽整洁，修剪指甲、洗手、戴口罩。

（2）病人准备：告知输液目的、所输药物、输液所需时间及配合要点。

（3）用物准备：注射盘一套，另备止血带、小垫枕、治疗巾、输液贴、启瓶器、砂轮、瓶套；输液卡、药液（遵医嘱）、输液器、输液架；需要时备夹板和绷带。

（4）环境准备：环境安静、整洁、明亮，操作环境宽敞。

2. 操作步骤　见表25-1。

表25-1　密闭式静脉输液法

操作步骤	操作说明
核对检查	● 检查药物标签名称、浓度、剂量、有效期
	● 检查药物质量
	● 检查药瓶瓶口有无松动，瓶身有无裂痕、破损
药液准备	● 根据医嘱填写输液卡、瓶贴；两人核对后签名，倒贴瓶贴于输液瓶上
加药套瓶	● 启瓶盖，套瓶套，消毒瓶塞，按医嘱加入药物
	● 检查输液器质量及有效期，取出，关闭调节夹，将输液器的粗针头插入瓶塞至针头根部
核对解释	● 携用物至病人床旁，核对床号、姓名，解释静脉输液的目的
安置病人	● 协助病人取舒适卧位，选择穿刺部位，在肢体下垫脉枕、治疗巾
	● 准备输液架，输液贴
挂瓶排气	● 将输液瓶挂于输液架上，排尽输液管内的空气
	● 倒置茂菲氏滴管，打开调节夹，使药液流入输液管内，当流至滴管1/2~2/3高度时，迅速倒转滴管，直至排尽输液管及针头内的空气
	● 关闭调节夹
扎带消毒	● 按常规消毒穿刺部位皮肤，在穿刺点上方6cm处扎止血带
	● 嘱病人轻握拳，再次消毒
再次核对	● 再次核对床号、姓名及所用药物
	● 再次排气，关闭调节夹，取下护针帽，按静脉注射法穿刺
穿刺固定	● 确认针头完全刺入静脉后"三松"，即松开止血带、嘱病人松拳、打开调节夹
	● 观察输液通畅，用输液贴固定针头及输液管
调节滴速	● 根据病人病情、年龄、药物性质调节输液速度
安置病人	● 取出止血带、小垫枕，协助病人取舒适卧位
记录签名	● 再次查对，在输液巡视卡上记录输入药物、滴速、时间、输液情况，签名后挂于输液架上
整理嘱咐	● 整理床单位，告知输液过程中注意事项，将呼叫器置于病人易取处，清理用物，洗手
加强巡视	● 输液过程中加强巡视，发现输液故障及时处理，同时注意观察病人有无输液反应
拔针按压	● 输液完毕，核对解释，揭去针柄和输液管的胶布，关闭调节夹
	● 按压穿刺点上方，迅速拔出针头，按压穿刺点
	● 嘱病人按压穿刺点片刻至不出血，协助病人取舒适卧位
整理记录	● 整理床单位，清理用物，洗手、记录

【注意事项】

1. 严格执行无菌操作及查对制度，预防感染，严防差错事故的发生。

2. 选择粗、直、弹性好的血管。对需要长期输液的病人，要注意保护静脉，合理使用，有计划地从远心端小静脉开始穿刺,避开静脉瓣和关节。

3. 严格执行医嘱,根据病情需要,有计划地安排输液顺序,如需加入药物,应注意药物的配伍禁忌。

4. 严格掌握输液的速度。对年老、体弱、婴幼儿、心肺功能不良以及输注高渗、含钾或升压药的病人,宜减慢滴速;对严重脱水、心肺功能良好的病人可适当加快滴速。

5. 输液前应排尽输液管及针头内空气;输液过程中应及时更换输液瓶;输液结束应及时拔针,避免出现空气栓塞。

6. 需24小时连续输液者,输液器应每天更换。

7. 输液过程中应加强巡视,密切观察输液情况和病人的反应。如滴入是否通畅,滴管有无扭曲、受压,溶液有无滴尽;输液部位有无肿胀、疼痛、慢渗,病人有无输液反应等,并在输液巡视卡上做好记录。

四、实践评价

密闭式周围静脉输液评价表见表25-2。

表25-2　密闭式周围静脉输液评价表

项目	内容	技术要求	分值	扣分标准	得分
评估 10分	评估环境	病室是否整洁、宽敞,光线是否明亮、温湿度是否适宜	2	未评估不给分,评估不完全酌情扣分	
	评估用物	评估输液用物的灭菌时间、灭菌效果 检查液体和药物的质量、批号、有效期	2	(评估用物可于准备用物时检查)准备时也未检查者扣除该项分	
	评估病人	评估病人的病情、治疗情况 评估输液部位皮肤及静脉情况,有无红肿、硬结、瘢痕 评估病人的心理状态,对治疗的认识和态度	4	未评估不给分,评估不完全缺一项扣1分	
	评估护士	着装是否整齐 是否了解用药目的、输液故障及输液反应的处理	2	未评估不给分,评估不完全酌情扣分	
操作 前准 备 10分	护士准备	修剪指甲、取下腕表、洗手、戴口罩	3	未修剪指甲扣1分 未洗手或洗手不规范扣1~2分 未戴口罩或戴口罩不规范扣1分,未取下腕表者扣1分	
	病人准备	明确输液目的,同意配合 注射部位皮肤无红肿、硬结、瘢痕,无静脉炎症	2	病人不了解输液目的扣1分 输液部位选择不正确扣1分	
	用物准备	用物准备齐全,摆放科学合理 符合静脉输液的要求 液体、药品、无菌物品符合要求 备输液架	3	用物摆放不规范扣1分 每缺少一样物品扣1分 液体、药品、无菌物品不符合要求扣1~2分	

续表

项目	内容	技术要求	分值	扣分标准	得分
	环境准备	病室整洁、宽敞、安静、安全,温湿度适宜(口述)	2	环境准备未口述扣2分,少1项扣1分	
操作步骤65分	核对检查	● 核对医嘱、输液卡和瓶贴 ● 核对药液标签,即药名、浓度、剂量有效期(口述) ● 对光倒置检查药液质量 ● 在药液标签旁倒贴瓶贴	1 2 1 1	未核对医嘱扣1分 未核对药液标签扣2分 未检查药液质量扣1分 未倒贴瓶贴扣1分	
	药液准备	● 启瓶盖,套瓶套 ● 棉签蘸消毒液消毒瓶塞至瓶颈 ● 将药瓶置治疗车一侧,消毒液待干 ● 检查输液器包装、有效期与质量,打开输液器包装 ● 关闭调节夹,旋紧头皮针连接处 ● 将粗针头插入瓶塞至根部,将排气管固定于瓶套上,输液器套在药瓶上	2 2 1 2 2 2	启盖手法不规范扣1分 未套瓶套扣1分 套瓶套、消毒程序错误扣1分 未消毒2分 消毒不规范扣1分 无菌持物钳使用错误扣1分 未将药瓶移至一旁或移放位置不当扣1分 未检查输液器扣1分 取出输液器手法不规范或取出的输液器污染扣2分 未关闭调节夹扣1分 未旋紧头皮针连接处扣1分 未将粗针头插至根部扣1分	
	核对排气	● 用物携至床旁,再次核对病人 ● 输液瓶挂于输液架上,备输液贴 ● 排气	2 2 4	未再次核对病人扣2分 一次排气不成功扣2分 排气浪费药液扣1~2分	
	选择血管	● 选择合适静脉,穿刺部位下垫小枕 ● 在穿刺点上方6cm处扎止血带 ● 嘱病人握拳	2 2 1	静脉选择不合适扣1~2分 扎止血带不规范扣1分 未嘱病人握拳扣1分	
	消毒穿刺	● 消毒穿刺部位皮肤,待干 ● 再次排气 ● 一手绷紧静脉下端的皮肤,固定血管 ● 一手持针柄,针头与皮肤呈15°~30°自静脉上方或侧方刺入皮下,再沿静脉走向潜行刺入静脉,见回血,再顺静脉进针少许	2 2 2 5	消毒皮肤不规范扣1~2分 滴管下端有空气扣2~3分 未绷紧皮肤扣2分 手法不规范或角度不正确扣1~2分 穿刺不成功扣4分	
	固定针头	● 松止血带、嘱病人松拳、松调节夹 ● 观察液体输入通畅后固定针头	2 2	未"三松"各扣1分 固定针头方法不正确扣2分	

续表

项目	内容	技术要求	分值	扣分标准	得分
	调节滴速	● 根据情况调节滴速 ● 再次核对、记录、签名	3 3	调节滴速不准确扣2~3分 未再次核对扣2分 未记录签名扣2分	
	整理指导	● 协助病人卧位舒适,整理床单位 ● 告知输液的注意事项,呼叫器放于易取处 ● 用物分类处理	2 3 2	未协助病人卧位舒适、床单位不整齐扣2分 未告知输液的注意事项扣2~3分 用物未分类处理扣2分	
	加强巡视	● 观察穿刺部位有无肿胀、疼痛 ● 观察滴管内液面高度、滴速	4	巡视观察未做每项扣2分	
	拔针记录	● 输液完毕,及时拔针,按压针眼 ● 记录输液情况	2 2	拔针、按压方法不正确扣1~2分 未记录扣2分	
评价 15分	操作方法	程序正确,操作规范、熟练 一次排气成功	5	程序错误,动作不规范扣1~3分 滴管下输液管内空气未排尽扣2~3分	
	操作效果	无菌观念强,查对认真 一次穿刺成功,液体滴入通畅 穿刺部位无肿胀、疼痛	7	操作过程有污染扣3分 查对不严格扣2~3分 未一次穿刺成功扣5分	
	操作态度	态度严谨、和蔼,与病人沟通良好	3	态度不严谨扣1~2分 语言沟通不良好扣1~2分	
	总分		100	合计	

(吴秋颖)

实践二十六　静脉输血技术

一、实践目标

1. 掌握相关理论知识,包括输血前准备、输血的注意事项、输血反应的观察及预防处理措施。

2. 能正确熟练完成静脉输血操作技术。

3. 能够在操作过程中养成严谨、慎独的操作态度,具有严格的无菌观念,严格执行查对制度。

4. 通过实践培养良好的职业道德修养和礼仪规范。

二、实践要求

1. 以案例为引导,以任务为载体,以学做一体的方式进行实践。

2. 课前教师应与临床教师集体备课,明确工作任务,设计实践方法,统一操作手法。

3. 以完成工作任务为目标,教师示教静脉输血法的操作技术,强调细节准确,注意动作规范。

4. 学生分组练习,建议3~4人一组,每组一套操作用物,进行基本操作的练习。

5. 反馈小组实训效果,学生讨论,师生共同点评,纠正不规范操作。

6. 强化训练。在掌握基本操作的基础上,以小组为单位,以任务为载体进行强化训练,做到程序正确、动作规范。

三、实践方法

【案例介绍】

王阿姨,36岁,教师。因急性再生障碍性贫血入院治疗。入院查体: BP 80/45mmHg, P 120次/分, R 28次/分。实验室检查: RBP 3.1×10^{12}/L, WBP 3.0×10^9/L, Hb 50g/L,血小板50×10^9/L。医嘱: 输血400ml。

【任务分析】

1. 王阿姨经诊断为再生障碍性贫血,全血细胞减少,需要输入新鲜全血,护士根据医嘱首先抽取王阿姨的血标本,与已填写好的输血申请单一起送往血库,做血型鉴定和交叉配血试验。

2. 护士凭取血单到血库取血,并与血库工作人员一起进行"三查八对",查对无误后将血液取回病房。

3. 血液取回后,放在室温下复温15~20分钟。

4. 准备好输血用物,携至王阿姨床边,认真评估后,两位护士再次核对无误后为王阿姨进行输血操作。

5. 操作结束,向王阿姨交代有关注意事项,并在输血过程中加强巡视,确保输血安全。

【实施方法】

1. 准备工作

（1）护士准备:衣帽整洁,修剪指甲、洗手、戴口罩。

（2）病人准备:与病人沟通使其了解输血的目的、方法、注意事项及相关知识,取舒适体位,并将呼叫器放于病人可触及处。

（3）用物准备

间接静脉输血法:注射盘一套、输血卡、止血带、小垫枕、治疗巾、输液贴、一次性输血器(滴管内有滤网,可去除大的细胞碎屑和纤维蛋白等微粒,而血细胞、血浆和凝血因子均能通过滤网;输血器穿刺针头为9号针头)、输液架、0.9%氯化钠溶液、血液制品(根据医嘱准备)。

直接静脉输血法:注射盘一套、输血卡、数支50ml注射器、3.8%枸橼酸钠溶液(每50ml血液中加3.8%枸橼酸钠溶液5ml)、血压计。

（4）环境准备:整洁、安静、宽敞、明亮。

2. 操作步骤　见表26-1。

表26-1　静脉输血法

操作步骤	操作说明
◆间接静脉输血法	
核对解释	● 携用物至床旁,核对病人床号、姓名,病人血型、输血史,协助病人取舒适卧位
输入液体	● 按密闭式静脉输液法建立静脉通路,输入少量0.9%氯化钠溶液
三查八对	● 两名护士再次进行"三查八对"
输入血液	● 以手腕旋转动作轻轻摇匀血袋内血液,打开血袋封口,常规消毒开口处胶管,将输血器针头从0.9%氯化钠溶液瓶上拔出,垂直插入血袋胶管内,缓慢将血袋倒挂于输液架上
调速观察	● 开始输血速度宜慢,不超过20滴/分,观察15分钟,如无不良反应,根据年龄、病情调节滴速,成人40~60滴/分,儿童酌减,年老体弱,严重贫血,心衰病人应谨慎,速度宜慢
核对告知	● 再次核对姓名、血型,在输血治疗单上签字。向病人及家属交代有关注意事项,将呼叫器置于病人可触及处,告知病人如有不适及时反映 ● 输血过程中严密巡视,持续观察有无输血反应
续血处理	● 输入两袋以上血液时,应在上一袋血液即将输完时,常规消毒0.9%氯化钠溶液瓶塞,然后将针头从血袋中拔出,插入0.9%氯化钠溶液瓶中,输入少量0.9%氯化钠溶液,再按照与第一袋血相同的方法连接血袋继续输血
冲管拔针	● 更换0.9%氯化钠溶液继续输入,将输血器内的血液全部输入体内 ● 拔针、按压穿刺点
整理用物	● 协助病人取舒适卧位,整理病床单位,清理用物
洗手记录	● 洗手,记录输血时间、种类、血型、血量、血袋号、滴速、生命体征及有无输血反应和相应的处理,签全名
◆直接静脉输血法	
核对解释	● 核对供血者和受血者的姓名、血型及交叉配血试验结果,并作解释
准备卧位	● 请供血者和受血者分别卧于相邻的两张床上,露出一侧手臂,暴露注射部位
抽抗凝剂	● 用备好的50ml注射器抽取3.8%枸橼酸钠溶液5ml备用
抽血输血	● 将血压计袖带缠于供血者上臂并充气,压力维持在100mmHg左右

续表

操作步骤	操作说明
	● 选择穿刺静脉,常规消毒皮肤,待干 ● 用加入抗凝剂的注射器抽取供血者的血液,然后立即行静脉注射将抽出的血液输给受血者 ● 抽取及输入血液时需三人配合:一人抽血,一人传递,一人输血,如此连续进行
输血完毕	● 输血完毕,拔出针头,用无菌纱布按压穿刺点至不出血
整理用物	● 同间接静脉输血法
洗手记录	● 同间接静脉输血法

【注意事项】

1. 护士应根据输血申请单采集血标本,一次只能为一位病人采集。禁止同时采集两位及两位以上病人血标本,以避免出现差错。

2. 血液自血库取出后应在30分钟内输入,并在规定时间内输完。若输血延迟,必须将血液放回血库保存。

3. 如用库存血必须认真检查库存血质量。正常库存血分为两层,上层为血浆呈淡黄色,下层为血细胞呈暗红色,两者之间界限分明,无凝块。如血浆变红或浑浊,呈乳糜状,有明显气泡、絮状物或粗大颗粒,血液中有明显凝块,红细胞层(血细胞)呈紫红色,未摇动时血浆层与红细胞的界面不清(或界面上出现溶血),血袋有破损、漏血,过期等均提示血液质量出现问题,则不能使用。

4. 严格执行无菌技术操作和查对制度,输血前需经两名护士核对无误后方可输入。

5. 输入血液中不可加入任何药物(除抗凝剂外),以防发生血液凝集或溶血。

6. 输血过程中要加强巡视,尤其是输血开始15分钟,护士应监测病人的生命体征及病情变化,耐心听取病人主诉,密切观察有无输血反应症状和体征,并及时处理。若出现严重的输血反应,应立即停止输血,通知医生给予处理并保留余血备查。

7. 输血后血袋应保留24小时,以备病人在输血后发生输血反应时检查、分析原因。

8. 直接静脉输血时,抽取供血者血液时不可过急过快,并注意观察其面色,询问有无不适。连续抽血不必拔出针头,只需更换注射器,放松袖带,用手指压迫穿刺部位前端静脉,以减少出血。

（成嘉宝）

实践二十七 血标本采集法

一、实践目标

1. 掌握相关理论知识,包括各种血标本采集法的目的及注意事项。
2. 能够结合理论知识,正确熟练完成各种血标本采集。
3. 能够正确评估病人情况,选择相应的血标本采集法。
4. 通过实践能够掌握各种血标本的采集原则。
5. 通过实践培养良好的职业道德修养、礼仪规范及与病人沟通的能力。

二、实践要求

1. 以案例为引导,以任务为载体,以学做一体的方式进行实践。
2. 课前教师应与临床教师集体备课,明确工作任务,设计实践方法,统一操作手法。
3. 以完成工作任务为目标,教师可选择静脉、动脉手臂模型分别示教静脉血标本采集、动脉血标本采集的操作技术,强调无菌技术操作原则,注意动作规范。
4. 学生分组练习,建议4~5人一组,每组一套操作用物,进行基本操作的练习。
5. 反馈小组实训效果,学生探讨,师生共同点评,纠正不规范操作。
6. 强化训练。在掌握基本操作的基础上,以小组为单位,以任务为载体进行强化训练,做到程序准确、动作规范标准。

三、实践方法

【案例介绍】

李伯伯,60岁,农民。因家中房屋倒塌而伤及头面部,引起头面部肿胀流血,继而出现呼吸困难,急诊入院。查体: T 39.8℃, P 106次/分, R 15次/分, BP 98/66mmHg。诊断: 开放性颅脑损伤、右胫骨骨折及右侧肋骨骨折、全身多处擦伤。医嘱: 血常规、血气分析、肝功能检查。

【任务分析】

1. 血常规检查　李伯伯需要进行此项检查,为了便于了解李伯伯的一般病情,了解其身体情况,作为护士应迅速采集血标本以免延误其病情。

2. 血气分析及肝功能检查　检查两项指标意义重大,为了尽快了解李伯伯病情,遵照医嘱给予血液气体分析。在未明确诊断之前,护士在做操作前随时与病人沟通,安抚病人的情绪。

【实施方法】

(一)静脉血标本采集

1. 准备工作

(1)护士准备: 护士衣帽整洁,修剪指甲,洗手,戴口罩。

（2）病人准备：告知病人血标本采集的意义，正确采集的方法、注意事项。病人体位应舒适，愿意配合。

（3）用物准备：注射盘内备5ml或10ml一次性无菌注射器、安尔碘、止血带，按需要备酒精灯、火柴，全血标本选择抗凝试管；血清标本选择干燥试管；血培养标本选择培养瓶。

（4）环境准备：安静、光线充足、整洁、温湿度适宜。操作必要时用屏风或挂帘遮挡病人。

2. 操作步骤　见表27-1。

表27-1　静脉血标本采集法

操作步骤	操作说明
核对医嘱	● 核对医嘱、化验单（注明床号、姓名、科别、检验项目及送检日期）选择合适容器并贴上标签
核对解释	● 携用物至病人床旁，核对姓名、床号并向病人再次解释检验目的、配合方法，取得病人合作
选择静脉	● 选择合适静脉如贵要静脉或肘正中静脉
消毒皮肤	● 穿刺肢体下铺治疗巾、穿刺点上方6cm处扎止血带，常规消毒皮肤，待干
◆真空采血器采血	
穿刺取血	● 嘱病人握拳，按照静脉注射法穿刺，见回血，将针的另一端刺入真空采血管，自动留取所需血量，如果需要继续采血，可换另一真空管
按压拔针	● 采血完毕，松止血带，嘱病人松拳，用干棉签按压病人穿刺点，迅速拔针，嘱病人按压穿刺点片刻（以不出血为止）
◆注射器采血	● 按静脉注射法抽血至所需血量
	● 抽血完毕，松开止血带，嘱病人按压穿刺点片刻
	● 全血标本：取下针头，血液顺着管壁缓慢注入盛有抗凝剂的试管内，轻轻摇动，使抗凝剂和血液混匀，以防血液凝固
	● 血清标本：将血液顺管壁缓缓注入干燥试管内，勿混入泡沫，不可摇动，以防红细胞破裂造成溶血
	● 血培养标本：注入密封瓶时，应先除去铝盖中心部，常规消毒瓶盖，更换针头后抽出的血液直接注入瓶内，轻轻摇匀；注入三角烧瓶时，应先点燃酒精灯，松开瓶口的纱布，取出塞子，迅速在酒精灯火焰上消毒瓶口，然后取下针头，血液顺瓶壁注入瓶内，轻轻摇匀，再将瓶口、瓶塞消毒后塞好。再次核对，化验单连同标本一起放好送检
整理用物	● 整理床单位，关怀病人，告知注意事项。用物按消毒、隔离的要求处理
记录送检	● 护士洗手、记录并签字
	● 将血标本分类连同化验单及时送检；特殊标本注明采集时间

（二）动脉血标本采集

1. 准备工作

（1）护士准备：护士衣帽整洁，修剪指甲，洗手，戴口罩。

（2）病人准备: 告知病人动脉血标本采集的目的、方法、注意事项及配合要点; 病人取舒适体位,暴露采血部位。

（3）用物准备: 注射盘内备5ml或10ml一次性无菌注射器、0.5%碘附或安尔碘、无菌纱布、动脉血气针、无菌棉签、软木塞或橡胶塞、小沙袋、取适量0.5%肝素,必要时备无菌手套。

（4）环境准备: 病室安静、光线适宜、整洁。

2. 操作步骤　见表27-2。

表27-2　动脉血标本采集法

操作步骤	操作说明
查对医嘱	● 查对医嘱、化验单、检验项目,在动脉采血针外贴好标签
核对解释	● 携用物至病人床旁,核对并解释检验目的和方法及注意事项,指导病人平静呼吸,以取得病人合作
选择体位	● 再次确认病人,协助病人取适当体位
选择动脉	● 选择合适的动脉,一般可选择桡动脉或股动脉 ● 桡动脉穿刺点为前臂掌侧腕关节上2cm动脉搏动最明显处 ● 股动脉穿刺点在腹股沟韧带中点稍内侧可触及到搏动处
消毒皮肤	● 操作者站在病人穿刺侧,常规消毒皮肤,直径大于5cm
再次核对	● 再次核对病人,戴无菌手套
◆动脉血气针采血	
穿刺取血	● 取出并检查动脉血气针,将活塞拉至所需血量刻度。用左手示指和中指触摸到动脉搏动明显处并固定于两指间,右手持注射器垂直进针或动脉走向呈40°角刺入,有鲜红色回血,固定采血针,抽取至所需血量 ● 血气分析采血量一般为0.1~1ml
加压止血	● 采血完毕,迅速拔针,用无菌纱布按压穿刺点5~10分钟压迫止血,直至无出血为止
隔绝空气	● 立即将针尖斜面刺入软木塞或橡胶塞,以隔绝空气,同时轻轻转动注射器,使血液与肝素充分混匀 ● 注射器内不能留有空气,以免影响检验结果
◆注射器采血	
吸取肝素	● 检查并取出注射器,抽吸肝素0.5ml,湿润注射器管腔的内壁,余液弃去
采集标本	● 操作者常规消毒左手的示指、中指或戴无菌手套,固定被穿刺的动脉。右手持注射器,与动脉走向呈40°角刺入。见鲜红色回血,抽取所需血量
按压拔针	● 抽血完毕,迅速拔出针头,用无菌纱布按压穿刺点5~10分钟即可
隔绝空气	● 立即将针尖斜面刺入软木塞或橡胶塞,隔绝空气,同时轻轻转动注射器,使肝素与血液混匀
整理用物	● 脱手套,协助病人采取舒适体位,整理用物,关心病人,告知注意事项
记录送检	● 护士洗手、记录并签字 ● 将血液标本贴上标签连同化验单立即送检

【注意事项】

1. 根据不同的检验目的选择合适的标本容器,计算好所需要的血量。一般血培养标本采血量为5ml,亚急性细菌性心内膜炎病人,采血量应是10~15ml。

2. 如果做生化检验病人在清晨空腹时采集,检验结果较为准确,未受饮食影响。采集血标本应在使用抗生素之前采集,如果已使用应在检验单上注明。

3. 抽取全血标本时需要加抗凝剂,血液注入容器后,轻轻旋转摇动试管,使抗凝剂与血液充分混匀,避免血液凝固,以免影响检验结果。

4. 严禁在病人输血的针头处抽取血标本,以免影响检验结果,最好在对侧肢体采集血液。

5. 对同时抽取不同种类的血液标本,注入容器的先后顺序是: 血培养瓶→抗凝试管→干燥试管,动作应迅速准确。

6. 采集病人血培养标本时,应严格遵守无菌技术操作原则,以防止污染。

7. 动脉采血拔针后穿刺部位应用沙袋加压止血或用无菌纱布止血,以免出血或形成血肿。

（康　艳）

实践二十八　氧气吸入法

一、实践目标

1. 掌握相关理论知识,包括氧气吸入的目的及注意事项。
2. 能够结合理论知识,熟练完成氧气吸入法操作,程序正确。
3. 能够结合病情,选择正确的吸氧方法及正确调节氧气流量。
4. 实践过程中与病人沟通有效,体现人文关怀理念。
5. 通过实践培养良好的职业道德修养和礼仪规范。

二、实践要求

1. 以案例为引导,以任务为载体,以学做一体的方式进行实践。
2. 课前教师应与临床教师集体备课,明确工作任务,设计实践方法,统一操作手法。
3. 以完成工作任务为目标,教师与学生模拟成护士和病人,演示氧气吸入法的技术操作,强调细节准确,注意动作规范。
4. 学生分组练习,建议3~4人一组,每组一套操作用物,进行基本操作的练习,发现问题及时纠正。
5. 反馈小组实训效果,学生讨论,师生共同点评,纠正不规范操作。
6. 强化训练。在掌握基本操作的基础上,以小组为单位,以任务为载体进行强化训练,做到程序正确、动作规范。
7. 建议此项护理技能操作实施考核。以小组为单位,每小组抽出1名学生,个人成绩代表小组成员成绩,通过完成设定的工作任务,完成氧气吸入法的操作考核。

三、实践方法

【案例介绍】

李大伯,73岁,干部。有吸烟史,反复咳嗽、咳痰、气喘40年,气急、下肢水肿两年,近1周来咳黄色黏稠痰,且不易咳出,拟以"慢性支气管炎急性发作、慢性阻塞性肺疾病"收治入院。现病人神志清,口唇、指端发绀,诉气急、咳痰不出,双下肢凹陷性水肿。体检: T 36.1℃,P 120次/分,R 32次/分,BP 148/90mmHg,瞳孔等大,桶状胸,双肺闻及较多干、湿啰音,心率闻及期前收缩,未引出病理反射。血气测定结果: 氧分压49.3mmHg,二氧化碳分压62.2mmHg。诊断: 慢性阻塞性肺疾病并发肺性脑病、Ⅱ型呼吸衰竭(高碳酸性呼吸衰竭)。

【任务分析】

对于Ⅱ型呼吸衰竭的病人——首先应给予吸氧,特别是慢性阻塞性肺疾病,并发肺性脑病的治疗,关键是通畅气道,如低浓度给氧,绝不是任何原因引起的呼吸困难都是需要吸氧,或是浓度越高越好,一定依据不同的病因,采用不同的吸氧浓度。

【实施方法】

1. 准备工作

（1）护士准备：衣帽整洁,洗手,戴口罩,熟悉氧气吸入的操作方法,向病人及家属解释氧气吸入的目的及注意事项。

（2）病人准备：告知病人吸氧的目的、注意事项、配合要点、体位舒适、情绪稳定。

（3）用物准备

1）供氧装置：氧气管道化装置或氧气筒及氧气表装置。

2）治疗盘备有：鼻导管或鼻塞(酌情备面罩、漏斗、头罩或氧气枕)、治疗碗(内盛冷开水)、弯盘、胶布、棉签、玻璃接管、安全别针、扳手、用氧记录单、笔等。

（4）环境准备：安静、整洁,温湿度适宜,远离明火,避开热源。

2. 操作步骤　见表28-1。

表28-1　氧气吸入法

操作步骤	操作说明
◆双侧鼻导管吸氧法	
核对解释	● 携用物至床前,核对床号、姓名,说明目的,取得合作
装表连接	● 将流量表插入床头中心管道供氧装置插入孔内或氧气筒气门上
	● 湿化瓶盛蒸馏水或冷开水1/3~1/2满,连接好湿化瓶
清洁鼻腔	● 检查鼻腔黏膜及通气情况
	● 棉签蘸水清洁鼻腔
	● 连接鼻导管
调节流量	● 打开流量表,根据需要调节好流量
	● 鼻导管蘸水湿润并检查鼻导管通畅
插管固定	● 将鼻导管轻轻插入双侧鼻孔约1cm,再将导管绕过耳后,固定于下颌处,松紧适宜,用安全别针固定于枕旁
	● 向病人及家属说明用氧期间不可自行调节流量
整理记录	● 整理用物归位
	● 洗手,记录用氧时间及氧流量,签名
停用氧气	● 先拔出鼻导管,再关闭流量表
	● 帮助病人清洁鼻部,安置舒适体位
	● 取下氧气表,整理用物归位,记录停用氧气时间
◆单侧鼻导管吸氧法	
核对解释	● 携用物至床前,核对、解释,说明目的,取得合作
清洁鼻腔	● 选择通畅的一侧鼻孔,棉签蘸水清洁鼻腔
连管调节	● 连接橡胶管和鼻导管,打开流量表,根据需要调节流量
插管固定	● 鼻导管蘸水湿润并检查是否通畅
	● 测量插管长度,鼻尖至耳垂的2/3,轻轻插入,无呛咳,用胶布分别固定于鼻翼和面颊部,安全别针固定胶管
	● 向病人及家属说明用氧期间不可自行调节流量
整理记录	● 整理用物归位

操作步骤	操作说明
停用氧气	● 洗手,记录用氧时间及氧流量,签名 ● 拔出鼻导管,关闭流量表,再关总开关,重开流量表,放出表内余气,再关闭流量表 ● 帮助病人清洁鼻部,协助病人取舒适体位 ● 整理用物归位,记录停用氧气时间

【注意事项】

1. 严格遵守操作规程,注意用氧安全,做好"四防"。氧气筒避免倾倒,切勿撞击,以防爆炸。

2. 使用氧气时,应先调节流量而后应用;停用时先取下吸氧装置,再关闭氧气开关;中途改变氧流量时,应先将氧气与鼻导管分开,调节好氧流量后再接上。

3. 氧气筒内氧气不可用尽,压力表指针将至0.5MPa(5kg/cm²)时,即不可再用,以防灰尘进入,再次充气时发生爆炸。

4. 用氧过程中,应密切观察病人缺氧症状有无改善,定时测量脉搏、血压,观察其精神状态,皮肤颜色及温度,呼吸方式等;还可以测定动脉血气分析判断疗效,以便选择适当的用氧浓度。

四、实践评价

氧气吸入法评价表见表28-2。

表28-2　氧气吸入法评价表

项目	内容	技术要求	分值	扣分标准	得分
评估8分	评估环境	病室是否安静、整洁 温湿度是否适宜 是否有明火和热源	2	未评估不给分,评估不完全酌情扣1~2分	
	评估用物	用物是否齐全、完好 是否符合病人的需要	2	(评估用物可于准备用物时检查,准备时也未检查者扣除该项分)	
	评估护士	语言流畅,态度和蔼,面带微笑 着装是否整齐 是否清楚吸氧的目的	2	未评估不给分,评估不完全酌情扣1~2分	
	评估病人	病人是否清楚用氧的目的及注意事项	2	未评估不给分,评估不完全酌情扣1~2分	
操作前准备13分	护士准备	● 着装整齐、修剪指甲、洗手、戴口罩 ● 清楚吸氧的目的(口述) ● 语言流畅、态度和蔼、面带微笑	6	着装仪表不整齐、不规范扣1~2分 情绪紧张、姿态不端正扣1~2分 语言表达不清扣1分 表情呆板扣1分 口述目的不正确扣1~2分	

续表

项目	内容	技术要求	分值	扣分标准	得分
				未修剪指甲、未洗手、未戴口罩各扣2分 洗手方法不规范扣1分	
	病人准备	解释,使病人了解用氧的目的、注意事项,愿意配合	2	未解释操作目的或解释不清扣1~2分	
	环境准备	温湿度适宜,安静整洁,禁止明火,避开热源(口述)	2	未口述或口述不全扣1~2分	
	用物准备	物品齐全,摆放科学、美观	3	用物摆放不规范扣1分 无菌物品和非无菌物品未分开放置扣1分 每缺少一项物品扣1分	
操作步骤65分	核对解释	● 携用物至病人床前,核对病人床号、姓名 ● 说明目的,取得合作	2 2	未核对病人或核对不全面扣1~2分 未解释或解释不清楚扣1~2分	
	冲气检查	● 打开总开关,使气体从气门流出迅速关好开关 ● 检查氧气表是否完好	2 2	未开总开关冲气门扣2分 冲气量过大或过小扣1~2分 未检查氧气表扣2分	
	装表连接	● 将氧气表螺帽与氧气筒的螺丝接头衔接,手动初步旋紧 ● 用扳手旋紧固定,使氧气表直立于氧气筒旁 ● 连接湿化瓶 ● 关流量表开关,打开总开关,再开流量表开关 ● 检查各衔接部分是否漏气 ● 检查氧气流出是否通畅 ● 关流量表开关	4 2 2 3 3 3 1	安装氧气表方法不正确扣2分 旋紧动作不正确扣1~2分 扳手使用不当扣1分 氧气表未直立扣1分 湿化瓶连接不正确扣1分 湿化瓶内水盛放过多或过少扣1分 打开开关顺序不正确扣3分 氧气表安装后漏气扣3分 未检查有无漏气扣1分 未检查氧气流出是否通畅扣3分 未关流量表开关扣1分	
	清洁鼻腔	● 观察鼻腔有无阻塞 ● 用湿棉签清洁鼻腔	1 2	未观察鼻腔扣1分 未清洁鼻腔或动作不当扣1~2分	
	调节流量	● 检查氧气导管有效期并连接 ● 打开流量表开关,遵医嘱调节流量 ● 湿润氧气导管,检查是否通畅	3 3 1	未检查氧气导管有效期扣1分 连接氧气导管方法不正确扣3分 未调节所需流量扣2分 未检查氧气导管是否通畅扣1分	

项目	内容	技术要求	分值	扣分标准	得分
	插管固定	● 将氧气导管轻轻插入鼻腔 ● 固定氧气导管	2 4	插管方法不规范扣2分 未固定氧气导管扣2分 氧气导管固定过松或过紧扣2分	
	记录观察	● 观察吸氧疗效及病情变化(口述) ● 记录用氧时间和流量	2 2	未口述观察疗效扣2分 未记录或记录项目不全扣1~2分	
	停氧处理	● 核对病人并做好解释 ● 取下氧气导管 ● 关流量表开关,再关总开关 ● 开流量表开关,放出余气后再关流量表开关 ● 分离氧气导管,将导管放入弯盘 ● 整理病人,整理用物 ● 记录停氧时间	3 1 2 2 1 2 2	未核对病人扣2分 未解释或解释不清扣1~2分 拔管不规范扣2分 关闭程序不正确扣3分 未放余气或放余气动作过快扣2分 未关流量开关扣1分 未将氧气导管放入弯盘扣1分 未整理用物或整理不规范扣2分 未记录停用氧时间或记录不全扣1~2分	
	卸表	● 卸下湿化瓶、通气管 ● 卸下氧气表 ● 整理用物及床单位	2 2 2	未卸湿化瓶或卸下湿化瓶放置位置不当扣1~2分 卸表不正确扣2分 未整理用物扣1分 未整理床单位扣1分	
评价 14分	操作方法	程序正确,操作规范,动作熟练	6	程序不符扣2分 操作不规范扣2分 动作不熟练扣2分	
	操作效果	注意用氧安全,氧气表安装无漏气 氧流量符合病情需要 病人缺氧症状得到改善	4	氧气表安装漏气扣1分 操作动作不安全扣1分 氧流量调节不准确扣1分 病人症状未缓解扣1分	
	护患沟通	关心病人,病人感到满意 护患沟通有效	4	病人不舒适扣2分 护患沟通障碍扣1分 沟通语言生硬扣1分	
	总分		100	合计	

(陈云飞)

实践二十九　吸　痰　法

一、实践目标

1. 掌握相关理论知识,包括各种吸痰法的目的及注意事项。
2. 能够结合理论知识,正确熟练完成吸痰法操作。
3. 能够动态观察病人的反应,避免病人缺氧。
4. 能正确检查负压吸引装置的性能。
5. 实践中动作轻柔,并赋予人文关怀和责任心。

二、实践要求

1. 以案例为引导,以任务为载体,以学做一体的方式进行实践。
2. 课前教师应与临床教师集体备课,明确工作任务,设计实践方法,统一操作手法。
3. 以完成工作任务为目标,教师利用多功能护理模型示范吸痰的操作技术,强调细节准确,注意动作规范。
4. 学生分组练习,建议3~4人一组,每组一套操作用物,进行基本操作的练习,发现问题及时纠正。
5. 反馈小组实训效果,学生讨论,师生共同点评,纠正不规范操作。
6. 严格遵守无菌技术操作原则。
7. 强化训练。在掌握基本操作的基础上,以小组为单位,以任务为载体进行强化训练,做到程序正确、动作规范。
8. 建议此项护理技能操作实施考核。以小组为单位,每小组抽出1名学生,个人成绩代表小组成员成绩,通过完成设定的工作任务,完成吸痰法操作的考核。

三、实践方法

【案例介绍】

顾大爷,68岁,无业。反复咳嗽、咳痰5年,3天前因受凉后出现咳嗽、咳白色黏痰,痰多不易咳出,稍活动后出现呼吸困难,无发热、恶心、呕吐。体检: T 37.6℃, P 116次/分, R 22次/分, BP 145/90mmHg。医嘱给予呼吸内科护理常规,普食,低流量持续吸氧,抗感染、祛痰等治疗。

【任务分析】

评估顾大爷的病情,应清理呼吸道分泌物,保持呼吸道通畅,促进呼吸功能,改善通气状况。给予经口吸痰,护士需有效地吸净痰液。

【实施方法】

1. 准备工作

（1）护士准备: 衣帽整洁,洗手、戴口罩。

（2）病人准备：熟悉吸痰的操作方法，向病人及家属解释吸痰的目的及注意事项。愿意合作，病人有安全感。

（3）用物准备

吸痰装置：电动吸引器或中心负压装置（有连接管）。

治疗盘内：无菌生理盐水，一次性吸痰管（内含无菌手套一只），无菌纱布、无菌血管钳或镊子、无菌手套、无菌治疗碗、治疗巾、玻璃接管、弯盘，必要时备压舌板、开口器、舌钳，干燥无菌空瓶，记录单。

（4）环境准备：病室安静、整洁、温湿度适宜。

2. 操作步骤　见表29-1。

表29-1　吸　痰　法

操作步骤	操作说明
核对解释	● 携用物至床旁，核对床号、姓名，说明目的，取得合作
检查调压	● 检查吸引器电压与电源电压是否相符，接通电源，打开开关
	● 调节负压，成人为300~400mmHg，小儿＜300mmHg
安置体位	● 将病人的头偏向操作者一侧。嘱病人张口，昏迷病人用开口器打开口腔，取下活动义齿。舌后坠者，用舌钳将舌拉出
	● 评估口鼻腔黏膜及人工气道情况，痰液情况
试吸检畅	● 连接吸痰管，吸等渗盐水试通畅
抽吸痰液	● 一手将吸痰管末端折叠，阻断负压，以免负压损伤黏膜，另一手（戴无菌手套）持吸痰管插入口咽部，放松折叠处，吸净口咽部分泌物
	● 更换吸痰管，在病人吸气时顺势将吸痰管插至气道约15cm，吸出气管内分泌物，每次吸痰<15s
	● 抽吸时动作要轻柔、敏捷，从深部向上提拉，左右旋转，依次吸净分泌物。如有咳嗽反射，应轻轻拉出吸痰管
	● 口腔吸痰有困难时，可由鼻腔吸引
	● 吸痰管拔出后，应立即抽吸等渗盐水冲洗吸痰管及导管，避免堵塞
冲管消毒	● 吸痰结束，将吸痰管与连接管断开关闭吸引器开关及电源开关，将吸痰管连同手套一并放入医疗垃圾筒
	● 用纱布擦净病人口鼻及面部，必要时做口腔护理，安置舒适体位，整理病床单位。清醒病人要给予安抚，整理用物归位
观察记录	● 洗手，记录吸痰时间，痰液性状、量、色、黏稠度，病人呼吸情况

【注意事项】

1. 密切观察病情。观察病人呼吸道是否通畅、病人的面色、生命体征的变化等，如发现病人排痰不畅或喉头有痰鸣音，应立即吸痰。

2. 如为昏迷病人，可用压舌板或开口器先将口张开，再进行吸痰；如为气管插管或气管切开病人，需经气管插管或套管内吸痰，应严格无菌操作；如经口腔吸痰有困难，可由鼻腔插入吸引。

3. 吸痰管的选择应粗细适宜，不可过粗，特别是为小儿吸痰。

4. 吸痰时负压调节应适宜，插管过程中，不可打开负压，且动作应轻柔，以免损伤呼吸道黏膜。从深部向上提拉，左右旋转，吸净痰液。

5. 吸痰前后，应增加氧气的吸入，且每次吸痰时间应小于15秒，如需再次吸引，应间隔3~5分钟。病人耐受后再进行，以免因吸痰造成病人缺氧。

6. 严格执行无菌技术操作原则,吸痰所用物品应每天更换1~2次,吸痰导管应每次更换,并做好口腔护理。

7. 如病人痰液黏稠,可协助病人变换体位,配合叩击、雾化吸入等方法,通过振动稀释痰液,使之易于吸出。

8. 贮液瓶内的吸出液应及时倾倒,一般不应超过瓶的2/3,以免痰液吸入损坏机器。

四、实践评价

吸痰法评价表见表29-2。

表29-2　吸痰法评价表

项目	内容	技术要求	分值	扣分标准	得分
评估 10分	评估环境	病室是否整洁、安静 温湿度是否适宜	2	未评估不给分,评估不完全酌 情扣1~2分	
	评估用物	用物是否齐全、完好 是否符合病人的需要	4	(评估用物可于准备用物时检 查)准备时也未检查者扣除该 项分	
	评估护士	着装是否整齐 是否了解吸痰的目的	2	未评估不给分,评估不完全酌 情扣1~2分	
	评估病人	病人是否了解吸痰的目的及注意事项 病人是否愿意配合	2	未评估不给分,评估不完全酌 情扣1~2分	
操作 前准 备 8分	护士准备	着装整齐、修剪指甲、洗手、戴口罩 了解操作目的(口述)	2	着装仪表不整齐、不规范扣1~2分 情绪紧张、姿态不端正扣1~2分 语言表达不清扣1分 表情呆板扣1分 口述目的不正确扣1~2分 未剪指甲、未洗手、未戴口罩各 扣2分 洗手方法不规范扣1分	
	病人准备	通过护士解释,病人了解该项操作的 目的,并愿意合作	2	未解释操作目的或解释不清扣 1~2分	
	用物准备	物品齐全,摆放科学、美观	2	用物摆放不规范扣1分 无菌物品和非无菌物品未分开 放置扣1分 每缺少一样物品扣1分	
	环境准备	病室安静、整洁 温湿度适宜(口述)	2	环境准备未口述扣2分,少1项 扣1分	
操作 步骤 67分	核对解释	● 携用物至床旁,核对床号、姓名	2	未核对床号、姓名扣2分 核对时有遗漏扣1分	
		● 说明目的,以取得合作,体现人文 关怀	3	未解释操作目的扣2分 解释不规范扣1分 未体现人文关怀扣1分	

续表

项目	内容	技术要求	分值	扣分标准	得分
	检查调压	● 检查吸引器电压与电源电压是否相符 ● 接通电源,打开开关 ● 根据病人年龄调节负压,成人为300~400mmHg,小儿＜300mmHg(口述)	2 1 3	未检查吸引器扣2分 检查不严格扣1分 未接通电源即打开开关扣1分 未口述调节负压方法扣2分 口述错误或不完整扣1~2分 调节负压不准确扣1分	
	安置体位	● 将病人的头偏向操作者一侧 ● 嘱病人张口,昏迷病人用开口器打开口腔,取下活动义齿。舌后坠者,用舌钳将舌拉出(口述) ● 评估口鼻腔黏膜及人工气道情况,痰液的性质和量(口述)	2 2 2	未安置合适体位扣2分 体位安置不当扣1分 未口述昏迷病人操作要点扣2分 口述错误或不完整扣1~2分 未口述评估内容扣2分 口述错误或不完整扣1~2分	
	试吸检畅	● 戴一次性无菌手套,连接吸痰管 ● 吸等渗盐水检查是否通畅	4 2	手套污染扣2分 吸痰管污染扣2分 连接不规范扣2分 未用等渗盐水检查通畅扣2分 检查方法不正确扣1分	
	抽吸痰液	● 一手将吸痰管末端折叠,以免负压损伤黏膜 ● 另一手(戴无菌手套)持吸痰管插入口咽部,放松折叠处,吸净口咽部分泌物 ● 更换吸痰管,在病人吸气时顺势将吸痰管插至气道约15cm,吸出气管内分泌物 ● 抽吸时动作轻柔、敏捷,从深部向上提拉,左右旋转,依次吸净分泌物,每次吸痰时间不超过15秒 ● 如有咳嗽反射,应轻轻拉出吸痰管,口腔吸痰有困难时,可由鼻腔吸引(口述)	2 9 8 6 2	未将吸痰管末端折叠扣2分 折叠吸痰管末端不规范扣1分 吸痰管污染扣2分 插入吸痰管深度不当扣2分 未放松折叠处扣1分 未吸净口咽部痰液扣2分 未更换吸痰管扣2分 再次连接吸痰管时致吸痰管污染扣2分 插入吸痰管方法不当扣2分 插入吸痰管深度不当扣2分 动作粗暴、缓慢,增加病人痛苦扣2分 未左右旋转吸痰管扣2分 每次吸痰时间过长扣2分 未口述吸痰过程中常见情况及处理方法扣2分 口述错误或不完整扣1~2分	
	冲管消毒	● 吸痰管拔出后,应立即抽吸等渗盐水冲洗吸痰管及导管,避免堵塞 ● 吸痰结束,将吸痰管与连接管断开关闭吸引器开关及电源开关,取下吸痰管连同手套一并放入医疗垃圾筒	3 3	未冲洗吸痰管及导管扣3分 冲洗吸痰管及导管方法不规范扣1~2分 未关闭电源扣1分 未取下吸痰管扣1分 吸痰管处理不当扣1分	

项目	内容	技术要求	分值	扣分标准	得分
	观察记录	● 用纱布擦净病人口鼻及面部,安置舒适体位	3	未擦净病人口鼻及面部扣1分 操作动作不轻柔扣1分 未安置舒适体位扣1分	
		● 整理病床单位,将用物归位	3	未整理病床单位扣1分 未整理用物扣2分 用物整理不规范扣1分	
		● 必要时做口腔护理,清醒病人要给予安抚(口述)	2	未口述扣2分 口述不完整扣1分	
		● 洗手,记录吸痰时间,痰液性状、量、色、黏稠度,病人呼吸情况	3	未洗手扣1分 未进行吸痰后记录扣2分 记录内容不完整扣1分	
评价15分	操作方法	程序正确,动作规范,操作熟练	5	程序不正确;动作不规范;操作不熟练扣1~5分	
	操作效果	病人呼吸困难缓解,吸痰时间准确,病人感到舒适、安全	5	操作效果不佳;吸痰时间掌握不当;鼻及呼吸道黏膜损伤扣1~5分	
	护患沟通	解释合理、有效,体现人文关怀,病人感到满意	5	操作中未解释;缺少人文关怀;病人感到不满意扣1~5分	
总分			100	合计	

（陈云飞）

实践三十　自动洗胃机洗胃技术

一、实践目标

1. 掌握相关理论知识,包括洗胃的目的及注意事项。
2. 结合理论知识,熟练完成自动洗胃机洗胃技术,程序正确。
3. 能够结合中毒的物质,选择合适的洗胃溶液。
4. 实践过程中,做到态度认真、方法正确、步骤有序、效果良好。
5. 实践过程中,与病人沟通有效,体现人文关怀。
6. 通过实践培养学生良好的职业道德修养和礼仪规范。

二、实践要求

1. 以案例为引导,以任务为载体,以学做一体的方式进行实践。
2. 课前教师与临床教师集体备课,明确任务,设计实践方法,统一手法。
3. 以完成工作任务为目标,教师示教,强调细节准确,注意动作规范。
4. 学生分组练习,建议3~4人一组,每组一套操作用物,进行基本操作的练习,有教师参与指导,及时发现并纠正问题。
5. 抽查小组回示操作,学生讨论,师生共同点评,矫正错误操作。
6. 强化训练。在掌握基本操作的基础上,以小组为单位,以任务为载体进行强化训练,做到程序正确、动作规范。
7. 技能考核。以小组为单位,每小组抽出1名学生,个人成绩代表小组成员成绩,通过完成设定的工作任务,完成自动洗胃机洗胃技术的考核。

三、实践方法

【案例介绍】

于阿姨,45岁,农民。因和丈夫吵架,于4小时前偷偷在家服用了农药(乐果)后,出现多汗、瞳孔缩小、轻度呼吸困难、流涎,现意识模糊,由家人送到急诊室。体检: T 36.8℃, P 106次/分, R 24次/分, BP 95/60mmHg。

【任务分析】

农药中毒,必须清除胃内毒物——洗胃。于阿姨中毒物质明确,服用的是农药(乐果),非腐蚀性毒物中毒,所以应在服用中毒物质6小时内进行洗胃。

【实施方法】

1. 准备工作

(1)护士准备: 衣帽整洁、洗手、戴口罩。

(2)病人准备: 清醒病人应告知洗胃的目的、方法、注意事项及配合要点,病人取合适体位,围好围裙。

（3）用物准备：自动洗胃机及装置、多项电源插座。治疗盘内备：胃管、水温计、镊子或血管钳、液状石蜡、注洗器、量杯、纱布、棉签、胶布、弯盘、水桶两只，必要时备压舌板、张口器等。

洗胃液：根据病人中毒的药物，选择适当的洗胃溶液，10 000~200 00ml，温度为25~38℃。

（4）环境准备：环境安静、整洁，必要时遮挡病人以保护病人自尊。

2. 操作步骤　见表30-1。

表30-1　自动洗胃机洗胃技术

操作步骤	操作说明
核对解释	● 遵医嘱配制灌洗液，携用物至床旁，核对解释，取得合作
检查连管	● 接通电源，打开开关，检查自动洗胃机的功能
	● 连接导管，将三根橡胶管分别与的药管（进液口）、胃管、污水管（排液口）相连
	● 将药管和污水管分别放于备好的洗胃液桶和污水桶内
安置卧位	● 病人取坐位或半坐位，中毒较重者取左侧卧位
	● 取下活动义齿，弯盘置于口角旁
	● 嘱病人张口，昏迷或不合作者用张口器放在上下白齿之间打开口腔，放牙垫，用胶布固定
插管洗胃	● 润滑胃管前端约1/3，由口腔插入约55~60cm（前额发际至剑突），证实胃管确在胃内后，胶布固定胃管，将机器胃管的一端与插入病人体内的胃管连接
	● 依次按键，先吸出胃内容物，再对胃进行冲洗，每次入量300~500ml，待反复冲洗干净后，按"停机键"，停止工作
拔管整理	● 洗胃完毕，反折胃管末端，迅速拔出，协助病人漱口、洗脸，采用舒适卧位，并嘱病人休息
	● 将洗胃机的胃管、药管、污水管同时放在清水中，按清洗键清洗干净取出，排尽机器内的水，关机。整理用物归位
观察记录	● 洗手，记录洗胃的时间，灌洗液的名称、量及吸出液（呕吐物）的量、性状、颜色、气味，病人情况等

【注意事项】

1. 自动洗胃机洗胃时，药管的管口必须始终浸没在洗胃液的液面下。

2. 插胃管时，动作轻柔、快速，并将胃管充分润滑，以免损伤食管黏膜或误入气管。

3. 当中毒物质不明时，应先抽出胃内容物送检，以明确毒物性质；洗胃溶液可先选用温开水或0.9%氯化钠溶液进行，待确定毒物性质后，再选用对抗剂洗胃。

4. 若病人误服强酸或强碱等腐蚀性药物，则禁忌洗胃，以免导致胃穿孔。

5. 肝硬化伴食管胃底静脉曲张，近期曾有上消化道出血、胃穿孔的病人，禁忌洗胃；食管阻塞、消化性溃疡、胃癌等病人不宜洗胃；昏迷病人洗胃应谨慎，可采用去枕平卧位，头偏向一侧，以防窒息。

6. 在洗胃过程中，应注意有无洗胃的并发症发生，如有血性液体流出或出血现象，应立即停止洗胃，并通知医生进行处理。

7. 洗胃液温度适宜，每次灌入量以300~500ml为宜，不能超过500ml，并保持灌入量与抽出量的平衡。

8. 为幽门梗阻病人洗胃，宜在饭后4~6小时或空腹时进行。

四、实践评价

自动洗胃机洗胃技术评价表见表30-2。

表30-2 自动洗胃机洗胃技术评价表

项目	内容	技术要求	分值	扣分标准	得分
评估 10分	评估环境	病室是否整洁、安静 温湿度是否适宜	2	未评估不给分,评估不完全酌情扣1~2分	
	评估用物	用物是否齐全,完好 洗胃液及名称、温度 是否符合病人的需要	4	(评估用物可于准备用物时检查)准备时也未检查者扣除该项分	
	评估护士	着装是否整齐 是否了解洗胃的目的	2	未评估不给分,评估不完全酌情扣1~2分	
	评估病人	病人的生命体征、意识状态及瞳孔的变化、口鼻腔黏膜情况、口中异味等 病人中毒情况,适应证、禁忌证 病人是否愿意配合	2	未评估不给分,评估不完全酌情扣1~2分	
操作前准备 8分	护士准备	● 着装整齐、修剪指甲、洗手、戴口罩 ● 了解操作目的(口述)	2	着装仪表不整齐、不规范扣1~2分 情绪紧张、姿态不端正扣1~2分 语言表达不清扣1分 表情呆板扣1分 口述目的不正确扣1~2分 未修剪指甲、未洗手、未戴口罩各扣2分 洗手方法不规范扣1分	
	病人准备	● 通过护士解释,病人了解该项操作的目的,并愿意合作 ● 根据病情取合适体位	2	未解释操作目的或解释不清扣1~2分 未安置体位或体位不正确扣1~2分	
	用物准备	● 物品齐全,摆放科学、美观 ● 用物符合病情	2	用物摆放不规范扣1分 每缺少一件物品扣1分	
	环境准备	● 病室安静、整洁、温湿度适宜 ● 必要时遮挡病人以保护病人自尊(口述)	2	环境准备未口述扣2分,少1项扣1分	
操作步骤 67分	核对解释	● 携用物至床旁,核对床号、姓名	2	未核对床号、姓名扣2分 核对时有遗漏扣1分	
		● 说明目的,以取得合作,体现人文关怀	3	未解释操作目的扣2分 解释不规范扣1分 未体现人文关怀扣1分	

项目	内容	技术要求	分值	扣分标准	得分
	检查连管	● 接通电源,打开开关,检查机器功能 ● 连接导管,将三根橡胶管分别与药管(进液口)、胃管、污水管(排液口)相连 ● 将药管和污水管分别放于备好的洗胃液桶和污水桶内	3 3 3	未检查机械功能扣3分 检查不严格扣1分 未接通电源即打开开关扣1分 药管和污水管放置错误扣3分 连接错误扣1~3分	
	安置卧位	● 病人取坐位或半坐位,中毒较重者取左侧卧位 ● 取下活动义齿,弯盘置于口角旁 ● 嘱病人张口,昏迷或不合作者用张口器放在上下臼齿之间打开口腔,放牙垫,用胶布固定(口述) ● 评估病人的生命体征、意识状态、口腔异味等(口述)	2 2 2 2	未安置合适体位扣2分 体位安置不当扣1分 未口述昏迷病人操作要点扣2分 口述错误或不完整扣1~2分 未口述评估内容扣2分 口述错误或不完整扣1~2分	
	插管洗胃	● 润滑胃管前端约1/3 ● 由口腔插入约55~60cm(前额发际至剑突)(口述) ● 证实胃管确在胃内后,胶布固定胃管 ● 插管过程中可能出现的情况及处理方法(口述) ● 将机器胃管的一端与插入病人体内的胃管连接 ● 依次按键,先吸出胃内容物,再对胃进行冲洗 ● 每次入量300~500ml(口述) ● 待反复冲洗干净后,按"停机键",停止工作	2 4 4 4 3 2 4 2	未润滑胃管前端扣2分 未测量胃管插的长度或插管长度不正确扣1~4分 未证实胃管在胃内或证实的方法错误扣1~4分 不固定胃管扣1分 未口述插管过程中可能出现的情况扣1~2分 处理不正确扣1~2分 连接胃管错误扣1~4分 动作粗暴、缓慢,增加病人痛苦扣2分 按键顺序错误扣1~4分 每次灌入的量错误扣1~2分 口述错误或不完全扣1~2分 未冲洗干净扣1~2分 未口述洗胃过程中常见情况及处理方法扣2分	
	拔管整理	● 洗胃完毕,反折胃管末端,迅速拔出 ● 协助病人漱口、洗脸 ● 采用舒适卧位,并嘱病人休息 ● 将洗胃机的胃管、药管、污水管同时放在清水中,按清洗键清洗干净取出,排尽机器内的水,关机 ● 整理用物归位	2 2 2 3 4	未将胃管末端折叠扣3分 折叠洗胃管末端不规范扣1分 洗胃管、药管、污水管放未入在清水中进行清洗扣2分 未排尽机器中的水扣1分 未关机扣1分 未协助病人漱口、未安置舒适的卧位扣2分 未整理用物扣2分 未整理病床单位扣2分	

项目	内容	技术要求	分值	扣分标准	得分
	观察记录	● 洗手 ● 记录洗胃的时间,灌洗液的名称、量及吸出液(呕吐物)的量、性状、颜色、气味,病人情况等(口述)	3 4	用物整理不规范扣1分 未口述或口述不完整扣1~2分 未洗手或洗手不正确扣1~3分 未进行洗胃后记录扣2分 记录内容不完整扣1分	
评价	操作方法	程序正确,动作规范,操作熟练	5	程序不正确;动作不规范;操作不熟扣1~5分	
	操作效果	病人感到舒适、安全	5	操作效果不佳、洗胃技术掌握不当、消化道黏膜损伤扣1~5分	
	护患沟通	解释合理、有效,体现人文关怀,病人感到满意	5	操作中未解释;缺少人文关怀;病人感到不满意扣1~5分	
总分			100	合计	

(陈云飞)

实践三十一 心肺复苏基本生命支持术

一、实践目标

1. 掌握相关理论知识,包括心肺复苏目的及注意事项。
2. 能够结合理论知识,熟练完成心肺复苏的操作。
3. 实践过程中应态度认真、方法正确、步骤有序、复苏有效。
4. 实践过程中与病人沟通有效,体现人文关怀理念。
5. 通过实践培养良好的职业道德修养和礼仪规范。

二、实践要求

1. 以案例为引导,以任务为载体,以学做一体的方式进行实践。
2. 课前教师应与临床教师集体备课,明确工作任务,设计实践方法,统一操作手法。
3. 以完成工作任务为目标,教师利用多功能护理模型人进行示教,强调细节准确,注意动作规范。
4. 学生分组练习,建议3~4人一组,每组一套操作用物,进行基本操作的练习,发现问题及时纠正。
5. 反馈小组实训效果,学生讨论,师生共同点评,纠正不规范操作。
6. 强化训练。在掌握基本操作的基础上,以小组为单位,以任务为载体进行强化训练,做到程序正确、动作规范。
7. 建议该项技能操作以小组为单位实施考核,每小组抽出1名学生,个人成绩代表小组成员成绩,通过完成设定的工作任务,完成心肺复苏操作技术的考核。

三、实践方法

【案例介绍】

张大哥,42岁。因交通事故伤及头部5小时,伤后昏迷不醒,急救人员为其检查时发现张先生意识丧失,呼吸、心跳停止。查体:面色青紫,呼之不应,呼吸停止,大动脉搏动消失,心音消失,血压测不到,双侧瞳孔固定,对光反射消失。

【任务分析】

张大哥初步诊断为猝死,查体符合心肺复苏的指征,应快速为张先生实施心肺复苏,以恢复其呼吸、循环功能。通过心肺复苏以保证重要脏器的血液供应,尽快恢复心跳、呼吸功能,进而促进脑部功能的恢复。

【实施方法】

1. 准备工作

(1)护士准备:衣帽整洁、洗手、戴口罩。

（2）病人准备：病人意识不清，无须特别准备。

（3）用物准备：有条件时可备治疗盘，弯盘、血压计、听诊器、手电筒、简易呼吸器、纱布数块、抢救记录卡、笔。必要时准备胸外按压木板、脚踏凳、屏风等。

（4）环境准备：就地抢救，不宜搬动。尽力创造宽敞、安静、光线适宜的环境条件。注意遮挡，尊重病人，避免影响其他病人。

2. 操作步骤 见表31-1。

表31-1 心肺复苏基本生命支持术

操作步骤	操作说明
判断病情	● 迅速判断意识、呼吸 < 10秒
	● 病人突然意识丧失：重拍、轻摇、呼喊病人无反应
	● 呼吸停止：通过看（胸廓）、听（呼吸音）、感觉（气流）三个步骤来完成
	● 颈动脉搏动消失（示指、中指指尖触及气管正中部位，向近侧下滑2~3cm至甲状软骨和胸锁乳突肌之间的凹陷处）
求助呼救	● 确认病人意识丧失，立即急呼他人协助抢救、看表、记录抢救开始时间
安置体位	● 立即使病人去枕仰卧位，置于硬板床上或地面上
	● 去枕，头、颈、躯干在同一轴线上
	● 双臂放于身体两侧，身体无扭曲
	● 松解衣扣、腰带，暴露胸腹部
	● 施救者站在病人右肩部
心脏按压	● 按压部位：双乳头连线的胸骨中心即胸骨中下1/3处，操作者用右手中指、示指沿肋弓缘推向胸骨下切迹向上两横指上缘处
	● 按压手法：两手掌根部重叠，手指翘起不接触胸壁，上半身前倾，双肩位于双手的正上方，两臂伸直（肘关节伸直），垂直向下用力，借助自身上半身的体重或肩部肌肉的力量进行操作
	● 按压幅度：胸骨下陷至少5cm，用力要均匀，每次按压后必须完全解除压力，使胸廓完全反弹，放松时手掌不能离开胸壁，连续按压30次
	按压频率：≥100次/分（不超过120次/分），按压与人工呼吸之比为30:2
开放气道	● 检查口腔，清除口鼻分泌物等
	● 取下活动义齿
	● 判断颈部有无损伤
	● 颈部无外伤采用仰面举颏法（抢救者一手置于病人前额，手掌用力向后压其头部后仰；另一手置于病人的下颌骨下方，将颏部向前抬起）
	● 颈部有外伤者采用双手托下颌法
人工呼吸	● 保持病人口部张开状态
	● 纱布盖住口唇
	● 左手拇指和示指捏住病人鼻孔，深吸一口气
	● 双唇紧贴并包绕病人口部用力吹气
	● 连续吹气两次，每次不少于1秒
	● 直至病人胸廓抬起
	● 吹气完毕，立即与病人的口部脱离，同时松开捏鼻的手指，观察胸廓情况
判断效果	● 保持气道开放的位置，判断病人有无呼吸；用耳颊部贴近病人口鼻，头部侧向病人胸部，看胸廓有无起伏，面颊感觉有无气流，听有无呼吸音

续表

操作步骤	操作说明
	● 操作5个循环后判断复苏效果
	● 颈动脉恢复搏动
	● 自主呼吸恢复
	● 瞳孔缩小有对光反射
	● 面色、口唇、甲床和皮肤色泽转红
	● 收缩压在60mmHg以上
整理记录	● 观察病情,实施进一步生命支持,加强护理
	● 整理用物
	● 洗手
	● 记录抢救开始和结束时间、抢救过程中所采取的措施、抢救后病人病情变化等情况

【注意事项】

1. 遇有头颈、脊椎外伤者不宜抬颈或搬动,以免脊髓损伤。

2. 在除颤未实施前进行胸外按压,或在除颤1次结束之后马上进行胸外按压。

3. 按压频率至少100次/分,按压深度胸骨下陷至少5cm,胸外心脏按压与人工呼吸之比为30:2。

4. 人工呼吸时要确保呼吸道通畅,吹气后迅速将头转向病人胸部方向,避免吸入病人呼出的高浓度二氧化碳并观察呼吸情况。

5. 胸外心脏按压时力量要适宜,位置、手法要正确,两手手指不能触及病人胸壁,抬手时不可离开胸壁,以免移位。

6. 操作中途换人,不得使抢救中断时间超过5~7秒,应在心脏按压、吹气间隙进行,人工呼吸与胸外心脏按压同时进行时,吹气应在放松按压的间歇进行,二人操作要配合默契。尽可能减少按压中断,应持续按压。

7. 实施心肺复苏中要准确评估病人情况,如意识状态、自主呼吸、皮肤黏膜温度及颜色变化、大动脉搏动、瞳孔变化血压等。

8. 遇有肋骨骨折、血气胸、心脏压塞、心脏外伤等,应立即配合医生进行心脏按压术。

四、实践评价

心肺复苏基本生命支持术评价表见表31-2。

表31-2　心肺复苏基本生命支持技术评价表

项目	内容	技术要求	分值	扣分标准	得分
评估 8分	评估环境	病室是否整洁、安静 温湿度是否适宜	2	未评估不给分,评估不完全酌情扣1~2分	
	评估用物	用物是否齐全,完好 是否符合病人的需要	2	(评估用物可于准备用物时检查)准备时也未检查者扣除该项分	
	评估护士	着装是否整齐 是否了解心肺复苏的目的	2	未评估不给分,评估不完全酌情扣1~2分	

续表

项目	内容	技术要求	分值	扣分标准	得分
	评估病人	● 病人的生命体征意识状态及瞳孔的变化及面色、口唇、甲床的色泽	2	未评估不给分,评估不完全酌情扣1~2分	
操作前准备5分	护士准备	● 着装整齐 ● 了解操作目的(口述)	2 1	着装仪表不整齐、不规范扣1~2分 情绪紧张、姿态不端正扣1~2分 语言表达不清扣1分 表情呆板扣1分 口述目的不正确扣1~2分	
	用物准备	● 物品齐全,摆放科学、美观 ● 备好心肺复苏模型	2	用物摆放不规范扣1分 每缺少一件物品扣1分	
操作步骤78分	判断病情	● 迅速判断意识、呼吸<10秒 ● 突然意识丧失:重拍、轻摇、呼喊病人"你怎么了?""能听见我说话吗?"病人无反应 ● 呼吸停止:通过看(胸廓)、听(呼吸音)、感觉(气流)三个步骤来完成 ● 颈动脉搏动消失(示指、中指指尖触及气管正中部位,向近侧下滑2~3cm至甲状软骨和胸锁乳突肌之间的凹陷处)	2 3 2 3	判断不果断,时间过长扣1分 态度不当,动作粗暴扣2分 只有动作而未口述扣1分 动脉触摸位置不当扣1分 未注视胸廓起伏扣1分 未听呼吸音扣1分 未在口鼻处感知气流或不到位扣1分 未听心音或位置不正确扣1分	
	求助呼救	● 急呼他人协助抢救"快来人哪""备抢救车、除颤仪"(口述) ● 看表 ● 记录抢救开始时间(口述)	2 1 1	未表现出急迫状态且有笑容扣2分 未看表扣1分 未口述记录抢救时间扣1分	
	安置体位	● 立即使病人去枕仰卧位,置于硬板床上或地面 ● 头、颈、躯干在同一轴线上 ● 双臂放于身体两侧,身体无扭曲 ● 松解衣扣、腰带,暴露胸腹部 ● 施救者站在病人右肩部	3 3 3 2 1	未将病人置于硬平面上扣2分 未口述或口述不正确扣2分 动作粗暴或不协调扣1分 身体未在一纵轴上或未口述扣2分 抢救者站立位置不正确扣1分	
	心脏按压	● 按压部位:双乳头连线的胸骨中心即胸骨中下1/3处,操作者用右手中指、示指沿肋弓缘推向胸骨下切迹向上两横指上缘处 ● 按压手法:两手掌根部重叠,手指翘起不接触胸壁,上半身前倾,双肩位于双手的正上方,两臂伸直	4 8	手势测量动作错误扣1~2分 手置于按压部位不准确扣1~4分 双手重叠按压方法不正确扣1~4分 动作粗暴、缓慢,增加病人痛苦扣2分 按压无规律、有间断扣1~2分	

项目	内容	技术要求	分值	扣分标准	得分
		(肘关节伸直),垂直向下用力,借助自身上半身的体重或肩部肌肉的力量进行操作 ● 按压幅度:胸骨下陷至少5cm,用力要均匀,每次按压后必须完全解除压力,使胸廓完全反弹,放松时手掌不能离开胸壁,连续按压30次 ● 按压频率:≥100次/分(不超过120次/分),按压与人工呼吸之比为30:2	 4 4	按压时肘部弯曲扣1~2分 操作不当扣1~2分 未口述扣1~2分 按压频率不当且未口述扣1~4分	
开放气道		● 检查口腔,清除口鼻分泌物 ● 取下活动义齿 ● 判断颈部有无损伤 ● 颈部无外伤采用仰面举颏法(抢救者一手置于病人前额,手掌用力向后压其头部后仰;另一手置于病人的下颌骨下方,将颏部向前抬起) ● 颈部有外伤者采用双手托下颌法(口述)	2 2 2 3 1	动作迟缓或暴露部位过小扣2分 未检查口腔是否有异物扣2分 未清除口鼻异物或动作粗暴扣2分 开放气道手法不当扣2分 手指按压颈部及颏下软组织扣1分 病人颈部伸展过度扣1分 未保持气道开放位置扣1分 判断呼吸的方法错误扣2分 未口述扣1分	
人工呼吸		● 保持病人口部张开状态 ● 纱布盖住口唇 ● 左手拇指和示指捏住病人鼻孔,深吸一口气 ● 双唇紧贴并包绕病人口部吹气 ● 连续吹气两次,每次不少于1秒,直至病人胸廓抬起 ● 吹气完毕,立即与病人的口部脱离,同时松开捏鼻的手指,观察胸廓情况 ● 保持气道开放的位置,判断病人有无呼吸;用耳颊部贴近病人口鼻,头部侧向病人胸部,看胸廓有无起伏,面颊感觉有无气流,听有无呼吸音	1 1 2 1 2 2 1	未保持病人口部张开状态扣1分 未捏紧病人鼻孔扣2分 未深吸气扣2分 纱布未覆盖口唇或盖过鼻孔扣1分 未与病人的口唇密闭接触扣1分 吹气未达标,胸廓未抬起扣2分 判断呼吸的方法错误扣2分	
判断效果		● 操作5个循环后判断复苏效果 ● 颈动脉恢复搏动 ● 自主呼吸恢复 ● 散大的瞳孔缩小,有对光反射(口述)	1 2 1 1	操作不够5个循环扣2分 判断体征手法不正确扣2分 未口述扣1分 操作不当或未口述扣2分	

项目	内容	技术要求	分值	扣分标准	得分
		● 面色、口唇、甲床和皮肤色泽转红（口述） ● 收缩压在60mmHg以上	1	压眶检查神经反射不准确扣2分	
	整理记录	● 观察病情,实施进一步生命支持,加强护理(口述) ● 整理用物 ● 洗手 ● 记录抢救开始和结束时间、抢救过程中所采取的措施、抢救后病人病情变化等情况	2 1 1 2	用物整理不规范扣1分 未口述或口述不完整扣1分 未洗手或洗手不正确扣1分 未进行抢救后记录扣2分 记录内容不完整扣1分	
评价9分	操作方法	程序正确,动作规范,操作熟练	3	程序不正确、动作不规范、操作不熟扣1~3分	
	操作效果	操作有效,生命体征恢复,病人无损伤	3	操作效果不佳、时间掌握不当扣1~3分	
	护患沟通	解释合理、有效,体现人文关怀,病人感到满意	3	操作中未解释、缺少人文关怀、病人感到不满意扣1~3分	
	总分		100	合计	

（陈云飞）

实践三十二　尸体护理技术

一、实践目标

1. 能够掌握相关理论知识,包括尸体护理的目的及注意事项。
2. 能够结合理论知识,利用模型人正确熟练完成尸体护理操作。
3. 能够正确评估工作内容,与学生共同探讨生命的过程,克服对死亡的恐惧。
4. 通过实践能够掌握省时节力的原则。
5. 通过实践培养良好的职业道德修养和礼仪规范。

二、实践要求

1. 以案例为引导,以任务为载体,以学做一体的方式进行实践。
2. 课前教师应与临床教师集体备课,明确工作任务,设计实践方法,统一操作手法。
3. 以完成工作任务为目标,教师利用护理模型示教尸体护理的操作技术,强调细节准确,注意动作规范,尊重病人的人格尊严。
4. 学生分组练习,建议3~4人一组,每组一套操作用物,借助护理模型人进行基本操作的练习。
5. 反馈小组实训效果,学生讨论,师生共同点评,纠正不规范操作。
6. 强化训练。在掌握基本操作的基础上,以小组为单位,以任务为载体进行强化训练,做到程序正确、动作规范。

三、实践方法

【案例介绍】

李伯伯,53岁,工人。因无明显诱因的剧烈胸痛来医院就诊。经检查诊断为"急性广泛前壁心肌梗死",给予急诊心电监护、硝酸甘油静脉滴注后病情未缓解,并出现心室颤动。再次给予气管插管、机械通气、心肺复苏等抢救措施,随即病人心电图呈直线,经全力抢救,病人仍无呼吸,无心跳,医生宣布死亡,家属表现出极度的悲痛。

【任务分析】

尊重死者,安慰家属,为逝者进行尸体护理　在进行尸体护理操作前,要求学生讨论生命与死亡的问题,启发和指导学生正确认识死亡和如何面对死亡,为尸体护理操作奠定良好的情感基础和心理准备。在教师指导下进行模拟操作练习,练习时要求学生态度严肃认真,尊重逝者的人格尊严,保护逝者隐私。

【实施方法】

1. 准备工作

（1）护士准备: 衣帽整洁,洗手、戴口罩,态度严肃认真。

（2）用物准备: 治疗盘内备血管钳、不脱脂棉花、绷带、剪刀、梳子、衣裤。有伤口者需备换药敷料,按需准备擦洗用物,必要时备隔离衣和手套。

（3）环境准备: 安排单独房间或用床旁拉帘、屏风遮挡。

2. 操作步骤　见表32-1。

表32-1　尸体护理技术

操作步骤	操作说明
备齐用物	● 洗手、戴口罩,备齐用物携至床旁,减少多次进出病房引起家属的不安 ● 用屏风遮挡,维护死者的隐私,尽量减少影响病室其他病人的情绪
劝慰家属	● 劝慰家属节哀保重,让其暂离病室
撤去治疗	● 拔出气管内插管,移除呼吸机、除颤器等抢救仪器,去除尸体身上的各种导管
安置病人	● 将床放平,使尸体仰卧,头下置一枕头,防止面部淤血变色 ● 双臂放于身体两侧,用大单遮盖尸体
整理仪容	● 清洁面部,协助闭上眼睛 ● 如有义齿代为装上,避免脸形改变,使脸部稍显丰满 ● 不能闭口者,轻揉下颌或用四头带托住,维持尸体外观,符合习俗
填塞孔道	● 用血管钳将棉花塞于口、鼻、耳、肛门、阴道等孔道,防止体液外流
清洁全身	● 脱去衣裤,依次擦洗上肢、胸、腹、背、臀及下肢,更衣梳发 ● 如有胶布痕迹用松节油擦净 ● 有伤口者,更换敷料 ● 如有引流管者,应拔出后缝合伤口或用蝶形胶布封闭并包扎
包裹运送	● 撤去大单,用尸单包裹尸体 ● 先将尸单下端遮盖双脚,再将左右两边整齐地包好,最后将尸单上端遮盖头部 ● 在胸部、腰部、踝部用绷带固定 ● 运送到尸体存放处
终末消毒	● 清洁、消毒死者用过的一切物品,病床单位处理进行终末消毒
整理病例	● 填写死亡通知单,停止一切药物、治疗、饮食等 ● 在当日体温单40~42℃之间用红笔纵行填写死亡时间 ● 按出院手续办理结账 ● 有关医疗文件的处理方法同出院病人
清点遗物	● 清理病人遗物交给家属 ● 若家属不在,应由两人共同清点,将物品列出清单交护士长保管

【注意事项】

1. 必须由医生开出死亡通知,并征得家属同意后,护士方能进行尸体护理。

2. 尸体护理应在病人死亡后及时进行,防止尸体僵硬。

3. 操作中应做到态度严肃,尊重死者,并注意维护尸体的隐私权。

4. 传染病病人按隔离原则进行终末消毒处理,并有传染标志。

（郭　伟）

下篇 学习指导

第一章 医疗护理环境

【要点提示】

1. 医院的任务 医疗工作、教学科研、预防、指导基层和计划生育。

2. 医院的分级 依据卫生部《医院分级管理标准》，医院分为三级十等。

3. 门诊护理工作 预检分诊、安排候诊与就诊、健康教育、治疗、消毒隔离和保健工作。

4. 急诊护理工作 预检分诊和抢救工作，一切急救物品做到"五定"及口头医嘱的正确处理方法，病人病情需要观察，留观时间一般为3~7天。

5. 病区的物理环境 白天病区理想的声音强度；护理人员做到"四轻"；病室适宜的温度和湿度。

6. 铺麻醉床的目的 便于接受、护理麻醉手术后病人；保护床上用物不被血渍或呕吐物等污染；保证病人安全、舒适，预防并发症。

【能力训练】

(一)选择题

A1型题

1. 医院的任务不包括

    A. 医疗工作　　　　　B. 教学任务　　　　　C. 科学研究

    D. 制定卫生政策　　　E. 预防和社区卫生服务

2. 根据《医院分级管理标准》医院共分为三级，等级分为

    A. 六等　　　B. 七等　　　C. 八等　　　D. 九等　　　E. 十等

3. 下列选项中代表技术质量水平最好的等级医院是

    A. 三级乙等　　B. 三级甲等　　C. 二级甲等　　D. 二级乙等　　E. 一级甲等

4. 属于门诊护理工作内容的是

    A. 准备急救用物　　　B. 预检分诊　　　C. 办理入院手续

    D. 做好抢救记录　　　E. 实施抢救措施

5. 门诊护士安排候诊和就诊时,不正确的是

　　A. 开诊前备好各种器械和用物　　　　B. 按挂号顺序安排就诊

　　C. 根据病情测量生命体征　　　　　　D. 年老体弱者可安排提前就诊

　　E. 呼吸困难者让其耐心等待

6. 遇有交通事故,急诊预检护士应立即通知

　　A. 家属　　　　B. 总值班　　　　C. 医务科　　　　D. 护士长　　　　E. 保卫部门

7. 急诊护士需做好抢救记录,正确的是

　　A. 记录医生和护士到达的时间　　　　B. 记录医嘱下达的时间

　　C. 记录后需经医生签名　　　　　　　D. 记录抢救措施落实的时间

　　E. 抢救记录由病人保存

8. 病室适宜的相对湿度是

　　A. 50%~60%　　B. 55%~60%　　C. 60%~65%　　D. 55%~70%　　E. 70%~75%

9. 急救物品应做到"五定",不包括

　　A. 定数量品种　　　　B. 定点安置　　　　C. 定人保管

　　D. 定期消毒灭菌　　　E. 定人使用

10. 医院内危害病人安全的因素不包括

　　A. 跌倒　　　　B. 过敏　　　　C. 烫伤　　　　D. 冻伤　　　　E. 化学性损害

11. 医院的中心任务是

　　A. 以医疗工作为中心　　　　　　　　B. 以提高护理质量为中心

　　C. 以教学和科研任务为中心　　　　　D. 以病人照护为中心

　　E. 以做好扩大预防,指导基层和计划生育的技术工作为中心

12. 属于我国城市医疗卫生网中一级医院的是

　　A. 区级中心医院　　　　B. 县医院　　　　　　C. 市妇幼保健所

　　D. 社区卫生服务中心　　E. 医学院的附属医院

13. 门诊护士应首先安排就诊的病人是

　　A. 阑尾炎　　　　　　B. 胃癌　　　　　　　C. 急性胃肠炎

　　D. 股骨骨折合并休克　E. 白血病

14. 关于噪声的描述,错误的是

　　A. 病区应避免噪声,保持安静

　　B. 白天较理想的声音强度应维持在40~45dB

　　C. 声音强度达到50~60dB,病人可感到疲倦不安

　　D. 长时间暴露在90dB以上环境中可导致疲倦、焦躁、头痛、头晕

　　E. 当声音强度达到或超过120dB时可造成听力丧失或永久性失聪

A2型题

15. 护士甲,业务水平高,为人热情,但脾气急躁,护患关系紧张。有利于她建立良好护患关系的恰当措施是

　　A. 刻苦练习各项操作　　　　　　B. 控制情绪,耐心解释

　　C. 加强工作责任心　　　　　　　D. 做好病人的心理护理

　　E. 减少与病人沟通

16. 刘女士,28岁。硬膜外麻醉下行剖宫产术,手术过程顺利,将返回病房。护士铺麻醉床时,除准备铺床用物外,还需正确准备的物品是
    A. 开口器、血压计、体温计   B. 舌钳、输液器、棉签
    C. 胃肠减压器、弯盘、纱布   D. 血压计、听诊器、护理记录单及笔
    E. 吸痰器、治疗巾、压舌板

17. 张先生患破伤风,神志清楚,全身肌肉阵发性痉挛、抽搐,所住病室环境下列不符合病情要求的是
    A. 室温18~22℃   B. 保持病室光线充足
    C. 相对湿度50%~60%   D. 门、椅脚钉橡皮垫
    E. 开门关门动作轻

18. 曾女士因车祸而致右下肢开放性骨折,大量出血,被送至急诊室,在医生未到之前,当班护士应立即采取的恰当措施是
    A. 询问发生车祸的原因   B. 向保卫部门报告
    C. 给病人注入镇静剂   D. 给病人止血、测血压,建立静脉输液通路
    E. 劝病人耐心等待医生

19. 李先生,9am行左下肢截肢手术,护士为其准备麻醉床,应纠正的不正确操作是
    A. 更换原有大单、被套及枕套   B. 中单及橡胶单分别铺在床中部和尾部
    C. 盖被呈扇形三折叠于一侧床边   D. 枕头横立于床头,开口向门
    E. 椅子放于折叠被同侧

20. 李阿姨,58岁。住院期间向护士反映病室人员嘈杂,影响休息。护士应采取的恰当护理措施是
    A. 提供安眠药   B. 做好心理护理
    C. 把治疗和护理全部集中在早晨进行   D. 病室的桌椅钉上橡皮垫
    E. 向病室内人员宣传保持病室安静的重要性

21. 张爷爷,68岁。脑出血手术后气管切开,其病室环境应特别注意
    A. 加强通风   B. 保持安静   C. 保持整洁
    D. 合理采光   E. 温湿度适宜

22. 张先生,20岁。因发热、胸痛、咳嗽、咳铁锈色痰,来医院初步诊断为"大叶性肺炎"。经住院对症治疗后,张先生痊愈出院。此时应将病人床单位进行整理
    A. 将盖被三折于床尾   B. 将病床铺成暂空床
    C. 将枕头横立于床头   D. 换新被服后铺成备用床
    E. 将病床铺成麻醉床

23. 刘阿姨因颅骨骨折行急诊手术,护士为其准备麻醉床,不符合要求的操作是
    A. 盖被扇形三折于门对侧床边   B. 枕头开口背门并横立于床头
    C. 备好麻醉护理盘、输液架等   D. 橡胶单和中单铺于床中部和尾部
    E. 将床尾凳放于折叠盖被的同侧

24. 刘佳小朋友,6岁。心跳、呼吸骤停,送急诊室,护士不应立即实施的措施是
    A. 开放气道   B. 人工呼吸
    C. 遵医嘱给药   D. 做好抢救记录
    E. 胸外心脏按压

25. 门诊护士发现某病人在门诊就诊时,肝功能检查报告中血清转氨酶增高,且病人主诉肝区隐痛、乏力、食欲减退等症状,护士应立即

    A. 安排提前就诊　　　　B. 转急诊室处理　　　　C. 开展卫生宣教

    D. 转至隔离门诊诊治　　E. 给病人测量生命体征

26. 张叔叔,45岁。因右上腹疼痛来医院就诊。对前来就诊的张叔叔,门诊护士首先应采取的措施是

    A. 查阅病历资料　　　　B. 安排提前就诊　　　　C. 卫生指导

    D. 心理安慰　　　　　　E. 用药指导

27. 王同学,18岁。因股骨干骨折大出血后昏迷。在抢救过程中医生口头告诉护士静脉推注肾上腺素。护士正确的做法是

    A. 重复一次,双方确认无误后执行　　B. 听到医嘱后直接执行

    C. 迅速执行自己听到的医嘱　　　　　D. 听到医嘱应简单复述一次

    E. 听清医嘱后立即执行

28. 李叔叔,45岁。因车祸致开放性气胸,呼吸极度困难,被紧急送至急诊室。值班护士发现病人心跳、呼吸停止,应立即采取的措施是

    A. 通知值班医生　　　　　　　　　　B. 向公安部门报告

    C. 进行胸外心脏按压和人工呼吸　　　D. 安慰病人家属,耐心等待医生

    E. 给病人建立静脉通路

29. 孙阿姨,58岁。因从高空坠落后致骨盆骨折,大量出血,处于休克状态,被送至急诊室,在医生未达到之前,当班护士应立即采取的措施是

    A. 询问坠落的原因　　　　　　　　　B. 等待值班医生

    C. 迅速给病人建立静脉通路　　　　　D. 给病人注射止痛剂

    E. 给病人注射镇静剂

30. 李阿姨,35岁。因尿频、尿急、尿痛入院,入院后被诊断为急性肾盂肾炎。护士调节病室的温度和相对湿度为

    A. 14~16℃,15%~25%　　　　　　B. 16~18℃,30%~40%

    C. 18~20℃,40%~50%　　　　　　D. 18~22℃,50%~60%

    E. 22~24℃,60%~70%

31. 冉老师,39岁。因急性胰腺炎急诊手术后直接入住病房,护士为其准备床单位的操作中正确的是

    A. 将备用床改为暂空床　　　　　　　B. 枕头平放于床头,开口背门

    C. 椅了置于接收病人一侧的床尾　　　D. 等待病人送至后再做处理

    E. 在床头、床中各铺一橡胶单和中单

32. 张奶奶,65岁。自感全身不适来医院就诊。门诊护士巡视时发现其面色苍白,出冷汗,呼吸急促,主诉腹部疼痛难忍。急诊医生处理后,病人需留急诊观察室进行病情观察。急诊留观室的留观时间一般为

    A. 1~2天　　　　B. 2~3天　　　　C. 3~7天　　　　D. 5~7天　　　　E. 7~14天

33. 小王是一名门诊护士,在门诊开诊前,小王应做好的准备工作有

    A. 检查候诊,就诊环境　　B. 测量生命体征　　　　　C. 收集初诊病案

D. 回收门诊病案　　　　E. 消毒就诊环境

34. 刘叔叔,住院期间感觉病室环境温度过高,此时,可能会导致病人出现

　　A. 加快机体散热　　　B. 干扰消化和呼吸功能　　C. 肌肉紧张,产生不安

　　D. 促进体力恢复　　　E. 尿量增加

35. 小王是急诊留观室的护士,下列不属于其护理工作范围的是

　　A. 办理住院手续　　　B. 填写各种记录单　　C. 及时处理医嘱

　　D. 做好心理护理　　　E. 做好家属的管理

A3/A4型题

(36~37题共用题干)

李先生,自感全身不适前来就诊。门诊护士巡视时发现面色苍白,出冷汗,呼吸急促,主诉腹痛剧烈。

36. 门诊护士应采取的有效措施是

　　A. 安排李先生提前就诊　　　　　　　B. 让李先生就地平卧休息

　　C. 为李先生测量脉搏血压　　　　　　D. 安慰病人,仔细观察

　　E. 让医生加快诊治速度

37. 急诊医生处理后,李先生留住急诊观察室,护士在评估病人时,下述属于客观资料的是

　　A. 腹痛难忍　　B. 面色苍白　　C. 感到恶心　　D. 心慌不适　　E. 睡眠不佳

(38~39题共用题干)

潘阿姨,40岁。结肠息肉择期手术。入院第1天,因地滑不慎在洗手间滑倒,肘部表皮有擦伤。

38. 上述情况属于

　　A. 医源性损伤　　　　　B. 机械性损伤　　　　　C. 化学性损伤

　　D. 物理性损伤　　　　　E. 生物性损伤

39. 避免上述情况发生的有效措施有

　　A. 洗手间铺设防滑材料　　　　　　　B. 设置呼叫系统

　　C. 病人下床时,给予搀扶　　　　　　D. 尊重、关心病人

　　E. 加强职业道德教育

(40~43题共用题干)

程叔叔,42岁。近日来发现活动后呼吸急促,面色潮红,感觉胸闷、气短,背部疼痛,到医院挂号就诊。

40. 作为门诊护士,下列操作不妥的是

　　A. 维持良好的诊疗环境和候诊环境

　　B. 观察病情,做出疾病诊断

　　C. 按挂号顺序就诊,协助医生诊疗和检查

　　D. 先为病人测量生命体征并记录

　　E. 根据医嘱执行治疗措施

41. 在候诊期间,程叔叔突然出现了呼吸困难,表现为嘴唇发绀。此时门诊护士应该采取的措施是

　　A. 迅速让其平卧,缓解呼吸困难　　　　B. 立即安排提早就诊

　　C. 安慰病人耐心等待　　　　　　　　　D. 通知医生加快诊疗速度

E. 尽快输入抢救药物

42. 经过医生抢救后,程叔叔需要住院继续治疗,为尽快消除程叔叔不良的心理反应,作为病区护士下列措施不妥的是

    A. 热情接待,耐心解释,取得病人的理解和配合

    B. 制订合理的医院规则,并指导病人遵守和适应

    C. 避免向病人提供有关疾病的相关信息

    D. 尊重和保护病人的权利和隐私

    E. 鼓励病友间相互帮助和照顾

43. 经过治疗,程叔叔病情逐渐好转,活动能力逐渐增强,在程叔叔下床活动期间,应将床单位改为

    A. 备用床   B. 暂空床   C. 抢救床   D. 麻醉床   E. 手术床

(二)填空题

1. 按照卫生部《医院分级管理标准》,医院被分为_____级_____等。

2. 一切抢救物品做到“五定”,即_____、_____、_____、_____、_____。

3. 为保持病室安静,医护人员应做到“四轻”,即_____、_____、_____、_____。

4. 麻醉未清醒的病人应取去枕仰卧位,枕头_____于床头,可防止病人_____。

5. 预检护士需要由实践经验丰富的护士担任,做到先_____,后_____。

6. 预检护士要掌握急诊就诊标准,做到一_____、二_____、三_____、四_____。

(三)简答题

1. 医院适宜的湿度是多少? 湿度过高或过低会带来什么影响?

2. 护士应采取哪些具体措施保持病区环境的安静?

3. 医院的任务有哪些? 中心任务是什么?

(四)综合分析题

1. 李叔叔,36岁。因交通事故造成头部损伤且意识昏迷,被送入医院进行抢救,血压下降,脉搏微弱。经过抢救病人脱离生命危险,送入急诊观察室继续治疗。

（1）作为急诊护士,在医生未到之前应做哪些紧急处理?

（2）抢救时对于医生的口头医嘱应如何处理?

2. 张爷爷,58岁。反酸、不规则上腹部疼痛2年余,入院后诊断为胃癌,定于今日在全麻下行胃大部切除及周围淋巴结清除术,现病人已进入手术室。

（1）应为该手术后的张爷爷铺何种床?

（2）为张爷爷铺床应注意是什么?

【参考答案】

(一)选择题

1. D	2. E	3. B	4. B	5. E	6. E	7. D	8. A	9. E	10. B
11. A	12. D	13. D	14. B	15. B	16. D	17. B	18. D	19. D	20. E
21. E	22. D	23. D	24. D	25. D	26. B	27. A	28. C	29. C	30. D
31. E	32. C	33. A	34. B	35. A	36. A	37. B	38. B	39. A	40. B
41. B	42. C	43. B							

（二）填空题

1. 三　十

2. 定数量品种　定点安置　定人保管　定期消毒灭菌　定期检查维修

3. 说话轻　走路轻　操作轻　开关门轻

4. 横立　撞伤头部

5. 预检分诊　挂号诊疗

6. 问　看　检查　分诊

（三）简答题

1. 医院适宜的病室湿度为50%~60%。当湿度过高时，蒸发作用减弱，可抑制出汗，病人感到气闷不适，尿液排出量增加，加重肾脏负担，对患有心、肾疾病的病人极为不利；湿度过低时，空气干燥，人体蒸发大量水分，引起口干舌燥、咽痛、烦渴等表现，对呼吸道疾患或气管切开病人不利。

2. 保持病区环境安静的措施包括

（1）病区的桌椅脚应钉上橡胶垫，推车的轮轴、门窗交合链应定期滴注润滑油。

（2）电话、手机、呼叫系统等有声响的设备应使用消音设置，或将音量调至最低。

（3）医护人员应做到"四轻"：走路轻、说话轻、操作轻、开关门轻。

（4）加强对病人及家属的宣传工作，共同保持病室安静。

3. 医院的任务：医疗任务、教学任务、科研任务，做好扩大预防、指导基层和计划生育的技术工作。中心任务是医疗工作。

（四）综合分析题

1.（1）作为急诊护士，在医生到达之前，应根据病人的病情做出初步判断，并实施紧急处理，如测量血压、给氧、吸痰、止血、配血、建立静脉输液通路，进行人工呼吸、胸外心脏按压等。

（2）在抢救过程中，凡口头医嘱必须向医生复诵一遍，双方确认无误后再执行，抢救完毕后，请医生及时补写医嘱和处方。各种抢救药品的空药瓶、空安瓿、输血袋等需经两人核对后方可弃去。

2.（1）应为该手术后的病人准备麻醉床。

（2）铺床时应注意：①床铺应符合实用、耐用、舒适、安全、美观的原则，做到平、整、紧、实、美。②动作轻稳，避免抖动、拍打等动作。③应用省时、节力原则：铺床时身体应靠近床，两脚前后或左右分开，扩大支撑面，降低重心，增加身体的稳定性；应用臀部肌肉力量，手臂动作平稳协调，有节律地连续进行；翻转床垫时应借助自身的重量以节省体力，减少扭伤；先铺床头，后铺床尾，再铺中部，铺好一侧，再铺另一侧，避免多余无效动作，减少走动次数。④换上清洁被单，保证术后病人舒适并预防感染。⑤橡胶中单和中单按病人需要放置。⑥护理术后病人所需用物应齐全，以便于实施抢救和护理。

（李晓松）

第二章　病人入院和出院的护理

【要点提示】

1. 入院程序　办理住院手续,进行卫生处置,护送病人入病区。

2. 一般病人的入院护理　准备床单位,迎接新病人,通知医生诊疗,建立住院病历及填写有关表格,测量生命体征,介绍与指导,执行医嘱,准备膳食,完成入院护理评估。

3. 急危重症病人的入院护理　准备床单位,通知医生做好抢救准备,认真进行交接,配合抢救,询问病史。

4. 分级护理　临床上一般将护理分为四个级别,即特别护理、一级护理、二级护理、三级护理。

5. 出院后床单位的处理　清洁、消毒,铺备用床。

6. 搬运病人的方法　挪动法、一人搬运法、二人搬运法、三人搬运法、四人搬运法。

7. 平车运送病人的注意事项　导管的护理,节力的原则,保证病人安全、舒适。

【能力训练】

(一)选择题

A1型题

1. 一般病人入病区后的初步护理,不正确的是
    A. 准备床单位　　　　　　　　　B. 测量生命体征及体重
    C. 介绍病区环境、规章制度　　　D. 建立住院病历及填写有关表格
    E. 用蓝色水笔在体温单40~42℃之间填写入院时间

2. 急危重症病人的入院护理,下列可在最后进行的是
    A. 测量生命体征　　　　　　　　B. 通知医生
    C. 准备抢救用物　　　　　　　　D. 介绍常规标本留取方法
    E. 配合抢救后,做好记录

3. 办理入院手续后,下列病人中可免浴的是
    A. 慢性支气管炎　　　B. 急性扁桃体炎　　　　C. 甲亢病人
    D. 即将分娩的产妇　　E. 胆结石病人

4. 急诊病人入院后,护理的首要步骤是
    A. 立即通知家属交住院费　　　　B. 了解病人需要,进行护理体检
    C. 填写相关卡片、表格　　　　　D. 准备急救药品,等待医生到来
    E. 测量生命体征,通知医生,配合抢救

5. 麻疹病人入院应安置在
    A. 危重病室　　　　　B. 隔离病室　　　　　　C. 普通病室
    D. 观察室　　　　　　E. 抢救室

6. 病人出入院时间可记录在体温单相应时间栏内的
　　A. 35℃以下　　　　　B. 35~37℃之间　　　　C. 37~39℃之间
　　D. 40~42℃之间　　　E. 42℃以上

7. 病区护士接到住院处通知后,应立即根据病人的病情准备
　　A. 病床单位　　　　　B. 分级护理　　　　　C. 护理措施
　　D. 营养饮食　　　　　E. 治疗药物

8. 入院病人的病历中,排在首页的是
　　A. 住院病案首页　　　B. 入院记录单　　　　C. 体温单
　　D. 病史及体格检查　　E. 医嘱单

9. 住院处为病人办理入院手续的主要依据是
　　A. 单位介绍信　　　　B. 以往住院的病历　　C. 门诊病历
　　D. 医院特约检查单　　E. 医生签发的住院证

10. 特别护理的护理要点不包括
　　A. 24小时专人监护　　　　　　B. 严密观察病情,监测生命体征
　　C. 制订护理计划　　　　　　　D. 给予卫生处置,避免交叉感染
　　E. 加强基础护理,防止并发症

11. 以下病人应给予特级护理的是
　　A. 肾脏移植术后的病人　　　　B. 择期手术的病人
　　C. 高热病人　　　　　　　　　D. 癌症病人
　　E. 瘫痪病人

12. 下列不属于一级护理的病人是
　　A. 高热病人　　　　　B. 瘫痪病人　　　　　C. 昏迷病人
　　D. 休克病人　　　　　E. 病情趋向稳定的重症病人

13. 二级护理巡视病人一次的间隔时间是
　　A. 15~30分钟　　B. 1小时　　　C. 1.5小时　　　D. 2小时　　　E. 2.5小时

14. 以下关于三级护理的内容,正确的是
　　A. 每1~2小时巡视病人一次　　B. 备好急救药品和用物
　　C. 实施床旁交接班　　　　　　D. 提供护理相关的健康指导
　　E. 做好基础护理,严防并发症发生

15. 出院病人病历排在首页的是
　　A. 医嘱单　　　　　　B. 入院记录　　　　　C. 病史及体格检查
　　D. 体温单　　　　　　E. 住院病案首页

16. 对于出院病人床单位的处理措施,下列选项不妥的是
　　A. 撤下被服送洗　　　　　　　B. 床旁桌椅用消毒液擦拭
　　C. 非一次性痰杯、脸盆浸泡消毒　D. 病室开窗通风后铺备用床
　　E. 立即铺暂空床

17. 病人出院护理的内容不包括
　　A. 通知病人和家属　　B. 办理出院手续　　　C. 征求病人意见
　　D. 护送病人回家　　　E. 处理有关医疗文件

18. 利用速度杠杆的原理完成的护理动作是
   A. 护理时头部后仰的动作　　　　　B. 护理时手臂举起重物的肘关节运动
   C. 操作过程中低头的动作　　　　　D. 搬运病人时使病人身体靠近护士侧
   E. 进行护理工作时用脚尖走路

19. 搬运病人时,为节时省力,护士应尽量使病人接近自己的
   A. 胸部　　　　B. 腹部　　　　C. 手臂　　　　D. 重心　　　　E. 重力线

20. 护理工作中应用人体力学原理不正确的是
   A. 扩大支撑面　　　　　B. 利用杠杆作用　　　　　C. 降低重心
   D. 尽量使用多肌群　　　E. 使用最大的肌力做功

21. 用轮椅运送病人时,护士操作错误的是
   A. 轮椅后背与床头平齐　　　　　B. 病人双脚置于脚踏板上
   C. 嘱病人身体尽量向后靠　　　　D. 随时观察病情变化
   E. 推轮椅下坡时应减慢速度

22. 采用挪动法向平车搬运病人的顺序是
   A. 上身、下肢、臀部　　　　　B. 臀部、上身、下肢
   C. 上身、臀部、下肢　　　　　D. 下肢、上身、臀部
   E. 臀部、下肢、上身

23. 移动病人时,护士靠近床侧的目的是
   A. 减少摩擦力　　　　　B. 便于与病人交谈
   C. 减少支撑面　　　　　D. 缩短重力臂,节时省力
   E. 避免脊柱扭曲,椎间盘损伤

24. 两名护士搬运病人时,操作正确的方法是
   A. 甲托头肩部,乙托臀部　　　　　B. 甲托背部,乙托臀、腘窝部
   C. 甲托颈、腰部,乙托大腿和小腿　　D. 甲托头、背部,乙托臀和小腿
   E. 甲托头颈肩、腰部,乙托臀、腘窝部

25. 应用三人搬运法搬运病人时,操作正确的是
   A. 甲托住病人的头颈肩部及背部,乙托住腰及臀部,丙托住腘窝及腿部
   B. 甲托住住病人的头颈肩部,乙托住住背臀部,丙托住足部
   C. 甲托住病人头部,乙托住臀部,丙托住膝腿部
   D. 甲托住病人头颈部,乙托住腰臀部,丙托住膝腿部
   E. 甲托住病人颈背部,乙托住腰臀部,丙托住足部

26. 一人搬运病人时,平车与病床最适宜的角度是
   A. 平车头端与床尾呈直角　　　　　B. 平车头端与床尾呈钝角
   C. 平车尾端与床尾呈钝角　　　　　D. 平车尾端与床尾呈锐角
   E. 平车头端与床尾呈锐角

27. 用平车推病人上下坡时应注意
   A. 上坡时,病人头部在平车后端　　　B. 下坡时,病人头部在平车前端
   C. 病人头部始终处于高处一端　　　　D. 病人头部在平车小轮一端
   E. 下坡时车速可稍加快些

28. 用平车运送输液病人时,正确的是
    A. 护士站在平车尾端推平车
    B. 进门时,可用平车轻轻把门撞开
    C. 调快输液速度
    D. 固定穿刺部位,防止针头脱出
    E. 旋紧调节器,减慢滴速

29. 用平车运送腰椎骨折病人,下列措施不妥的是
    A. 车上应垫木板
    B. 固定好骨折部位
    C. 宜采用四人搬运法搬运病人
    D. 下坡时病人的头部在后端
    E. 让家属推车,护士在旁密切观察

30. 用平车运送病人时,以下描述正确的是
    A. 搬运腰椎骨折病人,平车上垫木板
    B. 上坡时,病人头部在平车后端
    C. 下坡时,病人头部在平车前端
    D. 暂停输液,以免针头脱出
    E. 进门时,用平车前端轻轻将门撞开

A2型题

31. 刘阿姨,50岁。突发急性心肌梗死急需住院治疗,住院处理人员首先应
    A. 办理入院手续并给予卫生处置
    B. 进行护理评估,确定护理诊断
    C. 介绍医院规章制度
    D. 留取尿便常规标本进行检验
    E. 给予氧气吸入,立即用平车送病人入病区

32. 李大娘,62岁。因哮喘发作急诊入院。护士在进行入院的初步护理时,做法不妥的是
    A. 进行自我介绍,消除陌生感
    B. 详细介绍病区环境及规章制度
    C. 立即给予病人氧气吸入
    D. 通知医生,配合诊治
    E. 安慰病人,减轻焦虑

33. 护士小王为新入院的张伯伯安置好床位,让其休息后,首先要做的护理工作是
    A. 了解病人的既往病史
    B. 进行健康教育
    C. 测量生命体征
    D. 通知营养室备餐
    E. 叮嘱家属陪护病人

34. 王丽丽,26岁。妊娠40周,即将分娩,现入住产科病房,针对该病人的处理措施,不妥的是
    A. 由住院处护士送病人入病区
    B. 给予卫生处置,进行盆浴
    C. 病人的贵重物品交家属带回
    D. 与病区值班护士做好病情交接
    E. 立即通知病区护士做好接收新病人的准备

35. 赵立,27岁。因车祸急诊入院,病人病情危重,呈昏迷状态。入院后,病区护士首先应采取的措施是
    A. 通知医生,积极配合抢救
    B. 询问病史,评估受伤过程
    C. 填写有关表格和各种卡片
    D. 通知营养室,准备膳食
    E. 介绍同病室病友及病区环境

36. 孙大哥,45岁。上呼吸道感染未愈,自动要求出院,护士要求做好的工作不包括
    A. 在出院的医嘱上注明"自动出院"
    B. 根据出院医嘱,通知病人和家属

C. 征求病人及家属对医院的工作意见

D. 教会家属静脉输液技术,以便后续治疗

E. 指导病人出院后在饮食、服药等方面的注意事项

37. 王护士用轮椅推病人刘大叔到X光室接受检查,轮椅放置的正确位置是

　　A. 放在床中部,面向病人　　　　　　B. 面向床头,椅背与床尾平齐

　　C. 放在床旁,椅背与床头平齐　　　　D. 放在床旁,椅背靠近床沿

　　E. 放在床旁,面向床尾

38. 朱阿姨,50岁,行阑尾切除术后。此时病人正在输液,并带有腹腔引流管、导尿管,用平车运送朱阿姨回病室时,不妥的做法是

　　A. 保持各导管通畅　　　　　　　　　B. 严密观察病情及输液、引流情况

　　C. 挂高输液瓶,固定好穿刺部位　　　D. 停止输液,夹闭引流管、导尿管

　　E. 妥善固定引流管、导尿管,防止运送时脱出

39. 钱大爷,65岁。因肺心病发生Ⅱ型呼衰急诊入院,急诊室给予吸氧、输液,现准备用平车将其送入病房,护送途中护士应

　　A. 暂停输液,继续吸氧　　　　　　　B. 暂停吸氧,继续输液

　　C. 暂停输液,吸氧　　　　　　　　　D. 继续输液,吸氧,避免中断

　　E. 暂停护送,缺氧症状好转后再送入病房

40. 周大姐,39岁。因车祸导致腰椎骨折,搬运病人时应选择

　　A. 一人搬运法　　　　B. 二人搬运法　　　　C. 三人搬运法

　　D. 四人搬运法　　　　E. 挪动法

A3/A4型题

（41~43题共用题干）

于叔叔,56岁,大学教授。因支气管哮喘发作急诊入院,经治疗病情好转,医生同意出院并开出院通知单。

41. 护士为丁叔叔进行的出院护理措施中正确的是

　　A. 按出院医嘱通知病人或家属办理出院手续

　　B. 病历立即送有关部门保管,不需整理

　　C. 注销除口服药以外的各种卡片

　　D. 丁叔叔文化程度高不需做卫生宣教

　　E. 应用平车护送至医院门口

42. 病人出院时护士应热情相送,但忌用的语言是

　　A. 请您注意休息　　　B. 请您慢走　　　　C. 再见、欢迎再来

　　D. 请您按时服药　　　E. 请您按时到医院复诊

43. 丁叔叔出院后,病历应保管在

　　A. 护理部　　　　　　B. 医务科　　　　　　C. 住院处

　　D. 病案室　　　　　　E. 病区医生办公室

（44~46题共用题干）

张大爷,65岁。因排黏液脓血便伴腹痛2个月门诊入院,诊断为大肠癌行大肠癌根治术,术后护士送回病房。

44. 张大爷回病房前,病房护士应为其准备
    A. 备用床　　　　　　　B. 暂空床　　　　　　C. 麻醉床
    D. 加铺橡胶单的麻醉床　　E. 加铺橡胶单的暂空床

45. 张大爷的护理级别为
    A. 特级护理　　　　　　B. 一级护理　　　　　C. 二级护理
    D. 三级护理　　　　　　E. 四级护理

46. 护士巡视病人间隔的时间为
    A. 24小时专人监护　　B. 每1小时巡视一次　　C. 每2小时巡视一次
    D. 每3小时巡视一次　　E. 每4小时巡视一次

（47~49题共用题干）

刘刚,28岁,体重80kg,建筑工人。施工时从高空坠落后导致肝破裂,急诊入院后立即进行手术治疗。

47. 对于该病人,住院处护理人员首先应
    A. 给予卫生处置　　　　　　　B. 通知科室医生
    C. 办理入院手续　　　　　　　D. 通知科室并护送病人入病区
    E. 收集病情资料

48. 病区护士接到手术通知后首先应
    A. 准备床单位,铺麻醉床　　　B. 测量生命体征
    C. 填写住院病历及相关表格　　D. 立即通知医生
    E. 收集病情资料,确立护理问题

49. 术后,护士将该病人移至病床上的方法应选择
    A. 挪动法　　　　　　B. 一人搬运法　　　　C. 二人搬运法
    D. 三人搬运法　　　　E. 四人搬运法

（50~52题共用题干）

冯先生,40岁,教师。因腹部剧烈疼痛伴发热,恶心、呕吐就诊。经急诊医生检查后,诊断为急性阑尾炎穿孔,立即给予住院手术治疗。

50. 住院处的护理人员接收病人后应
    A. 立即进行卫生处置　　　　　B. 执行住院护理常规
    C. 立即通知医生,做好术前准备　D. 通知病区护士,做好术前准备
    E. 了解病人身心需要,健康教育

51. 病区护士接到病人入院通知后应
    A. 将备用床改为暂空床　　　　B. 将备用床改为麻醉床
    C. 更换原有的大单、被套及枕套　D. 不必准备麻醉护理盘
    E. 在床尾和床中部加铺橡胶单及中单

52. 冯先生术后应给予的护理级别是
    A. 一级护理　　　　　　B. 二级护理　　　　　C. 三级护理
    D. 特级护理　　　　　　E. 家庭护理

（53~54题共用题干）

吴大哥,45岁。不慎从高处坠下导致腰椎骨折入院治疗,遵医嘱进行X线摄片检查,需搬运

至平车上送往X光室。

53. 根据吴大哥的病情,应选的搬运方法是

 A. 一人搬运法   B. 二人搬运法   C. 三人搬运法

 D. 四人搬运法   E. 挪动法

54. 搬运时,平车放置的正确位置是

 A. 平车头端与床头呈钝角   B. 平车头端与床头呈锐角

 C. 平车尾端与床边呈钝角   D. 平车尾端与床尾相连

 E. 平车与病床平行紧靠

(二)填空题

1. 病区护士接到住院处通知后,应立即为病人准备床单位,将备用床改为_____。

2. 在体温单_____℃之间相应的时间栏内用_____笔纵行填写入、出院时间。

3. 临床上一般将分级护理分为四个级别,分别是_____、_____、_____、_____。

4. 应用挪动法将病人由平车移回病床的顺序为,先移动_____,再移动_____。

5. 搬运颈、腰椎骨折的病人时,应采用_____搬运法。

(三)简答题

1. 病人出院前的护理,包括哪些内容?

2. 如何运用四人搬运法搬运颈、腰椎骨折的病人?

3. 简述平车运送病人的注意事项。

(四)综合分析题

1. 李先生,42岁。昨晚因淋雨后没有及时处理而受凉,突发寒战,继之出现高热、咳嗽、咳痰,伴头痛、全身肌肉酸痛,食欲减退。今日上午李先生在家人的陪伴下到门诊就诊,门诊以"急性肺炎"收入院。

(1)李先生办理完住院手续后,住院处的护士应完成哪些工作?

(2)李先生入病区后,病区护士应为其做哪些入院护理工作?

2. 方大娘,58岁。高血压病史多年,1周前在活动时突感心前区压榨性疼痛、恶心、呕吐,面色苍白,多汗,急诊入院,诊断为"急性心梗"。经过医生护士的精心治疗与护理,病情稳定,症状好转,医嘱明日出院。

(1)病区护士如何为方大娘办理出院手续?

(2)方大娘出院后,其病床单位应如何处理?

【参考答案】

(一)选择题

1. E	2. D	3. D	4. E	5. B	6. D	7. A	8. C	9. E	10. D
11. A	12. B	13. D	14. D	15. E	16. E	17. D	18. B	19. D	20. E
21. A	22. C	23. B	24. E	25. A	26. B	27. C	28. D	29. E	30. A
31. E	32. B	33. C	34. B	35. A	36. D	37. B	38. D	39. D	40. D
41. A	42. C	43. D	44. D	45. B	46. E	47. D	48. A	49. E	50. D
51. B	52. A	53. D	54. E						

(二)填空题

1. 暂空床

2. 40~42　红

3. 特级护理　一级护理　二级护理　三级护理

4. 下肢　上肢

5. 四人

(三)简答题

1. 病人出院前的护理包括

(1)通知病人和家属;

(2)做好心理护理;

(3)进行健康教育;

(4)征求病人意见。

2.(1)移开床旁桌椅,松开盖被。

(2)在病人腰部、臀部下铺帆布中单或大单,将病人双手置于胸腹部。

(3)将平车推至床边,与病床纵向紧靠,大轮靠床头,固定车闸。

(4)甲护士站于床头,握住大单头端,或托住病人头、颈、肩部;乙护士站于床尾,握于大单尾端,或托住病人两腿;丙护士和丁护士分别站于病床及平车两侧,紧握大单或帆布中单四角,由一人发出口令,四人同时抬起,将病人轻放于平车中央。

3.(1)使用前检查平车,保持其性能完好,确保病人安全。

(2)搬运前妥善安置好病人身上的各种导管,避免导管脱落、扭曲、受压、液体逆流。运送过程中,不中断治疗,输液管、吸氧管及引流管等应保持通畅。

(3)搬运病人时遵循节力的原则,身体尽量靠近病人,两腿分开,扩大支撑面,保持平衡,同时动作要轻稳,协调一致,以保证病人的安全、舒适。

(4)病人卧于平车中央,头部位于大轮一端,因大轮转运次数少,可减轻运送过程中的颠簸不适感。

(5)运送过程中保持车速平稳、适宜。护士站于病人头侧,以利于观察病情,注意病人面色、呼吸、脉搏的变化。

(6)平车上、下坡时,病人的头部应位于高处一端,以免引起不适。

(7)昏迷病人采取去枕仰卧位,头偏向一侧;骨折病人,车上应垫木板,并固定好骨折部位。

(8)推车进出门时,应先将门打开,不可用车撞门,以免震动病人及损坏建筑物。

(9)如天气寒冷,注意保暖,避免病人受凉。

(四)综合分析题

1.(1)由住院处通知病区值班护士,根据病情做好接收新病人的准备。护士根据病人的病情、身体状况及医院条件,在卫生处置室对病人进行卫生处置,如理发、淋浴、更衣、剪指(趾)甲等。病人换下的衣服、不急用的物品及贵重物品需交给家属带回或按手续存放于住院处。住院处护士携门诊病历护送病人入病区,并与病区护士就病人的病情、治疗、护理措施及物品进行认真的交接,并记录。

(2)①准备床单位,将备用床改为暂空床,备好病人所需用物。②迎接新病人:护士应以热情的态度,亲切的语言迎接病人。③通知医生诊疗,必要时协助医生为病人体检。④建立住院病历及填写有关表格。⑤测量生命体征及体重,并记录于体温单相应栏内。⑥介绍与指导:向病人及家属介绍病区和病室环境、医院规章制度、床单位及相关设施的使用方法等。⑦执行医嘱,按"分级护理"实施护理工作。⑧通知营养室为病人准备膳食。⑨完成入院护理评估,制订护理计划。

2.(1)①执行出院医嘱,填写出院通知单,通知病人或家属办理出院手续,结算住院费用。②护士凭出院处方到药房领取病人出院后需继续服用的药物,交给病人或家属带回,并给予用药知识的指导。③协助病人及家属整理用物,归还寄存的物品,收回病人所借物品并消毒处理,开具物品带出证。④根据病人情况,采用不同方式护送病人出病区,如步行护送、轮椅或平车护送。

(2)①撤去病床上的污被服,放入污衣袋,送洗衣房处理; 床垫、床褥、枕芯、棉胎使用紫外线灯照射或臭氧消毒器消毒; 病床及床旁桌椅用消毒液擦拭消毒; 非一次性痰杯、脸盆、便器须浸泡消毒。②病室进行清扫、消毒,开窗通风,更新室内空气。③铺好备用床准备迎接新病人。

(万明欣)

第三章　舒适与安全

【要点提示】

1. 概念　舒适与不舒适的概念。

2. 影响舒适的因素　身体因素、心理因素、社会因素、环境因素。

3. 各种卧位及适用范围　仰卧位、侧卧位、半坐卧位、端坐位、俯卧位、头低足高位、头高足低位、膝胸卧位、截石位。

4. 协助病人更换卧位　一人协助病人翻身、二人协助病人翻身、轴线翻身、一人协助病人移向床头、二人协助病人移向床头。

5. 保护具的应用目的　防止高热、谵妄、昏迷、躁动不安及危重病人或患儿,因意识不清或其他原因而发生坠床等意外。

6. 疼痛的特征　疼痛是一种身体和心理不舒适的感觉,疼痛是个体身心受到伤害的危险信号,疼痛常伴有生理、情绪和行为反应。

【能力训练】

(一)选择题

A1型题

1. 腰椎穿刺后需采取

　A. 中凹卧位　　　　　　B. 侧卧位　　　　　　C. 去枕仰卧位

　D. 头高足低位　　　　　E. 屈膝仰卧位

2. 需用保护具的病人是

　A. 腹痛　　　　B. 哮喘　　　　　C. 谵妄　　　　D. 咯血　　　　E. 心衰

3. 协助病人更换卧位的间隔时间的根据是

　A. 病人的要求　　　　　B. 家属的要求　　　　　C. 护士安排决定

　D. 病情及局部受压情况　E. 病人的体重

4. 可减轻病人呼吸困难的体位是

　A. 平卧位　　　　　　　B. 右侧卧位　　　　　　C. 左侧卧位

　D. 半卧位　　　　　　　E. 头低足高位

5. 下列需采取被动卧位的是

　A. 腹膜炎病人　　　　　B. 支气管哮喘病人　　　C. 背部有外伤病人

　D. 瘫痪病人　　　　　　E. 心包积液病人

6. 腹部手术后采取半坐卧位与其无关的作用是

　A. 利于腹腔引流　　　　B. 促进血液循环　　　　C. 利于伤口愈合

　D. 防止膈下脓肿　　　　E. 减少炎症扩散

7. 颅脑术后病人头部卧于健侧主要是为了防止

    A. 呕吐   B. 头痛   C. 休克   D. 脑疝   E. 惊厥

8. 下肢烧伤的病人适宜采用的保护具是

    A. 床档   B. 波氏夹克   C. 支被架

    D. 膝部约束带   E. 尼龙褡扣约束带

9. 护士为昏迷病人翻身侧卧,操作不正确的是

    A. 将病人两手放于腹部,两腿屈膝

    B. 依次将病人上半身、下半身移到近侧

    C. 护士两手分别扶肩、膝部轻推病人转向对侧

    D. 按侧卧位摆放病人并置软枕

    E. 护士双脚并拢,上身直立,符合节力原则

10. 发现孕妇胎膜早破,羊水流出时应立即安置

    A. 膝胸位   B. 截石位   C. 屈膝仰卧位

    D. 头低足高位   E. 中凹卧位

11. 为预防压疮,使病人舒适可采取

    A. 俯卧位和半坐卧位交替使用   B. 侧卧位和平卧位交替使用

    C. 膝胸位和侧卧位交替使用   D. 中凹卧位和头低足高位交替使用

    E. 半坐卧位和俯卧位交替使用

12. 膀胱镜检查采用的体位是

    A. 去枕仰卧位   B. 膝胸位   C. 俯卧位

    D. 头低足高位   E. 截石位

13. 预防脑水肿减轻颅内压应采用

    A. 头低足高位   B. 头高足低位   C. 平卧位

    D. 去枕仰卧位   E. 半坐位

14. 大咯血窒息急救时病人应取的体位

    A. 头低足高位   B. 去枕平卧位   C. 平卧位,头偏向一侧

    D. 患侧卧位   E. 端坐位

15. 一般病人短时间行肛门直肠检查常用的体位是

    A. 左侧卧位   B. 膝胸卧位   C. 蹲位   D. 截石位   E. 俯卧位

16. 抢救休克病人的正确体位是

    A. 中凹卧位   B. 半卧位   C. 俯卧位

    D. 侧卧位   E. 头低脚高位

A2型题

17. 李女士,35岁。剖宫产手术后回病房,为病人翻身时,护士下列操作不正确的是

    A. 翻身前检查导管是否扭曲

    B. 翻身前检查敷料是否脱落

    C. 如敷料浸湿应先翻身后换药

    D. 翻身时发现皮肤发红,应增加翻身次数

    E. 颅脑术后病人卧于健侧

18. 张叔叔,3日前急诊入院,今晨呕血800ml后胸闷气促、脉搏细数,四肢厥冷,血压70/50mmHg,护士应立即将其安置为

    A. 中凹卧位   B. 去枕仰卧位   C. 半坐卧位

    D. 头高脚低位   E. 侧卧位

19. 赵女士,妊娠32周,经检查是胎儿臀位,护士为其矫正胎位应采取的体位是

    A. 屈膝仰卧位   B. 头低足高位   C. 头高足低位

    D. 膝胸卧位   E. 截石位

20. 李阿姨,50岁。因腹部不明原因剧痛急诊入院。值班医生为其腹部触诊检查时应取的体位是

    A. 头高足低位   B. 半坐卧位   C. 侧卧位

    D. 屈膝仰卧位   E. 膝胸位

21. 刘叔叔,57岁。有机磷农药中毒,神志不清、躁动不安,以急诊收入院。静脉输液时,需用宽绷带限制病人手腕的活动,使用宽绷带约束时,应重点观察

    A. 衬垫是否垫好   B. 约束带松紧度   C. 肢体是否脱出

    D. 神志是否清楚   E. 局部皮肤颜色

22. 李阿姨,52岁。诊断为阑尾炎,为病人硬膜外麻醉,行阑尾切除术,术后回病房,护士为其安置的正确体位是

    A. 中凹卧位4小时   B. 去枕仰卧位6小时   C. 屈膝仰卧位4小时

    D. 半坐卧位6小时   E. 右侧卧位4小时

23. 王叔叔,因车祸造成颅骨骨折,需行颅骨牵引,护士应为病人安置的卧位是

    A. 仰卧位   B. 侧卧位   C. 头高足低位

    D. 头低足高位   E. 健侧卧位

24. 张阿姨,行甲状腺切除术,术后采取半坐卧位的目的是

    A. 有利于伤口愈合   B. 避免疼痛   C. 减少局部出血

    D. 利于治疗和护理   E. 改善呼吸困难

25. 刘阿姨,55岁。乳腺癌准备在全麻下行乳癌根治术。回病房后应采取的正确体位是

    A. 头高脚低位   B. 头低脚高位   C. 去枕仰卧位

    D. 侧卧位   E. 中凹位

26. 李女士,28岁。怀孕6周,为纠正胎位不正采用膝胸卧位,下列错误的是

    A. 病人跪卧,两小腿平放床上稍分开   B. 大腿与床面呈45°角

    C. 胸贴床面,臀部抬起   D. 头偏向一侧

    E. 两臂屈肘,放于头的两侧

27. 刘奶奶,70岁。有冠心病史,可疑直肠癌,准备进行直肠检查,应采用

    A. 仰卧位   B. 侧卧位   C. 俯卧位   D. 蹲位   E. 截石位

28. 王女士,30岁。怀孕10个月,夜12点,阴道流出水样物约300ml,无子宫规律收缩征象急诊入院,诊断为胎膜早破,入院应采取的卧位是

    A. 头高足低位   B. 去枕仰卧位   C. 头低足高位

    D. 屈膝仰卧位   E. 膝胸卧位

29. 护士小张为病人进行热疗时,不慎手被热水袋烫伤,小张的损伤属于
    A. 生物性损伤   B. 化学性损伤   C. 物理性损伤
    D. 心理性损伤   E. 社会性损伤

A3/A4型题

(30~31题共用题干)

王叔叔,50岁,甲状腺术后回病房。

30. 王叔叔应采取的卧位是
    A. 头高足低位   B. 半坐卧位   C. 侧卧位   D. 屈膝仰卧位   E. 膝胸位

31. 护士为王叔叔采取此卧位的主要目的是
    A. 减轻局部出血   B. 预防感染   C. 避免疼痛
    D. 改善呼吸困难   E. 有利于伤口愈合

(32~33题共用题干)

李女士,32岁,妊娠30周。

32. 若李女士产前检查,发现胎位不正,为矫正胎位,应采用的体位是
    A. 去枕仰卧位   B. 半坐卧位   C. 左侧卧位
    D. 中凹卧位   E. 膝胸位

33. 若李女士自然分娩可采用的体位是
    A. 屈膝仰卧位   B. 头低脚高位   C. 截石位
    D. 中凹卧位   E. 半坐卧位

(34~36题共用题干)

王女士,26岁,初产妇,孕40周。临产后宫缩强,宫口开大9cm时自然破膜。破膜后不久突然出现呛咳、呼吸困难、发绀,血压50/30mmHg。

34. 此时应采取的护理措施是
    A. 平卧位,头偏向一侧   B. 绝对卧床,抬高床尾   C. 左侧卧位
    D. 半卧位同时吸氧   E. 低流量给氧

35. 立即为王女士实施剖宫产手术,术后采取半坐卧位的目的是
    A. 减轻腹部切口缝合处的张力,缓解切口疼痛
    B. 利于治疗和护理   C. 改善呼吸困难
    D. 增强机体抵抗力   E. 减轻心肺的负荷

36. 王女士产后5天有奶水,为孩子喂奶采取的最佳姿势是
    A. 端坐位   B. 半坐卧位   C. 侧卧位   D. 仰卧位   E. 头高足低位

(二)填空题

1. 不舒适通常表现为_____、紧张、_____、不能入睡、_____、_____。
2. 根据卧位的平衡稳定性,卧位可分为_____、_____。
3. 疼痛的特征_____、_____、_____。
4. 仰卧位包括_____、_____、_____。
5. 常见不安全因素有_____、_____、_____、_____、_____。

(三)简答题

1. 休克病人应采取哪种体位?如何安置?

2. 叙述使用保护具的注意事项。

3. 维持舒适卧位的基本要求有哪些?

(四)综合分析题

1. 李奶奶,76岁。吸烟20余年,5年前因肺心病收治入院,近两天来,呼吸困难不能平卧,食欲缺乏,为进一步治疗,来院诊治,经查体观其胸廓呈桶状胸,听诊呼吸音粗,经心电、X光片等检查,诊断为慢性阻塞性肺源性心脏病,需住院治疗。

(1)李奶奶因呼吸困难不能平卧,而焦虑不安,作为病区护士应为李奶奶安置何种卧位?

(2)为什么采取此种体位?

2. 张叔叔,50岁,外来务工人员。在一家工地打工,不慎被从高空坠落的木板砸伤,被送往医院治疗,以"颈椎骨折、右下肢骨折"收入院,行颅骨牵引、右下肢石膏固定等治疗。为张叔叔翻身时应注意哪些问题?

【参考答案】

(一)选择题

1. C	2. C	3. D	4. D	5. D	6. B	7. D	8. C	9. E	10. D
11. B	12. E	13. B	14. A	15. B	16. A	17. C	18. A	19. D	20. D
21. E	22. B	23. C	24. C	25. C	26. B	27. B	28. C	29. C	30. B
31. A	32. E	33. C	34. D	35. A	36. A				

(二)填空题

1. 烦躁不安 精神不振 消极失望 身体无力

2. 稳定性卧位 不稳定性卧位

3. 疼痛是一种身体和心理不舒适的感觉 疼痛是个体身心受到伤害的危险信号 疼痛常伴有生理 情绪和行为反应

4. 去枕仰卧位 中凹卧位 屈膝仰卧位

5. 物理性损伤 化学性损伤 生物性损伤 心理性损伤 医源性损伤

(三)简答题

1. 中凹卧位

安置:抬高病人头胸部约10°~20°,抬高下肢约20°~30°。

2.(1)严格掌握保护具使用的适应证,使用前做好解释工作,维护病人自尊。

(2)正确选择保护具的类型,保护具只能短期使用。

(3)使用约束带时肢体关节处于功能位,松紧适宜,以能伸进1~2手指为宜,每15~30分钟观察一次被约束部位的血液循环情况,每2小时定时松解一次,必要时局部按摩,发现异常及时处理。

(4)使用床档时,应加强巡视,及时满足病人需求。

(5)使用支被架时应注意保暖。

(6)记录使用保护具的原因、开始和结束的时间、观察结果以及护理措施。

3. 舒适卧位是病人卧床时,身体各部位处于合适的位置,达到完全放松的目的。维持舒适卧位的基本要求包括:

(1)卧位姿势:尽量符合人体力学的要求,使体重平均分布于身体的各个部位,关节处于正常的功能位,避免关节僵硬。

（2）体位变换:改变卧位姿势,如长期卧床病人至少每2小时更换1次卧位,以促进局部血液循环。

（3）身体活动:病人身体各部位每天均应活动,改变卧位时应进行关节活动练习。除禁忌证外如关节扭伤、骨折急性期等。

（4）减少受压:预防压疮,加强受压处皮肤护理,如骨突处等。

（5）保护隐私:当病人卧床或护理人员对其进行护理操作时,适当遮盖病人身体,保护病人隐私,促进病人身心舒适。

（四）综合分析题

1.（1）半坐卧位。

（2）由于重力作用,部分血液滞留在下肢和盆腔,使静脉血液回流减少,从而减轻肺部淤血和心脏负担。半坐卧位使膈肌下降,有利于呼吸肌的活动,利于气体交换,增加肺活量,改善呼吸困难。

2. 翻身前检查敷料是否有脱落,如有应先换药再翻身。张叔叔有颅骨牵引,翻身时不可放松牵引;下肢石膏固定,翻身后应将伤口侧处于适当位置,防止受压,翻身后检查各种导管是否脱落、移位、受压,并保持通畅。翻身时注意节力原则,让张叔叔尽量靠近护士,使重力线通过支撑面保持平衡,缩短重力臂。

（杨艳红）

第四章 医院感染的预防与控制

【要点提示】

1. 医院感染　医院感染的概念,医院感染的分类,医院感染的形成,医院感染的预防与控制。

2. 清洁、消毒、灭菌　清洁、消毒、灭菌的概念,物理消毒灭菌方法,常用的化学消毒剂。

3. 洗手与手的消毒　七步洗手法及手的消毒。

4. 无菌技术　基本概念、无菌技术操作原则及无菌技术基本操作。

5. 隔离技术　隔离区划分、隔离原则、隔离种类及措施、隔离技术。

【能力训练】

(一)选择题

A1型题

1. 煮沸消毒金属器械时,为增强杀菌作用和去污防锈,水中可加入

  A. 1%~2%碳酸氢钠　　　　B. 2%~3%乳酸钠　　　　C. 0.1%~0.2%硫酸钠

  D. 1%~2%亚硝酸钠　　　　E. 1%~2%氢氧化钠

2. 热力消毒灭菌法应除外

  A. 压力蒸汽灭菌法　　　　B. 煮沸法　　　　C. 熏蒸法

  D. 燃烧法　　　　E. 干烤法

3. 护士进行煮沸消毒,操作不正确的是

  A. 消毒前先将物品刷洗干净　　　　B. 将消毒物品全部浸没在水中

  C. 水沸后开始计算消毒时间　　　　D. 中间添加物品需重新计时

  E. 消毒的物品,待使用时再取出

4. 不宜选用燃烧法灭菌的物品是

  A. 坐浴盆　　　　B. 组织剪　　　　C. 培养瓶口及瓶塞

  D. 避污纸　　　　E. 铜绿假单胞菌污染的敷料

5. 目前临床应用最普遍、效果最可靠的物理灭菌方法是

  A. 熏蒸　　　　B. 紫外线照射　　　　C. 浸泡

  D. 压力蒸汽灭菌　　　　E. 电离辐射

6. 手提式压力蒸汽灭菌器灭菌所达的压力是

  A. 60~80kPa　　　　B. 90~100kPa　　　　C. 103~137kPa

  D. 140~150kPa　　　　E. 151~160kPa

7. 预真空压力蒸汽灭菌器灭菌所需温度是

  A. 137℃　　　　B. 132℃　　　　C. 126℃　　　　D. 121℃　　　　E. 105℃

159

8. 当预真空压力蒸汽灭菌器的压力达205.8kPa时,灭菌所需的时间是

    A. 4~5分钟   B. 5~10分钟   C. 10~15分钟   D. 15~20分钟   E. 20~30分钟

9. 日光曝晒法达到消毒目的的时间是

    A. 2小时   B. 3小时   C. 4小时   D. 5小时   E. 6小时

10. 关于紫外线灯管杀菌,错误的描述是

    A. 对芽胞有效

    B. 使菌体蛋白光解变性

    C. 对生长期的细菌敏感性强

    D. 灯管照射强度至少每6个月检测一次

    E. 灯管检测强度少于≤70uW/cm应停止使用

11. 紫外线消毒物品不妥的是

    A. 将消毒物品摊开或挂起   B. 照射距离小于1m

    C. 通电后计时,至少30分钟   D. 相对湿度40%~60%

    E. 连续使用需间歇3~4分钟

12. 可用于空气消毒的化学消毒剂是

    A. 环氧乙烷   B. 过氧乙酸   C. 过氧化氢   D. 戊二醛   E. 苯扎溴铵

13. 手术器械灭菌应采用的方法是

    A. 熏蒸法   B. 高压蒸汽灭菌法   C. 煮沸消毒法

    D. 烤箱干热灭菌法   E. 微波消毒灭菌法

14. 违反无菌物品使用原则的是

    A. 用无菌持物钳取无菌物品

    B. 无菌物品取出未用立即放回无菌容器中

    C. 打开后的无菌包内物品24小时后失效

    D. 一套无菌物品仅供一人使用

    E. 操作时手臂保持在腰部或治疗台面以上

15. 关于无菌物品保管,错误的描述是

    A. 无菌物品和非无菌物品应分别放置

    B. 无菌物品必须存放在无菌容器和无菌包内

    C. 无菌包外要注明物品的名称、灭菌日期

    D. 先消毒的物品应先使用

    E. 无菌包受潮应提前使用

16. 干置无菌持物钳有效时间为

    A. 4小时   B. 8小时   C. 12小时   D. 16小时   E. 20小时

17. 无菌容器使用错误的是

    A. 开盖后将内面向下放稳

    B. 无菌物品取出未用不可放回

    C. 手指不可触及无菌容器的边缘与内面

    D. 用毕将无菌容器盖盖严

    E. 无菌容器每周消毒一次

18. 取用无菌溶液时,首先应核对
　　A. 瓶盖有无松动　　　　B. 瓶体有无裂痕　　　　C. 溶液名称
　　D. 溶液澄清度　　　　E. 有效期

19. 开启的无菌溶液可保存
　　A. 4小时　　　B. 8小时　　　C. 12小时　　　D. 24小时　　　E. 48小时

20. 无菌包浸湿后应采取
　　A. 晒干后使用　　　　B. 烤干后使用　　　　C. 立即用完
　　D. 4小时内用完　　　　E. 重新灭菌后使用

21. 铺好的无菌盘的有效时间是
　　A. 48小时　　　B. 24小时　　　C. 12小时　　　D. 8小时　　　E. 4小时

22. 无菌持物钳不可用于
　　A. 取无菌敷料　　　　B. 取无菌器械　　　　C. 取无菌凡士林纱条
　　D. 取无菌治疗巾　　　　E. 取乙醇棉球

23. 需采取保护性隔离措施的病人是
　　A. 高热　　　B. 白血病　　　C. 昏迷　　　D. 休克　　　E. 阑尾炎手术

24. 穿隔离衣时应避免污染的部位是
　　A. 衣领　　　B. 两肩　　　C. 腰部　　　D. 腋下　　　E. 袖口

25. 脱隔离衣时首先应
　　A. 解领扣　　　B. 解袖　　　C. 解腰带　　　D. 摘口罩　　　E. 消毒双手

26. 护士穿隔离衣后禁止进入的区域是
　　A. 病区走廊　　　B. 医护办公室　　　C. 病室　　　D. 配餐室　　　E. 护士站

A2型题

27. 护士小王,对ICU病室空气进行紫外线消毒,其准备工作不妥的是
　　A. 屏风遮挡病人　　　　B. 阻止人员走动　　　　C. 测量空气的温湿度
　　D. 检测灯管照射强度　　　　E. 擦拭紫外线灯管上的灰尘

28. 护士小张给病人换药,为避免浸泡消毒的器械上残留的化学消毒剂刺激伤口,下列最佳的做法是
　　A. 选择苯扎溴胺浸泡器械
　　B. 擦干残留的化学消毒剂
　　C. 降低消毒液的浓度,延长浸泡时间
　　D. 甩干器械上的消毒液
　　E. 用无菌的等渗盐水冲净器械上的消毒液

29. 护士为病人洗胃,不慎将高锰酸钾洗胃液溅到白服上,去除宜选用
　　A. 0.2%~0.5%过氧乙酸溶液浸泡　　　　B. 95%乙醇浸泡
　　C. 草酸溶液浸泡　　　　D. 氨水浸泡
　　E. 过氧化氢溶液浸泡

30. 病儿小丽,5天牙关紧闭,苦笑面容,医生诊断为破伤风。为该病儿脐部护理时换下的敷料最佳的处理方法是
　　A. 扔于污物桶中　　　　B. 高压蒸汽灭菌　　　　C. 过氧乙酸浸泡

D. 紫外线照射　　　　　E. 焚烧

31. 护生小李练习戴无菌手套,指导老师需纠正的操作是

　　A. 摘手表、洗手、戴口罩和工作帽　　　　B. 核对手套号码和灭菌日期

　　C. 未戴手套的手不可接触手套的内面　　　D. 戴手套的手可接触手套的外面

　　E. 将手套套于工作服衣袖外面

32. 护士小李在传染病区为病人进行健康教育,指导肝炎病人进行餐具消毒。正确的方法是

　　A. 煮沸5分钟　　　　　　　　　　　B. 3%漂白粉浸泡2小时

　　C. 紫外线灯管照射20分钟　　　　　　D. 0.5%过氧乙酸浸泡30~60分钟

　　E. 0.01%氯己定浸泡30分钟

33. 患者男,36岁。HIV感染者,门诊护士为其采集血标本时,不慎将血液滴在采血台面上,处理此台面护士应采取的措施是

　　A. 紫外线照射　　　　　　　　　B. 清水刷洗

　　C. 卫生纸擦拭　　　　　　　　　D. 清水毛巾擦拭

　　E. 消毒液擦拭

34. 护士小杨,用手提式压力蒸汽灭菌器消毒物品,错误的方法是

　　A. 外层筒内加入适量水　　　　　B. 将敷布包放于棉签罐上

　　C. 通电并关闭排气阀　　　　　　D. 压力达103kPa,保持20~30分钟

　　E. 断电后压力降至0点,缓慢开盖

35. 王叔叔,男,46岁。左下肢发生气性坏疽,其换下的敷料应

　　A. 紫外线消毒　　　　B. 高压蒸汽灭菌　　　　C. 过氧乙酸浸泡

　　D. 焚烧　　　　　　　E. 甲醛熏蒸

36. 李伯伯,男性,55岁。患乙型肝炎住感染科,护士告诉病人属于半污染区的是

　　A. 医生值班室　　　B. 病室及厕所　　　　C. 病区内走廊

　　D. 浴室　　　　　　E. 治疗室

37. 张阿姨,43岁。诊断为"甲型肝炎"收住入院。护士护理病人穿过的隔离衣,被视为清洁部位的是

　　A. 胸前　　　B. 领口　　　C. 背部　　　D. 袖子　　　E. 腰带以下

38. 李叔叔,40岁。不慎被烧伤。Ⅱ度烧伤面积达45%,入院后应采用

　　A. 严密隔离　　　　　B. 接触隔离　　　　C. 呼吸道隔离

　　D. 消化道隔离　　　　E. 保护性隔离

39. 护士学生王飞取一次性无菌输液器,不恰当的做法是

　　A. 检查输液器名称　　　　　　　B. 检查有效期

　　C. 检查真空包装质量　　　　　　D. 用手撕开封包

　　E. 用无菌持物钳取出输液管

40. 护士小王,为破伤风病人换药时发现手套破裂,正确的处理方法是

　　A. 立即更换　　　　　　　　　　B. 用胶布将破裂处粘好

　　C. 用乙醇棉球擦拭手套　　　　　D. 用无菌纱布将破裂处缠好

　　E. 再加套一副手套

41. 陈某,男,27岁。在单位工作时,由于钢水溅出,造成三度烧伤达70%,护士为该病人实施隔离护理,应采取
    A. 接触隔离　　　　　B. 严密隔离　　　　　　　C. 消化道隔离
    D. 呼吸道隔离　　　　E. 保护性隔离

A3/A4型题

(42~46题共用题干)

学生郭静,17岁。发热、上腹疼痛、巩膜黄染、食欲减退,伴恶心呕吐就诊,经医生初步诊断为急性黄疸性肝炎,收入院治疗。

42. 对学生郭静应实行的隔离是
    A. 接触隔离　　　　　B. 肠道隔离　　　　　　　C. 保护性隔离
    D. 严密隔离　　　　　E. 呼吸道隔离

43. 对郭静的隔离措施不正确的是
    A. 与同室的伤寒病人做好床边隔离　　B. 每一病床应加隔离标记
    C. 餐具专用,便器可共用　　　　　　D. 病室无蟑螂、无鼠,有防蝇措施
    E. 排泄物应消毒处理后才能倒掉

44. 护士违反隔离原则的做法是
    A. 接触污染物时应戴手套　　　　　　B. 戴口罩、帽子、穿隔离衣后进入病室
    C. 有计划并集中执行各项操作　　　　D. 接触污染物品后必须消毒双手
    E. 与伤寒病人共用一件隔离衣

45. 护士脱隔离衣不正确的方法是
    A. 松腰带、打活节、解袖扣　　　　　B. 在肘部将部分衣袖塞入工作服袖下
    C. 刷手后解领扣　　　　　　　　　　D. 脱衣袖,双手只接触隔离衣的内面
    E. 隔离衣外面向外挂在走廊

46. 对郭静使用过的物品,不正确的处理是
    A. 体温表用过氧乙酸浸泡　　　　　　B. 听诊器采用微波消毒
    C. 排泄物用含氯石灰消毒　　　　　　D. 餐具、痰杯煮沸消毒
    E. 信件、书报用环氧乙烷气体熏蒸消毒

(47~50题共用题干)

李阿姨,42岁,患有白血病,骨髓移植后第2天。

47. 对李阿姨应采取的隔离种类是
    A. 严密隔离　　B. 接触隔离　　C. 保护性隔离　　D. 体液隔离　　E. 肠道隔离

48. 对李阿姨的隔离措施不妥的是
    A. 安置专用单人隔离室
    B. 未经消毒处理的物品不可带入病室
    C. 病室空气、物品、地面应严格消毒并通风
    D. 探视者应采取相应的隔离措施
    E. 接触病人前后应认真洗手

49. 探视者应学习掌握的隔离技术不包括
    A. 测量血压　　B. 穿脱隔离衣　　C. 洗手　　　　D. 戴口罩　　　　E. 使用避污纸

50. 护理人员实施护理时不妥的是
    A. 护理人员的着装必须灭菌处理　　　B. 接触病人前后必须认真洗手
    C. 护士感冒应戴两个纱布口罩　　　　D. 病室应按规定严格消毒
    E. 所有物品必须经消毒、灭菌后带入病室

（51~54题共用题干）

马大爷,67岁。几天来出现腹痛、频繁腹泻、排黏液脓血便、里急后重,体温高达41℃,初步诊断为细菌性痢疾,收入传染病区。

51. 入院后应为病人采用
    A. 严密隔离　　　　　B. 消化道隔离　　　　　C. 呼吸道隔离
    D. 接触性隔离　　　　E. 保护性隔离

52. 护士小张为马大爷静脉输液,她用过的隔离衣,清洁面应是
    A. 衣的内面和衣领　　B. 衣的肩部　　　　　　C. 腰以上的部分
    D. 腰以下的部分　　　E. 背部

53. 护士小赵去护理马大爷同屋的孙先生,恰遇马大爷的手表掉落在地上,小赵想用避污纸帮马大爷捡起手表,使用避污纸的方法是
    A. 掀页撕取　　　　　B. 经他人传递　　　　　C. 从页面抓取
    D. 用镊子夹取　　　　E. 戴手套后拿取

54. 马大爷病愈出院,护士小赵为其做终末消毒处理,操作错误的是
    A. 病室用1%的过氧乙酸溶液熏蒸　　　B. 地面用2000ml/L含氧消毒剂喷洒
    C. 床及桌椅用0.2%过氧乙酸溶液擦拭　D. 被服类消毒后送洗衣房清洗
    E. 血压计及听诊器用微波消毒法消毒

（55~57题共用题干）

李阿姨,40岁。10天前足趾被玻璃划伤,近两天发热、厌食、说话受阻、咀嚼困难、呈苦笑面容,急诊入院。

55. 接诊护士应为病人实施
    A. 严密隔离　　　　　B. 消化道隔离　　　　　C. 呼吸道隔离
    D. 接触性隔离　　　　E. 保护性隔离

56. 对于病人使用过的毛毯,正确的处置是
    A. 送洗衣房清洗　　　B. 高压蒸汽消毒　　　　C. 紫外线照射1小时
    D. 日光下曝晒4小时　 E. 乳酸熏蒸消毒

57. 用紫外线消毒病室时,错误的措施是
    A. 提前擦净灯管表面的灰尘　　　　　B. 照射时间不少于30分钟
    C. 灯亮开始计时　　　　　　　　　　D. 病室应先做清洁卫生
    E. 有效照射距离不超过2m

（二）填空题

1. 医院内感染的发生必须具备_____、_____和_____三个基本条件。
2. 空气传播可分为_____、_____和_____三种。
3. 下排式压力蒸汽灭菌时,当压力在_____、温度达_____,经_____分钟即达灭菌目的。
4. 压力蒸汽灭菌效果的检测方法有_____、_____及_____三种。

5. 日光具有一定的灭菌力,一般曝晒_____小时可达消毒目的。

6. 紫外线消毒室内空气时,有效距离不超过_____,照射时间不少于_____,从灯亮_____开始计时。

7. 隔离种类有_____、_____、_____、_____、_____、_____、_____。

8. 无菌持物钳浸泡在盛有消毒剂的容器内,消毒液面以浸没钳_____或镊子的_____。

9. 化学消毒剂使用的方法有_____、_____、_____、_____。

10. 无菌物品在未被污染的情况下有效期为_____,已铺好的无菌盘有效期为_____,无菌溶液一次未使用完,有效期为_____。

（三）简答题

1. 简述引起医院感染的主要原因。

2. 简述执行无菌操作时,应遵循哪些原则。

3. 简述化学消毒剂的使用原则。

（四）综合分析题

病人,男,68岁,农民。因左下肢静脉曲张致小腿坏死溃疡收住院治疗。入院查: T 38.7℃,P 88次/分, R 24次/分, BP 134/84mmHg,左小腿内侧有一4cm×6cm溃疡面,周边有黑色坏死组织;肝功能检查结果: HBsAg(+)。护士准备为病人的溃疡处换药。请问:

1. 换药器械最好采取哪种方法灭菌?

2. 换药后的器械该如何处理?

3. 护士为其换药时应如何进行自我防护?

【参考答案】

（一）选择题

1. A	2. C	3. E	4. B	5. D	6. C	7. B	8. A	9. E	10. A
11. C	12. B	13. B	14. B	15. E	16. A	17. A	18. C	19. D	20. E
21. E	22. C	23. B	24. A	25. C	26. D	27. B	28. A	29. E	30. E
31. C	32. D	33. E	34. C	35. D	36. C	37. B	38. E	39. E	40. A
41. E	42. B	43. C	44. E	45. E	46. B	47. C	48. C	49. A	50. C
51. B	52. A	53. C	54. E	55. D	56. C	57. C			

（二）填空题

1. 感染源　传播途径　易感宿主

2. 飞沫传播　飞沫核传播　菌尘传播

3. 103~137.30kPa　121~126℃　15~30

4. 物理监测法　化学监测法　生物监测法

5. 6

6. 2m　30分钟　5~7分钟

7. 严密隔离　呼吸道隔离　肠道隔离　接触隔离　血液-体液隔离　昆虫隔离　保护性隔离

8. 轴节以上2~3cm　1/2

9. 浸泡法　擦拭法　喷雾法　熏蒸法

10. 7天　4小时　24小时

（三）简答题

1. 引起医院感染的主要原因包括

（1）医务人员对医院感染的严重性认识不足。

（2）医院感染管理制度不健全。

（3）易感病人增多。

（4）大量新型抗生素的应用不当。

（5）介入性诊治手段的广泛应用。

（6）医院布局不合理和隔离设施不健全。

2. 进行无菌操作时,应遵守以下无菌操作原则

（1）无菌技术操作的环境应清洁、宽敞。操作前30分钟停止清扫地面,减少人员走动。

（2）操作者要修剪指甲并洗手,戴帽子和口罩,必要时穿无菌衣、戴无菌手套。

（3）无菌物品与非无菌物品应分开放置,无菌物品必须存放在无菌包或无菌容器内,无菌包或容器外要注明物品名称、灭菌日期,并按灭菌日期的先后顺序摆放;无菌包在未被污染的情况下,有效期一般为7天,一旦过期或受潮均应重新灭菌。

（4）取用无菌物品必须使用无菌持物钳;无菌物品一经取出,即使未用,也不可放回无菌容器内。

（5）进行无菌操作时,操作者应与无菌区域保持一定距离,并面向无菌区;手臂应保持在腰部或操作台平面以上,不可跨越无菌区,手不可触及无菌物品;如无菌物品疑有污染或已被污染,应予以更换并重新灭菌。

（6）一套无菌物品只供一位病人使用,以防止交叉感染。

3. 化学消毒剂的使用原则包括

（1）能用物理方法消毒灭菌的,尽量不使用化学消毒灭菌法。

（2）根据物品的性能及微生物的特性选择合适的消毒剂。

（3）严格掌握消毒剂的有效浓度、消毒时间及使用方法。

（4）消毒剂应定期更换,易挥发的消毒剂要加盖盛放,并定期检测、调整其浓度。

（5）浸泡消毒前,应将物品洗净、擦干再浸泡在消毒液内,并打开物品的轴节或套盖,管腔内注满消毒液。

（6）浸泡消毒后的物品,在使用前需用无菌蒸馏水或生理盐水冲洗,气体消毒剂消毒后的物品,待气体散发后再使用,以免消毒剂刺激人体组织。

（7）消毒液中不能放置纱布、棉花等物,因这类物品可吸附消毒剂而降低消毒效力。

（8）熟悉消毒剂的毒副作用,做好工作人员的防护。

（四）综合分析题

1. 换药器械最好采取高压蒸汽灭菌的方法进行灭菌,以达到无菌状态。

2. 换药后的器械应先用消毒液消毒,再按流程清洗,然后打包高压灭菌后备用。

3. 护士在为该病人换药时应戴手套,以防止溃疡面的分泌物污染双手。因该病人为乙型肝炎病毒携带者,护士还需防止锐器刺破手部皮肤造成经血液感染乙肝病毒。

（孙士兵）

第五章 医疗与护理相关文件记录

【要点提示】

1. 病历管理 记录的意义、原则、管理要求。

2. 护理相关文件的记录 体温单、医嘱单、护理记录单、病室报告、护理病历记录的原则及保管方法。

【能力训练】

（一）选择题

A1型题

1. 医疗文件的重要性不包括
   A. 提供病人的信息资料　　　　　B. 提供法律依据
   C. 提供流行病统计资料　　　　　D. 提供科研与教学资料
   E. 提供评价依据

2. 在体温单40~42℃之间相应时间栏内纵行填写的是
   A. 入院日数　　　　　　　　　　B. 入院时间
   C. 手术后日期　　　　　　　　　D. 特殊用药时间
   E. 检查、治疗时间

3. 出院病案整理后应交由
   A. 住院处保管　　　　B. 护理部保管　　　　C. 病区保管
   D. 医教科保管　　　　E. 病案室保管

4. 医疗护理文件记录时不正确的是
   A. 记录内容应真实准确
   B. 可以使用医学术语、通用的中文和外文缩写
   C. 采用法定的计量单位
   D. 出现错别字时，先去除原有字迹再更改
   E. 记录病人主观资料用引号标出

5. 医疗文件的书写要求不包括
   A. 记录及时、准确　　　　　　　B. 医学术语确切
   C. 内容简明扼要　　　　　　　　D. 文字生动、形象
   E. 记录者签全名

6. 体温单记录的内容不包括
   A. 病人姓名　　　　　B. 科室　　　　　C. 入院时间
   D. 手术名称　　　　　E. 病人体温

167

7. 日间需用蓝钢笔,夜间用红钢笔书写的护理文件是

    A. 体温单   B. 医嘱单   C. 入院护理评估单

    D. 出院护理评估单   E. 病区交班报告

8. 护士在书写病区报告时应先写

    A. 危重病人   B. 新入院的病人

    C. 手术的病人   D. 死亡、转出的病人

    E. 分娩的产妇

9. 护士执行口头医嘱错误的是

    A. 口头医嘱一般情况下均可执行   B. 执行时,护士应向医生复诵一遍

    C. 双方确认无误后执行   D. 执行后须补写医嘱

    E. 抢救病人时可以执行

10. 下列选项属于临时医嘱的是

    A. 地西泮5mg, qd   B. 半流质

    C. 吸氧, prn   D. 肥皂水灌肠   明晨

    E. 平卧位

A2型题

11. 张阿姨,59岁。因发热、胸痛、咳痰3天入院,入院后护士为她进行入院护理评估应在

    A. 2小时内完成   B. 6小时内完成   C. 12小时内完成

    D. 24小时内完成   E. 48小时内完成

12. 李伯伯,因病住院,护士当即建立了病人的住院病案。住院病案排列中位于最前面的是

    A. 入院记录   B. 病程记录   C. 护理病历

    D. 体温单   E. 医嘱单

13. 章先生,因急性乙型肝炎入院,需行消化道隔离,此项内容属于

    A. 不列入医嘱   B. 长期医嘱

    C. 临时医嘱   D. 长期备用医嘱

    E. 临时备用医嘱

14. 王奶奶,因高热作了物理降温,30分钟后复测了体温。护士在记录复测的体温时错误的措施是

    A. 降温前后两次体温符号间的连线用红笔绘制

    B. 降温30分钟后所测温度,用红圈表示

    C. 复测的体温绘制在降温前体温符号的同一纵格内

    D. 以虚线与降温前温度相连

    E. 下一个时间点所测体温的符号与复测体温符号相连

15. 护士小宋在处理下列医嘱中正确的是

    A. 长期医嘱栏内的医嘱无须转抄

    B. 长期备用医嘱只要病人有需要即可执行

    C. 临时医嘱分别转抄至各种长期执行单上

    D. 临时医嘱执行后,在医嘱单上记录执行时间并签执行护士全名

    E. 长期医嘱停止后,护士只需在执行单上注销相应项目即可

16. 吴叔叔,因病住院,某日测量体温时发现此次体温与上次测量结果差异较大。发现这种情况护士首先应
    A. 向医生报告　　　　　B. 无须处理　　　　　C. 予以核实
    D. 绘制体温单　　　　　E. 密切观察病人体温变化

17. 顾阿姨,52岁。胆囊切除术后。上午8时,病人自诉切口疼痛难忍,医生下医嘱"哌替啶50mg im sos",此项医嘱失效的时间是
    A. 当日15:00　　　　B. 当日17:00　　　　C. 当日20:00
    D. 当日23:00　　　　E. 次日9:00

18. 王先生,肿瘤晚期,需要药物止痛。护士对医嘱"盐酸曲马多50mg po prn"有疑问,护士应该
    A. 与另一护士核对执行　　　　B. 不执行
    C. 凭经验执行　　　　D. 向医生核实
    E. 与同组护士商量后执行

19. 苏阿姨,大便失禁。护士小孙需要将此内容记录到体温单上,表示大便失禁的符号是
    A.※　　　B.×　　　C.○　　　D.E　　　E.●

20. 刘先生,因交通事故入院治疗。出院后,法院根据刘某的住院病案给予肇事者量刑,这体现了病案记录的作用是
    A. 沟通信息　　　　B. 提供病人信息资料
    C. 提供质量评价依据　　　　D. 提供教学与科研资料
    E. 提供法律依据

21. 徐伯伯,60岁。头痛待查,医嘱:去痛片0.5mg po q6h prn,护士处理医嘱时,错误的是
    A. 停止医嘱时,应写明停止时间
    B. 每次执行后需记录
    C. 两次使用时间间隔2小时
    D. 当有停止医嘱时,方可停止执行
    E. 抄写在长期医嘱单上

22. 于阿姨,55岁。子宫肌瘤,次日手术,病人睡眠不佳,地西泮5mg肌内注射prn,此医嘱属于
    A. 临时医嘱　　　　B. 长期备用医嘱　　　　C. 临时备用医嘱
    D. 长期医嘱　　　　E. 指定时间的医嘱

23. 李先生,今晨因急性心肌梗死,急诊收入CCU抢救,医嘱给予心电监护及氧气吸入。该医嘱属于
    A. 长期医嘱　　　　B. 需立即执行的医嘱　　　　C. 长期备用医嘱
    D. 临时备用医嘱　　　　E. 临时医嘱

24. 护士小黄于下午4时巡视病房后书写交班报告,首先应写的是
    A. 5床,李某,于上午11时转科
    B. 23床,徐某,于上午9时手术
    C. 8床,李某,于上午10时入院
    D. 46床,孙某,下午行胸腔穿刺术
    E. 33床,刘某,病情危重

25. 李先生,行阑尾切除手术后,医生为其开手术后的长期医嘱,下列不符合要求的是

    A. 在手术前医嘱的最后一项下划一红横线,并用红笔写"术后医嘱"

    B. 红线以上如有空格,应用红笔从左至右顶格划一斜线

    C. 红线以上的长期医嘱仍然有效

    D. 处理医嘱者须签全名

    E. 医嘱处理后应认真核对

26. 康先生,40岁,面部手术后,自诉切口疼痛。医嘱给予安那度10mg im sos。该医嘱属于

    A. 临时医嘱   B. 长期医嘱   C. 长期备用医嘱

    D. 临时备用医嘱   E. 立即执行医嘱

27. 邢女士,28岁,因直肠癌根治术后7小时,护士在交接班时应做到

    A. 书面交班   B. 病区交班   C. 床边交班

    D. 口头、书面、床边交班   E. 与医生护士一起交班

A3/A4型题

(28~30题共用题干)

李叔叔,54岁。今日行结肠癌根治术。为减轻病人伤口疼痛,医嘱: 曲马多10mg im q12h prn。

28. 此医嘱属于

    A. 即刻执行的医嘱   B. 临时医嘱   C. 长期备用医嘱

    D. 临时备用医嘱   E. 长期医嘱

29. 在执行这项医嘱时,护士做法不正确的是

    A. 两次执行的间隔时间在6小时以上   B. 执行前须了解上次的执行时间

    C. 在临时医嘱栏内记录执行时间   D. 将医嘱转抄在长期医嘱栏内

    E. 过时未执行则用红笔写"未用"

30. 护士对病人术后医嘱错误的处理是

    A. 抄录完毕需两人核对无误后,签全名

    B. 将继续执行的医嘱按原来日期先后排列

    C. 在红线下方用蓝笔写上"重整医嘱"

    D. 在最后一行医嘱下面用红笔划一横线

    E. 必要时可以在术后进行重整医嘱

(31~33题共用题干)

孙先生,26岁。因高热急诊入院。查: T 38.8℃(腋温),P 116次/分,R 24次/分,BP 112/74mmHg。

31. 护士对体温测量结果有疑问,应

    A. 向资深护士询问   B. 直接将结果绘于体温单上

    C. 向医生报告   D. 不予理会

    E. 先检测体温计,然后重新测量

32. 经证实体温测量结果没有错误,护士在体温单上填写核实后体温符号为

    A. 蓝色"z"   B. 红色"z"

    C. 蓝色"v"   D. 红色"v"

    E. 在体温符号外画蓝色"○"

33. 根据病人病情,医生开出下列医嘱,需要立即执行的是
   A. 复方氨基比林2ml im st　　　　　　　　B. 一级护理　　　　C. 胸部X光片
   D. 等渗盐水250ml＋青霉素320万U/ⓥgtt bid　　E. 软食

（二）填空题

1. 医嘱的种类包括_____、_____和备用医嘱。

2. 执行医嘱应先执行_____医嘱,后执行_____医嘱。

3. 医疗护理相关文件记录的原则有：_____、_____、_____、_____、_____、_____。

4. 病人自行排便1次,灌肠后又排便2次,在体温单上记录为_____。

5. 长期医嘱有效期为_____,临时医嘱有效期为_____,"ST"医嘱需在_____内执行。

6. TPR曲线中口温符号为_____、脉搏符号为_____、呼吸符号为_____。

7. 一般情况下不执行口头医嘱,在_____或_____过程中医生提出口头医嘱时,护士必须向医生_____,双方确认无误后方可执行,但事后仍需及时由医生_____在医嘱单上。

（三）简答题

1. 简述医疗护理文件记录的意义。

2. 简述病案保管的要求有哪些。

3. 简述医嘱处理的原则及注意事项。

4. 简述病室报告的书写顺序。

5. 为什么护士执行医嘱要签全名？

6. 对新入院的病人,护士交班报告应书写哪些内容？

（四）综合分析题

王阿姨,行右侧乳腺癌根治术,于下午4时回病房,下午7时主诉刀口疼痛剧烈。医嘱: 哌替啶50mg, im, q6h, prn,用药后一般情况尚好,半夜11时病人又诉伤口疼痛,难以入眠。请问:

1. 此属何种医嘱？

2. 有何特点？

3. 假如你作为值班护士将如何处理？

【参考答案】

（一）选择题

1. C　　2. B　　3. E　　4. D　　5. D　　6. D　　7. E　　8. D　　9. A　　10. D

11. A　　12. D　　13. B　　14. E　　15. D　　16. C　　17. C　　18. D　　19. A　　20. E

21. C　　22. B　　23. B　　24. A　　25. C　　26. D　　27. D　　28. C　　29. E　　30. C

31. E　　32. C　　33. A

（二）填空题

1. 长期医嘱　临时医嘱

2. 临时医嘱　长期医嘱

3. 及时　准确　客观　完整　简要　清晰

4. 1^2/E

5. 24小时以上   24小时以内   15分钟

6. 蓝点   红点   蓝圈

7. 抢救   手术   复诵一遍   补写

（三）简答题

1. 医疗护理文件记录的意义包括：①沟通信息；②提供病人信息资料；③提供质量评价依据；④提供教学与科研资料；⑤提供法律依据。

2. 病案保管的要求包括：①住院病案应按规定放置，记录和使用后必须及时放回原处；②严禁任何人涂改、伪造、隐匿、销毁、抢夺、窃取医疗护理文件；③必须保持各种医疗与护理文件的清洁、完整，防止污染、破损、拆散和丢失；④病人和家属未经医护人员同意不得翻阅各种医疗与护理文件，也不能擅自将其携带出病区；⑤因科研、教学需要查阅病历的，需经相关部门同意，阅读后应当立即归还，且不得泄露病人隐私；⑥需要查阅、复印病历资料的病人、家属及其他机构的有关人员，应根据证明材料提出申请，由病区指定专门人员在申请人在场的情况下负责复印或者复制，并经申请人核对无误后，医疗机构加盖证明印记；⑦病人出院或死亡后的病案，整理后交病案室，体温单、医嘱单、特别护理记录单随病历放病案室长期保存，病区交班报告等由本病区保存一年，医嘱本保存两年，以备查阅。

3. 医嘱处理的原则：先急后缓；先临时后长期；先执行，再签名，医嘱执行者应在医嘱单上签全名。

医嘱处理的注意事项：

（1）医嘱需经医生签名后才视为有效，一般情况下不执行口头医嘱，在抢救或手术过程中医生提出口头医嘱时，护士必须向医生复诵一遍，双方确认无误后方可执行，事后需由医生及时补写医嘱。

（2）抄写及处理医嘱时，注意力要集中，做到认真、细致、准确、及时。要求字迹清楚，护士不得随意涂改。

（3）严格执行查对制度，发现疑问，须核对清楚后方可执行。医嘱须每班、每日核对，每周总查对，查对后签全名。

（4）凡需下一班执行的临时医嘱要及时交班，并在护士交班记录上注明。

（5）凡已写在医嘱单上而又不需执行的医嘱，由医生在该项医嘱栏内用红笔写"取消"，并在医嘱后用蓝笔签全名。

4. 病室报告的书写顺序为

（1）用蓝笔填写眉栏各项。

（2）先书写离开病室的病人。

（3）再书写进入病室的新病人。

（4）最后书写病室内重点护理病人。

5. 护士执行医嘱要签全名，表示该项医嘱已由某护士执行过了，避免重复，造成差错。执行医嘱是一项严肃的工作，也具有法律责任，签全名表示认真负责。

6. 对新入院的病人，护士交班报告应书写病人入科时间和状态，病人主诉发病经过和主要症状、体征，给予的治疗、护理措施和效果，需要重点观察项目及注意事项等。

（四）综合分析题

1. 属长期备用医嘱。

2. 此医嘱有效时间为24小时以上，必要时使用，两次执行之间有间隔时间，必须由医生注明停止时间后方失效。

3. 作为值班护士应将此项医嘱写在长期医嘱栏内，明确每次用药间隔时间是6小时，下午7时当病人主诉伤口疼痛时，护士可通过病情的观察和评估后执行医嘱，给予哌替啶50mg肌内注射，并在临时医嘱栏内记录，签全名。当夜间11时病人又诉伤口疼痛难以入睡，因与前次用药间隔小于6小时，故不宜再用哌替啶。护士应与值班医生商讨酌情给予其他镇静剂，并继续观察病人病情，如伤口情况、生命体征等，必要时陪伴在旁，给予安慰、关怀，取得病人理解与配合。

（陈昭君）

第六章 病人的清洁护理

【要点提示】

1. 常用口腔护理漱口溶液的选择

2. 压疮发生的原因 力学因素、潮湿刺激、营养不良、矫形肢体受限制。

3. 压疮的预防 压疮预防的护理措施。

4. 压疮的病理分期 淤血红润期、炎性浸润期、溃疡期。

5. 压疮各期的临床表现 淤血红润期: 红, 肿, 热, 痛, 麻木感; 炎性浸润期: 紫红色, 皮下有硬结, 有水疱形成; 溃疡期: 表皮水疱破溃, 真皮层疮面有黄色渗出液, 感染后有脓液覆盖, 组织坏死, 形成溃疡, 疼痛加剧。

6. 压疮的治疗 淤血红润期: 去除危险因素, 保持皮肤的完整性, 避免压疮进一步发展; 炎性浸润期: 保护皮肤, 预防感染; 溃疡期: 解除压迫、控制感染、清洁创面, 去除坏死组织和促进肉芽组织生长。

【能力训练】

(一) 选择题

A1型题

1. 口腔护理的目的不包括
   A. 保持口腔清洁
   B. 清除口腔内全部细菌
   C. 消除口臭、口垢
   D. 观察口腔黏膜和舌苔
   E. 预防口腔感染

2. 口腔pH低时易发生
   A. 真菌感染
   B. 铜绿假单胞菌感染
   C. 溃疡
   D. 出血
   E. 病毒感染

3. 口臭病人应选用的漱口液是
   A. 1%~4%碳酸氢钠
   B. 0.1%醋酸
   C. 等渗盐水
   D. 复方硼酸溶液(朵贝尔)
   E. 0.02%呋喃西林溶液

4. 为昏迷病人进行口腔护理时, 不需准备的用物是
   A. 血管钳   B. 吸水管   C. 张口器   D. 棉球   E. 手电筒

5. 具有广谱抗菌作用的漱口液是
   A. 生理盐水   B. 0.02%呋喃西林溶液   C. 朵贝尔溶液
   D. 2%~3%硼酸溶液   E. 1%~4%碳酸氢钠溶液

6. 病人的活动义齿取下后,应浸泡在
   A. 冷开水 　　　　　B. 生理盐水 　　　　　C. 碘酊
   D. 热开水 　　　　　E. 50%乙醇

7. 对长期应用抗生素的病人,观察口腔应特别注意
   A. 有无牙结石 　　　　　　B. 有无真菌感染
   C. 口唇是否干裂 　　　　　D. 有无口臭
   E. 牙龈有无出血

8. 昏迷病人需用张口器时,应从
   A. 门齿放入 　　　　B. 舌下放入 　　　　C. 臼齿处放入
   D. 尖牙处放入 　　　E. 以上都是

9. 为白血病病人进行口腔护理操作应特别注意
   A. 动作轻稳勿伤黏膜 　　　　B. 棉球不可过湿
   C. 涂甲紫 　　　　　　　　　D. 擦拭时勿触及咽部
   E. 取下义齿

10. 常用灭头虱的药液是
    A. 乙醇 　　B. 食醋 　　C. 过氧乙酸 　　D. 乙酸 　　E. 百部酊

11. 病人自行沐浴时,下列不妥的是
    A. 不用湿手接触电源开关 　　B. 浴室应闩门
    C. 用物准备齐全 　　　　　　D. 门外挂牌以示室内有人
    E. 贵重物品应妥善存放

12. 右上肢骨折病人脱穿衣服的顺序应是
    A. 先脱右肢,先穿右肢 　　B. 先脱左肢,先穿左肢
    C. 先脱左肢,先穿右肢 　　D. 先脱右肢,先穿左肢
    E. 可随意穿脱

13. 用50%乙醇按摩皮肤的目的是
    A. 去除污垢 　　　B. 消毒皮肤 　　　C. 润滑皮肤
    D. 促进血液循环 　E. 降低体温

14. 压疮淤血红润期的主要特点是
    A. 皮下产生硬结 　　　　B. 浅表组织有脓液流出
    C. 局部组织坏死 　　　　D. 表皮有水疱形成
    E. 局部皮肤出现红肿热痛

15. 长期卧床病人,为防止压疮,于身体空隙处垫软枕的目的是
    A. 减少压力,减少压强 　　B. 架空受压部位
    C. 减少受力面积,减少压强 D. 减少对皮肤的摩擦刺激
    E. 扩大受力面积,减少压强

16. 为重症病人做晨间护理应特别注意
    A. 全身皮肤清洁情况 　　B. 头发清洁情况
    C. 局部皮肤受压情况 　　D. 体位是否舒适
    E. 床单位是否整齐

A2型题

17. 刘叔叔,49岁。因外伤致截瘫。护士指导家属进行局部受压处的按摩,以预防压疮,家属按摩方法不正确的是
  A. 用手大小鱼际肌按摩   B. 蘸50%乙醇按摩
  C. 大小鱼际肌紧贴皮肤   D. 由轻至重,再由重至轻按摩
  E. 压力均匀,以皮肤紫红为度

18. 李伯伯,57岁,重症糖尿病。为预防并发酮症酸中毒,护士在做口腔护理时应密切观察
  A. 口唇是否干裂   B. 呼出气体是否有肝臭
  C. 呼出气体是否有烂苹果味   D. 呼出气体是否有大蒜味
  E. 舌苔变化情况

19. 张姐,27岁。因肋骨骨折已卧床2周余,护士为病人梳头时头发打结不易梳理,湿润头发可选用下列溶液中的
  A. 生理盐水   B. 0.02%呋喃西林溶液
  C. 0.1%苯扎溴铵   D. 煤酚皂溶液
  E. 30%乙醇

20. 李姐,25岁,妊娠31周,因合并高血压住院治疗。此病人应禁用
  A. 淋浴   B. 盆浴   C. 床上擦浴   D. 足浴   E. 阳光浴

21. 孙叔叔,60岁。因骨折卧床已经2周。护士在为病人床上洗头过程中,发现病人面色苍白,出冷汗,护士应立即采取的措施是
  A. 请家属协助洗发   B. 加快操作速度完成洗发
  C. 边洗发边通知医生   D. 鼓励病人再坚持片刻
  E. 停止操作,让病人平卧

22. 张叔叔,胃癌术后1个月。近日骶尾部皮肤有破溃,护士观察后认为是压疮溃疡期。其主要根据是
  A. 皮下有硬结   B. 局部皮肤发红、水肿
  C. 有触痛感   D. 皮肤表面呈紫红色
  E. 有脓性分泌物

23. 孙奶奶,80岁。左侧胫骨骨折,体质虚弱。护士为其进行晨间护理时最合适的顺序是
  A. 用便器—口腔护理—皮肤护理—扫床
  B. 口腔护理—用便器—皮肤护理—扫床
  C. 用便器—皮肤护理—口腔护理
  D. 扫床—用便器—皮肤护理—口腔护理
  E. 皮肤护理—扫床—用便器—口腔护理

24. 王爷爷,因长期卧床,骶尾部出现一较深的疮面,有脓液流出,可见周围少量黑色坏死组织。最恰当的护理措施是
  A. 用50%乙醇按摩疮面及周围皮肤
  B. 用厚层滑石粉包扎
  C. 用生理盐水冲洗后,自然干燥
  D. 仅用红外线照射即可

E. 清除坏死组织,用0.02%呋喃西林冲洗后,外敷药物

25. 小李,24岁,因工伤致双腿骨折,现行石膏夹板固定。下列护理措施不妥的是
    A. 观察局部皮肤变化
    B. 认真听取病人主诉
    C. 衬垫松紧适宜
    D. 受压发红处用50%乙醇行局部按摩
    E. 定时协助病人翻身

26. 张爷爷,70岁,不明原因发热3天。遵医嘱做口腔护理,该病人有活动义齿,为其作口腔护理时,义齿取下彻底洗刷后,处理方法正确的是
    A. 放于温开水中保存,每日换水1~2次
    B. 放于75%乙醇中浸泡消毒
    C. 放于冷开水中保存,每隔1~2天换水1次
    D. 放于冷开水中保存,每日换水1~2次
    E. 放于温开水中保存,每隔1~2天换水1次

A3/A4型题

(27~29题共用题干)

李阿姨,因肺炎住院,口腔内多处溃疡,破溃表面有绿色分泌物。

27. 该病人口腔黏膜可能出现
    A. 白喉杆菌感染
    B. 链球菌感染
    C. 铜绿假单胞菌感染
    D. 肺炎球菌感染
    E. 大肠杆菌感染

28. 该病人唾液的pH可能为
    A. 5.0~6.0
    B. 5.7~6.7
    C. 4.6~5.1
    D. 7.2~8.0
    E. 3.0~5.5

29. 进行口腔护理时,可用的漱口溶液为
    A. 0.1%醋酸
    B. 0.1%乙酸
    C. 2%~3%硼酸
    D. 朵贝尔溶液
    E. 生理盐水

(30~33题共用题干)

王奶奶,68岁。脑血管意外,经过抢救治疗,生命体征趋于平稳,但仍处于昏迷状态。护士在交接班时发现病人骶尾部皮肤有一2cm×3cm大小的紫红色区域,并有水疱。

30. 此病人处于压疮临床分期的
    A. 淤血红润期
    B. 炎性红润期
    C. 炎性浸润期
    D. 淤血浸润期
    E. 溃疡期

31. 为防止压疮进一步发展,下列护理措施不妥的是
    A. 经常给病人更换体位,至少2小时翻身一次
    B. 为病人身体空隙处垫软枕
    C. 保持皮肤清洁干燥,避免潮湿等刺激
    D. 定期用50%乙醇按摩骶尾部
    E. 加强营养,增强抵抗力

32. 骶尾部的小水疱融合成大水疱,护士采取的措施正确的是
    A. 保持局部皮肤湿润,防止水疱破裂
    B. 用无菌注射器抽出水疱内液体后用无菌敷料包扎

C. 用乙醇按摩局部水疱,使其吸收

D. 剪破水疱表皮后,涂以消毒液,用无菌敷料包扎

E. 减少局部按摩,防止破裂,让其自行吸收

33. 压疮进一步发展,破溃的水泡上有脓性分泌物,出现皮下组织感染、坏死。此时病人压疮的临床分期是

    A. 淤血红润期   B. 炎性红润期   C. 炎性浸润期

    D. 淤血浸润期   E. 溃疡期

（34~37题共用题干）

张奶奶,80岁。因急性脑出血,致右侧肢体偏瘫,大小便失禁,昏迷,住院治疗。

34. 张奶奶因脑出血昏迷,卧床期间,首要的护理措施是

    A. 定时翻身   B. 头发卫生   C. 每日口腔护理3次

    D. 修剪指甲   E. 病室卫生

35. 张奶奶住院第3天,护士小王给其翻身时,发现其骶尾部发红、肿胀,皮肤温度较高,不正确的操作是

    A. 增加翻身次数   B. 做皮肤发红部位的按摩

    C. 加强营养   D. 避免破溃感染

    E. 避免潮湿和排泄物的刺激

36. 小王护士在为张奶奶翻身时,发现其有轻微的口臭,需要做口腔护理,可选择的漱口液是

    A. 0.02%呋喃西林溶液   B. 0.1%醋酸溶液   C. 朵贝尔溶液

    D. 1%碳酸氢钠溶液   E. 0.9氯化钠溶液

37. 小王护士在为张奶奶做口腔护理时,发现取下的义齿被家属放在了抽屉里,她应指导病人家属将义齿

    A. 用纸包好   B. 用乙醇擦拭消毒

    C. 用牙刷刷洗,冷开水浸泡,每日换水   D. 开水烫一下,包起来

    E. 继续放在抽屉里

（二）填空题

1. 预防压疮要求做到: 勤_____、勤_____、勤_____、勤_____、勤_____、勤_____和营养好。

2. 侧卧时压疮的易发部位有_____、_____、_____、_____等。

3. 晨间护理时应注意_____,进行_____和_____。晚间护理应为病人创造良好的_____条件。

4. 对于禁食、_____、_____、术后、口腔有疾患以及其他生活不能自理的病人,应每日进行口腔护理_____次。

5. 造成压疮的三个物理力是_____、_____和_____。

6. 根据压疮发展过程和轻重程度,可分为_____期、_____期、_____期。

7. 擦洗眼部时,应由_____向_____擦拭。

8. 避免局部组织长期受压,应定时翻身,鼓励或协助病人经常_____,使骨隆突部位交替地减轻压迫。翻身的间隔时间依据_____和_____而定,一般_____翻身一次,必要时每隔_____翻身一次。

（三）简答题

1. 简述特殊口腔护理的目的。

2. 对昏迷病人进行口腔护理时应注意哪些问题？

3. 卧有病人床更换床单时应注意哪些问题？

（四）综合分析题

梁奶奶,65岁。3周前因脑血管意外导致右侧肢体偏瘫,病人神志清楚,体质瘦弱,大小便失禁。近日发现其骶尾部皮肤呈紫红色,有水疱,皮下可触及硬结。

1. 病人骶尾部发生了什么情况？

2. 护士应如何护理？

【参考答案】

（一）选择题

1. B	2. A	3. D	4. B	5. B	6. A	7. B	8. C	9. A	10. E
11. B	12. C	13. D	14. E	15. E	16. C	17. E	18. C	19. E	20. B
21. E	22. E	23. A	24. E	25. D	26. D	27. C	28. D	29. A	30. C
31. D	32. C	33. E	34. A	35. B	36. C	37. C			

（二）填空题

1. 观察 翻身 擦洗 整理 按摩 更换

2. 耳郭 肩峰 髋部 膝关节的内外侧或内外踝

3. 观察病情 心理护理 卫生宣教 睡眠

4. 高热 昏迷 2~3

5. 压力 摩擦力 剪力

6. 淤血红润期 炎性浸润期 溃疡期

7. 内眦 外眦

8. 更换体位 病情 受压处皮肤情况 2小时 30分钟

（三）简答题

1. 特殊口腔护理的目的包括：①清除口腔内残留物质,保持口腔清洁,预防口腔感染等并发症的发生。②湿润口腔,防止口腔黏膜干燥及口唇干裂,保持口腔的正常功能。③清除口腔异味,增进病人的食欲;④观察口腔黏膜、舌苔、牙龈等处的变化及特殊的口腔气味,提供病情变化的信息,协助临床诊断。如肝功能不全的病人,口腔有氨臭味,提示肝性脑病的先兆;糖尿病酮症酸中毒病人,口腔有烂苹果味等。

2. 对昏迷病人进行口腔护理时应注意：①口腔护理时禁忌漱口,棉球不宜过湿,以免溶液吸入呼吸道,发生误吸;②对不能自行张口的病人需用张口器时,应从臼齿处放入,牙关紧闭者不可用暴力助其张口;③操作前后清点棉球数量,擦拭时,每次夹取一个棉球,防止将棉球遗留在口腔内,必要时可用纱布蘸漱口水擦拭。

3. 卧有病人床更换床单应注意：①操作时掌握节力的原则,若两人配合操作应动作协调;②不宜过多翻动和暴露病人,防止翻身时坠床和受凉;③操作过程中观察病人病情,如有异常立即停止操作,通知医生给予处理;④操作时间应在治疗的间歇及病人情绪稳定时进行;⑤病人的衣服、床单、被罩应每周更换1~2次,若被血液、排泄物等污染时,应及时更换。

（四）综合分析题

1. 该病人骶尾部发生压疮，为第二期，即炎性浸润期。

2. 此期的护理要点是保护皮肤，预防感染。除应加强上述措施之外，还应对出现水疱的皮肤妥善处理。对未破溃的小水疱加盖厚滑石粉包扎，以减少摩擦，防止破裂感染，使其自行吸收；大水疱在无菌操作下用无菌注射器抽出疱内液体，不需要剪去表皮，局部消毒后覆盖透明贴；如水疱已破溃，露出创面，则应消毒创面及其周围皮肤后，用无菌敷料包扎，或遵医嘱局部使用治疗压疮的药物，并用红外线灯每2小时照射一次，每次10~15分钟，使创面保持干燥，防止感染。

（张振双）

第七章 饮食与营养

【要点提示】

1. **医院饮食的种类** 基本饮食、治疗饮食、试验饮食。

2. **低盐饮食的原则** 成人每日进食盐<2g(含钠0.8g)。

3. **隐血试验饮食的注意事项** 试验前3天禁食肉类、肝脏、血类食物、含铁剂药物及大量绿色蔬菜等,以免产生假阳性反应。

4. **鼻饲法的适应证** 适用于昏迷、口腔疾患、某些术后或肿瘤、食管气管瘘的病人;不能张口者,如破伤风病人;早产儿和病情危重者;拒绝进食的病人。

5. **鼻饲法的禁忌证** 上消化道出血、食管胃底静脉曲张,食管癌和食管梗阻,鼻腔、食管手术后的病人禁忌鼻饲。

6. **成人插入胃管的长度** 鼻尖至耳垂再至剑突,或前额发际至剑突的距离,成人约45~55cm。

7. **昏迷病人应如何插管** 昏迷病人取去枕仰卧位,插入会厌部(14~16cm)时应托起病人头部,使下颌贴近胸骨柄,以增大咽喉部通道的弧度。

8. **如何验证胃管在胃内** ①接注射器抽取胃液;②将听诊器放于胃部,用注射器快速注入10ml空气听到气过水声;③将胃管末端放入水中无气泡溢出。

【能力训练】

(一)选择题

A1型题

1. 属于医院基本饮食的是
   A. 高蛋白饮食　　　　　B. 高热量饮食　　　　　C. 软质饮食
   D. 低盐饮食　　　　　　E. 糖尿病饮食

2. 下列影响饮食和营养的生理因素是
   A. 营养知识　　　　　　B. 活动量　　　　　　　C. 饮食习惯
   D. 食物的色、香、味　　E. 食物过敏

3. 高热病人适宜的饮食是
   A. 普通饮食　　B. 软质饮食　　C. 半流质饮食　　D. 流质饮食　　E. 禁食

4. 低蛋白饮食中蛋白质的摄入量要求每日不超过
   A. 5g　　　　　B. 10g　　　　　C. 15g　　　　　D. 20g　　　　　E. 40g

5. 潜血试验前3天,病人应禁食
   A. 豆制品　　　B. 西红柿　　　C. 肉类　　　　D. 牛奶　　　　E. 土豆

6. 病人胆囊造影检查前一天午餐应进食
   A. 高热量饮食　B. 高蛋白饮食　C. 清淡饮食　　D. 高脂肪饮食　E. 高纤维素饮食

181

7. 吸碘测定前病人应忌食

    A. 牛肉   B. 海蜇   C. 河虾   D. 猪肝   E. 鸡血

8. 鼻饲的适用对象不包括

    A. 昏迷病人   B. 口腔疾病人

    C. 早产儿   D. 精神病病人拒绝进食时

    E. 偏食者

9. 成人一般胃管插入的长度为

    A. 14~16cm   B. 20~30cm   C. 45~55cm

    D. 60~70cm   E. 80~90cm

10. 关于鼻饲的操作方法,错误的是

    A. 每次鼻饲量不超过200ml

    B. 每次灌注前应检查胃管是否通畅

    C. 每次鼻饲前注入少量温开水,证实胃管是否在胃内

    D. 药品研碎溶解后灌入

    E. 拔管应夹紧胃管末端快速拔出

11. 昏迷病人插鼻饲管时,应采取

    A. 坐位   B. 半坐卧位   C. 右侧卧位

    D. 去枕仰卧位   E. 左侧卧位

12. 插胃管时病人出现呛咳、发绀,护士应采取的措施是

    A. 立即拔出胃管   B. 嘱病人深呼吸

    C. 指导病人做吞咽动作   D. 稍停片刻重新插入

    E. 继续插入

13. 鼻饲液最适宜的温度是

    A. 25~28℃   B. 29~32℃   C. 36~37℃

    D. 38~40℃   E. 41~42℃

14. 长期鼻饲病人普通胃管更换时间为

    A. 每日一次   B. 隔日一次   C. 每周一次

    D. 每周两次   E. 每月一次

A2型题

15. 李爷爷,因肺源性心脏病致心衰,伴有双下肢水肿,身体虚弱,消瘦,卧床4周,骶尾部出现Ⅱ度压疮,应为李爷爷提供

    A. 高脂肪、高蛋白、高热量饮食

    B. 高热量、低蛋白、高膳食纤维饮食

    C. 高热量、高蛋白、低盐饮食

    D. 高纤维、高蛋白、高热量饮食

    E. 高维生素、高蛋白、低盐饮食

16. 王叔叔,因肝硬化致食管-胃底静脉曲张,护士应指导王叔叔摄入

    A. 低脂饮食   B. 低盐饮食   C. 低蛋白饮食

    D. 少渣饮食   E. 低胆固醇饮食

17. 程叔叔,患冠心病3年,护士应指导他摄入
    A. 低盐饮食 　　　　 B. 少渣饮食 　　　　 C. 低蛋白饮食
    D. 高蛋白饮食 　　　 E. 低胆固醇饮食

18. 李阿姨,重症肝炎,护士应指导她摄入
    A. 无盐饮食 　　　　 B. 少渣饮食 　　　　 C. 低脂肪饮食
    D. 高蛋白饮食 　　　 E. 高膳食纤维饮食

19. 朱先生,胃溃疡,需做潜血试验,预试验期内不可进的食物是
    A. 白菜 　　　　　　 B. 土豆 　　　　　　 C. 豆制品
    D. 冬瓜 　　　　　　 E. 绿色蔬菜

20. 刘阿姨,产后1周出现便秘,应鼓励她多进食
    A. 芹菜 　　　　　　 B. 牛奶 　　　　　　 C. 鸡蛋
    D. 肉类 　　　　　　 E. 蛋糕

21. 陈奶奶,因胆囊炎、胆结石入院。查体:体温38℃,呼吸21次/分,血压180/100mmHg,应给予
    A. 低蛋白、低脂肪饮食 　　　　　 B. 低盐、低脂肪饮食
    C. 低盐、低蛋白饮食 　　　　　　 D. 高蛋白、低脂肪饮食
    E. 高蛋白、低盐饮食

22. 张先生,医嘱是低钠饮食,其每日控制食物自然存在的含钠量是
    A. 0.5g以下 　　 B. 0.8g 　　 C. 1g 　　 D. 2g 　　 E. 3g

23. 赵阿姨,患甲状腺功能亢进,需做吸碘试验,在检查前7~60天应忌食
    A. 牛肉 　　 B. 猪肚 　　 C. 肝脏 　　 D. 猪血 　　 E. 海蜇

24. 马叔叔,患伤寒,体温38℃,不宜食用的食物是
    A. 豆腐 　　 B. 芹菜 　　 C. 鱼汤 　　 D. 赤豆粥 　　 E. 蒸鸡蛋

25. 郝爷爷,因怀疑上消化道出血入院治疗,需做潜血试验,试验期间可进食
    A. 绿色蔬菜 　　　　 B. 肝脏类食物 　　　 C. 动物血
    D. 豆制品 　　　　　 E. 肉类

26. 张叔叔,患有结核病多年,适合张叔叔的饮食是
    A. 高热量饮食 　　　 B. 高蛋白饮食 　　　 C. 低胆固醇饮食
    D. 低脂肪饮食 　　　 E. 低盐饮食

27. 李奶奶,脑出血昏迷,现病情稳定,采用鼻饲胃肠内营养,下列操作错误的是
    A. 喂食前注入少量温开水判断胃管位置
    B. 每次喂食间隔不少于2小时
    C. 灌注药物先将药片研碎、溶解
    D. 每次鼻饲量不超过200ml
    E. 每日进行口腔护理

28. 李叔叔,因脑外伤后昏迷入院,护士准备通过鼻饲为其提供营养。护士插胃管时,当插至14~16cm时托起李叔叔头部靠近胸骨柄,这样做的目的是
    A. 避免恶心、呕吐 　　　　　　 B. 减少病人痛苦
    C. 以免损伤食管黏膜 　　　　　 D. 增大咽喉部通道的弧度
    E. 使咽部肌肉放松

29. 宋爷爷,既往有高血压病史15年,护士对其进行饮食指导,其中不妥的是
    A. 低盐、低脂   B. 低胆固醇
    C. 清淡、宜少量多餐   D. 富含维生素和蛋白质
    E. 高热量、高纤维素饮食

30. 于叔叔,直肠癌术后,生命体征平稳,心肺功能良好,护士遵医嘱给予完全胃肠外营养,其滴速是
    A. 10~20滴/分   B. 20~30滴/分   C. 30~40滴/分
    D. 40~60滴/分   E. 60~80滴/分

31. 苏奶奶,59岁,因白内障手术后双眼被遮盖,护士协助其自己进食时不恰当的做法是
    A. 先给病人固体食物,后给液体食物
    B. 尽量给予流质饮食
    C. 应告知食物的内容以增加进食兴趣
    D. 不可给予汤类,防止呛咳
    E. 病人进食前应告知食物的摆放顺序

32. 付爷爷,75岁,自感全身不适来医院就诊。付爷爷进餐前护士错误的操作是
    A. 屏风遮挡危重病人   B. 保证食物的色、香、味
    C. 停止一切治疗和检查   D. 协助洗手和口腔清洁
    E. 保持室内空气清新

33. 王伯伯,48岁。因呼吸道疾病入院,有数颗牙齿缺失,宜采用
    A. 半流质饮食   B. 软质饮食   C. 普通饮食
    D. 高纤维素饮食   E. 要素饮食

34. 小李是病区实习护士,在协助不能自行进食的病人进餐时,不妥的方法是
    A. 喂食耐心   B. 喂食速度要适中
    C. 食物温度适宜   D. 固态与液态食物混合后喂食
    E. 按病人饮食习惯喂食

35. 小王是病区新来的护士,为创造轻松愉快的进餐环境,她的做法不妥的是
    A. 催促病人趁热快速进餐   B. 与病人谈论其感兴趣的话题
    C. 放轻松的音乐   D. 解答病人饮食方面的问题
    E. 进行饮食方面的健康教育

A3/A4型题

(36~37题共用题干)

吴先生,因冠心病伴有心前区疼痛入院2天,需卧床休息。

36. 护士应给予吴先生正确的饮食指导是
    A. 脂肪摄入量每天应控制在60g/d以下
    B. 胆固醇摄入量应在0.5g/d以下
    C. 脂肪摄入量每天应控制在50g/d以内
    D. 蛋白摄入量每天应控制在60g/d以下
    E. 每日摄入食盐2g/d以下

37. 嘱吴先生不宜饱餐的原因是
    A. 防止超重   B. 防止消化不良   C. 防止心绞痛发作

D. 防止胃出血　　　　　　E. 防止交感神经兴奋

（38~39题共用题干）

赵小姐，因"消瘦、烦躁3个月"主诉入院，入院诊断为"甲状腺功能亢进"。

38. 赵小姐入院后应给予

    A. 高热量饮食　　　　　　B. 低蛋白饮食　　　　　　C. 低盐饮食

    D. 低脂肪饮食　　　　　　E. 高纤维素饮食

39. 赵小姐需要进一步做^{131}I试验，应禁食

    A. 蔬菜　　　　B. 海带　　　　C. 肉类　　　　D. 巧克力　　　　E. 禽类

（40~43题共用题干）

杨爷爷，66岁。高血压脑出血术后第3天，处于昏迷状态，需要长期鼻饲。

40. 护士进行鼻饲操作前需

    A. 向家属解释　　　　　　B. 停止病人输液　　　　　　C. 给病人注射镇静剂

    D. 检查病人鼻腔状况　　E. 对病人行口腔护理

41. 胃管插入的长度是

    A. 前额发际至胸骨柄　　B. 鼻尖至胸骨柄　　　　C. 下颌至胸骨柄

    D. 前额发际至剑突　　　E. 耳垂至剑突

42. 给杨爷爷喂食鼻饲液的正确方法是

    A. 注入少量温开水后进行鼻饲

    B. 鼻饲后注入少量温开水

    C. 注入少量温开水后鼻饲，然后注入少量温开水

    D. 检查胃管是否在胃内，然后鼻饲

    E. 检查胃管是否在胃内后，注入温开水→鼻饲液→少量温开水

43. 护士拔管时错误的做法是

    A. 核对解释　　　　　　B. 轻轻前后移动胃管　　　　C. 让病人屏气

    D. 病人呼气时拔管　　　E. 拔管后清洁面部

（二）填空题

1. 医院的基本饮食包括_____、_____、_____、_____。

2. 鼻饲法是将导管经鼻腔插入胃内，从管内灌注_____、_____、_____和_____的方法。

3. 昏迷病人插管应取_____，当插至会厌部时托起病人头部使_____靠近_____。

4. 测量插管长度，_____至_____再至_____，或前额发际至_____的距离，成人约_____cm。

5. 验证胃管在胃内的方法之一是将胃管末端放入水中，_____气体逸出。

6. 鼻饲液的温度是_____℃，每次鼻饲量不超过_____ml，间隔时间不少于_____小时。

（三）简答题

1. 医院的饮食有几种？分别是什么？

2. 急性肾炎病人适用于何种饮食？饮食原则和用法是什么？

3. 成人胃管插入的长度是多少？如何测量？

4. 插胃管过程中病人出现剧烈恶心、插入不畅或呛咳时,护士应如何处理?

（四）综合分析题

1. 郑伯伯,55岁。因蛛网膜下腔出血昏迷,被送入医院进行抢救,血压170/120mmHg。经抢救后病情逐渐稳定,但仍未清醒,现持续输液治疗,鼻饲供给营养。

（1）为郑伯伯插胃管时应取何种卧位? 胃管插至郑伯伯会厌部时,应怎样操作?

（2）验证胃管在胃内的方法有几种?

2. 陈爷爷,65岁,患有动脉硬化和心脏病多年。曾有几次在家中出现阵发性失明,几秒或几分钟内看不清,之后又自然恢复正常。因突然失明,入院治疗,诊断为视网膜中央动脉栓塞。

（1）针对陈爷爷动脉硬化和心脏病的病情,应给予何种治疗饮食?

（2）像陈爷爷这种双目失明的病人,护士应如何进行饮食护理?

【参考答案】

（一）选择题

1. C	2. B	3. D	4. E	5. C	6. D	7. B	8. E	9. C	10. C
11. D	12. A	13. D	14. C	15. E	16. D	17. E	18. C	19. E	20. A
21. B	22. A	23. E	24. B	25. D	26. B	27. A	28. D	29. E	30. D
31. D	32. C	33. A	34. D	35. A	36. C	37. C	38. A	39. B	40. D
41. D	42. E	43. C							

（二）填空题

1. 普通饮食　软质饮食　半流质饮食　流质饮食

2. 流质饮食　营养液　水分　药物

3. 去枕仰卧位　下颌　胸骨柄

4. 鼻尖　耳垂　剑突　剑突　45~55

5. 无

6. 38~40　200　2

（三）简答题

1. 三种。分别是基本饮食、治疗饮食、试验饮食。

2. 急性肾炎病人适用于低蛋白饮食。饮食原则和用法是: 成人饮食中的蛋白质不超过40g/d,肾功能不全的病人应多摄入动物性蛋白,忌用豆制品; 而肝性昏迷的病人应以植物蛋白为主。

3. 成人胃管插入的长度约45~55cm。测量方法有两种:一种是鼻尖至耳垂再至剑突的距离,另一种是前额发际至剑突的距离。

4. 胃管插管过程中病人出现剧烈恶心、呕吐时可暂停插入,嘱病人做深呼吸,待缓解后再插入。插入不畅时可将胃管抽出少许,再小心缓慢插入;检查病人口咽部,观察胃管是否盘曲在口腔中。不得强行插入,以免损伤食道黏膜。若有呛咳说明误入气管,应立即拔管,休息片刻后重新插入。

（四）综合分析题

1.（1）为昏迷病人插入胃管时,为提高插管成功率,操作时应取去枕仰卧位,头向后仰,当胃管插入15cm(会厌部)时,托起病人头部,使下颌靠近胸骨柄徐徐插入至所需长度。

（2）有三种。分别是: ①胃管末端接注射器抽吸,有胃液流出; ②将听诊器放于胃部,用注射器从胃管末端快速注入10ml空气,能听到气过水声; ③将胃管末端放入水中,无气体逸出。

2.（1）应给予低脂肪饮食和低胆固醇饮食。

（2）对双目失明或双眼被遮盖的病人,进餐时应告知食物的内容以增加进食的兴趣,促进消化液的分泌。如病人要求自己进食,可按时钟平面图摆放食物,并告知方向、食物名称,利于病人取用食物,如6点处放主食,12点处放汤,3点和9点处放菜,以使病人愉快进餐。

（郝可佳）

第八章 排泄护理

【要点提示】

1. 尿液的观察　尿液的颜色、量、比重、气味的观察。

2. 排尿异常的护理　尿潴留、尿失禁病人的护理。

3. 粪便的观察　粪便的颜色、次数、气味的观察。

4. 排便异常的护理　便秘、腹泻、排便失禁的护理。

5. 导尿术的操作方法及注意事项　男女病人导尿的消毒方法、插入尿管的长度及留置导尿的注意事项。

6. 灌肠术的操作方法及注意事项　大量、小量不保留灌肠及保留灌肠的目的、溶液的选择、插管的深度、保留的时间及注意事项。

【能力训练】

(一)选择题

A1型题

1. 正常尿液颜色呈

　　A. 鲜红色　　　　B. 酱油色　　　　C. 乳白色　　　　D. 黄褐色　　　　E. 淡黄色

2. 尿液呈酱油色多见于

　　A. 阻塞性黄疸　　　　B. 急性溶血　　　　C. 肝细胞性黄疸

　　D. 肾脏肿瘤　　　　E. 晚期丝虫病

3. 服用维生素B_2药物时,尿液颜色是

　　A. 乳白色　　　B. 酱油色　　　C. 黄色　　　D. 红色或棕色　　E. 黄褐色

4. 多尿指昼夜尿量至少超过

　　A. 2000ml　　　B. 2300ml　　　C. 2500ml　　　D. 2800ml　　　E. 3000ml

5. 少尿指24小时尿量少于

　　A. 1000ml　　　B. 800ml　　　C. 600ml　　　D. 400ml　　　E. 100ml

6. 新鲜尿有氨臭味多见于

　　A. 健康者　　　　B. 膀胱炎　　　　C. 糖尿病

　　D. 有机磷农药中毒　　　　E. 肾病综合征

7. 多尿常见于下列病人中的

　　A. 发热　　　　B. 休克　　　　C. 严重心肾疾病

　　D. 肝功能衰竭病人　　　　E. 糖尿病病人

8. 关于正常尿液的描述,下列错误的是

　　A. 每次尿量约200~400ml

B. 24小时尿量约1000~2000ml

C. 尿液澄清透明

D. 比重在1.015~1.025之间

E. pH 5.5~7.5

9. 病人的尿液呈烂苹果味的疾病是

A. 肝性脑病　　　　　B. 有机磷农药中毒　　　　C. 急性肾小球肾炎

D. 泌尿系感染　　　　E. 糖尿病酮症酸中毒

10. 尿频、尿急、尿痛常见于

A. 妊娠压迫　　　　　B. 膀胱结核　　　　C. 情绪紧张

D. 尿道感染　　　　　E. 膀胱造瘘

11. 排尿观察属异常的是

A. 24小时尿量2000ml　　B. 尿呈淡黄色　　　　C. 比重1.015

D. 夜间排尿0~1次　　　E. 新鲜尿有氨臭味

12. 为解除非梗阻性尿潴留,用温水冲洗会阴部的目的是

A. 使病人感觉舒适　　　　　B. 分散注意力

C. 清洗会阴,防止尿路感染　　D. 利用条件反射,促进排尿

E. 促进局部肌肉放松,利于排尿

13. 解除尿潴留的措施中错误的是

A. 嘱病人坐起排尿　　　　　B. 让其听流水声

C. 口服利尿剂　　　　　　　D. 轻轻按摩下腹部

E. 用温水冲洗会阴

14. 尿失禁常见的并发症有

A. 肾小球肾炎　　　　B. 静脉血栓　　　　C. 盆腔炎

D. 尿路感染　　　　　E. 肾结核

15. 膀胱肿瘤病人采用导尿术的目的是

A. 放出尿液,减轻痛苦　　　　B. 取不受污染的尿标本作细菌培养

C. 测量膀胱容量　　　　　　　D. 检查残余尿

E. 进行膀胱腔内化疗

16. 为女病人导尿,导尿管插入尿道的深度为

A. 4~6cm　　　　　B. 7~9cm　　　　C. 10~12cm

D. 13~15cm　　　　E. 16~18cm

17. 为女病人导尿,第一次消毒外阴错误的方法是

A. 左手戴手套或指套　　　　B. 用0.1%苯扎溴铵棉球消毒

C. 顺序由外向内,自上而下　　D. 由内向外,自上而下

E. 每个棉球限用一次

18. 女病人导尿,下列步骤中错误的是

A. 严格无菌操作　　　　　　B. 病员取仰卧屈膝位

C. 插管动作宜轻慢　　　　　D. 导管插入尿道约4~6cm

E. 导尿管误插入阴道,应立即拔出用原管重新插入

19. 为女病人导尿操作错误的是
    A. 病人取仰卧屈膝位
    B. 脱下近侧裤腿盖到对侧腿上
    C. 初次消毒外阴顺序由外向内自上而下
    D. 第二次消毒顺序由内向外自上而下
    E. 导尿管插入尿道4~6cm

20. 为女病人导尿时,导尿管误入阴道时应立即
    A. 拔出导尿管,重新插入   B. 更换导尿管,重新插入
    C. 嘱病人休息片刻再插   D. 重新消毒外阴,更换导尿管插入
    E. 重新更换导尿包后再插

21. 某病人膀胱高度膨隆又极度衰弱,第一次放尿量不超过
    A. 500ml   B. 600ml   C. 800ml   D. 900ml   E. 1000ml

22. 为膀胱高度膨隆病人进行导尿,第一次放尿量超过1000ml时可引起
    A. 晕厥   B. 血尿   C. 尿频   D. 尿痛   E. 尿急

23. 给男病人导尿时,提起阴茎与腹壁呈60°角的目的是
    A. 耻骨前弯扩大   B. 耻骨下弯扩大   C. 耻骨前弯消失
    D. 尿道膜部扩张   E. 耻骨下弯消失

24. 为男病人导尿出现导尿管插入受阻,应该
    A. 拔出导尿管重新插入
    B. 嘱病人忍耐,用力插入
    C. 稍停片刻,嘱病人深呼吸再缓慢插入
    D. 更换金属导尿管
    E. 行局部麻醉后,再插入导尿管

25. 休克病人留置导尿最主要的目的是
    A. 保持床单位清洁干燥
    B. 引流尿液,促进有毒物质的排泄
    C. 收集尿标本,做细菌培养
    D. 测尿量及比重,了解肾血流灌注情况
    E. 避免尿潴留

26. 留置导尿管病人的护理,下述错误的是
    A. 每日更换集尿袋   B. 每日更换导尿管
    C. 嘱病人经常更换体位   D. 嘱病人多饮水
    E. 拔管前间歇性引流夹管

27. 长期留置尿管的病人,发生尿液浑浊、沉淀或有结晶时应采取的措施是
    A. 经常清洗尿道口   B. 热敷下腹部
    C. 及时更换卧位   D. 多饮水并进行膀胱冲洗
    E. 更换导尿管

28. 会阴部有伤口的病人留置导尿的目的是
    A. 收集尿培养标本   B. 排空膀胱,避免术中损伤

C. 放出尿液,减轻病人痛苦　　　　D. 保持会阴部清洁干燥

E. 减轻手术切口张力,利于愈合

29. 帮助留置导尿病人锻炼膀胱反射功能,护理措施是

　　A. 温水冲洗外阴2次/日　　　　　B. 每周更换导尿管

　　C. 间歇性引流夹管　　　　　　　D. 定时给病人翻身

　　E. 鼓励病人多饮水

30. 正常粪便的观察内容不包括

　　A. 量与次数　　　　　B. 性状　　　　　　　C. 颜色与气味

　　D. 酸碱度　　　　　　E. 混合物

31. 关于排便性质异常,错误的描述是

　　A. 上消化道出血呈柏油样便　　　　B. 阿米巴痢疾时粪便呈果酱样便

　　C. 消化不良者大便呈腥臭味　　　　D. 痔出血在排便后有鲜血滴出

　　E. 痢疾病人粪便呈黏液血便

32. 果酱样便可见于

　　A. 上消化道出血　　　　B. 胆道阻塞　　　　　C. 细菌性痢疾

　　D. 阿米巴痢疾　　　　　E. 直肠息肉

33. 腹泻的病人应选择

　　A. 少渣饮食　　　　　B. 高脂肪饮食　　　　　C. 高膳食纤维饮食

　　D. 低盐饮食　　　　　E. 低胆固醇饮食

34. 腹泻病人护理时,下列不妥的是

　　A. 卧床休息,减少体力消耗　　　　B. 指导病人少饮水

　　C. 遵医嘱补液　　　　　　　　　　D. 观察排便情况

　　E. 做好健康教育

35. 排便失禁病人的护理错误的是

　　A. 鼓励病人多饮水,给予流质、半流质食物

　　B. 观察记录粪便性质、颜色

　　C. 嘱病人卧床休息

　　D. 指导病人肛门括约肌锻炼每日1次

　　E. 按医嘱定时补液

36. 截瘫病人大便失禁时应特别注意的是

　　A. 隔离　　　　　　　B. 观察大便颜色　　　　C. 观察大便的量

　　D. 防止压疮　　　　　E. 定期送验大便

37. 对便秘病人健康教育不正确的是

　　A. 定时排便　　　　　B. 多吃蔬菜　　　　　　C. 卧床病人少活动

　　D. 每天摄入液体1500ml　　E. 适当食用油脂类食物

38. 便秘病员的护理,下列不妥的是

　　A. 指导病员建立正常排便习惯　　　B. 选食纤维素丰富的蔬菜水果

　　C. 给予足够水分　　　　　　　　　D. 排便时注意采取适当体位

　　E. 每天晚上灌肠一次

39. 大量不保留灌肠的目的不包括

    A. 解除便秘   B. 高热病人降温   C. 肠道手术前准备

    D. 分娩前准备   E. 治疗肠道感染

40. 不宜做大量不保留灌肠的病人是

    A. 结肠镜检查前   B. 腹部手术后   C. 急腹症病人

    D. 高热病人   E. 习惯性便秘者

41. 大量不保留灌肠时应采取的卧位是

    A. 截石位   B. 右侧卧位   C. 头高足低位

    D. 膝胸位   E. 左侧卧位

42. $1^2/E$ 表示

    A. 灌肠后排便1次,自行排便2次   B. 灌肠后排便一天2次

    C. 灌肠后排便两天1次   D. 两次灌肠后排便1次

    E. 自行排便1次,灌肠后又排便2次

43. 小量不保留灌肠所用"1、2、3"溶液的成分是

    A. 50%硫酸镁30ml、甘油60ml、温开水90ml

    B. 50%硫酸镁60ml、甘油90ml、温开水30ml

    C. 50%硫酸镁60ml、甘油30ml、温开水90ml

    D. 50%硫酸镁90ml、甘油60ml、温开水30ml

    E. 50%硫酸镁30ml、甘油90ml、温开水60ml

44. 为保胎孕妇解除便秘应选用的灌肠溶液为

    A. 0.2%肥皂水200ml   B. 生理盐水500ml

    C. 温开水200ml   D. 50%硫酸镁50ml,加等量温开水

    E. 甘油50ml加等量温开水

45. 清洁灌肠时,首次使用的灌肠溶液是

    A. 清水   B. 0.9%氯化钠溶液

    C. 0.1%~0.2%肥皂水   D. 0.5%~1%新霉素

    E. 10%水合氯醛

46. 禁用生理盐水灌肠的病人是

    A. 肝性脑病   B. 充血性心力衰竭

    C. 顽固性便秘   D. 伤寒

    E. 高热惊厥

47. 伤寒病人灌肠的液量及液面距肛门的距离是

    A. 1000ml,不超过30cm   B. 1000ml,不超过60cm

    C. 500ml以内,不超过30cm   D. 500ml以内,不超过60cm

    E. 500ml,不超过40cm

A2型题

48. 王小姐,女,30岁。近3日来平均尿量为14ml/h,应视为

    A. 多尿   B. 少尿   C. 无尿

    D. 正常尿量   E. 尿潴留

49. 杨小妹,50岁。因尿毒症入院,病人精神萎靡、食欲差,24小时尿量80ml,下腹部空虚无胀痛。请评估病人目前排尿的状况是
    A. 尿潴留　　　　　　 B. 尿失禁　　　　　　 C. 少尿
    D. 尿闭　　　　　　 E. 尿少

50. 病人张先生,男性,30岁。腰麻下行阑尾切除术后4小时,烦躁不安,生命体征正常。查体见:下腹部膨隆,叩诊浊音。首先考虑为
    A. 腹腔内出血　　　　 B. 肠梗阻　　　　　 C. 急性腹膜炎
    D. 尿潴留　　　　　　 E. 急性胃扩张

51. 陈阿姨,58岁。近日来出现咳嗽,打喷嚏时有不自主排尿现象,这种现象称为
    A. 急迫性尿失禁　　　 B. 压力性尿失禁　　　 C. 充溢性尿失禁
    D. 真性尿失禁　　　　 E. 假性尿失禁

52. 陈大姐,30岁。于23:00顺利分娩一女婴,至次晨7:00未排尿,主诉下腹胀痛难忍。查体发现膀胱高度膨胀。对该产妇护理不妥的是
    A. 协助其坐起排尿　　　　　 B. 让其听流水声
    C. 用手轻轻按摩下腹部　　　 D. 用生理盐水冲洗会阴
    E. 必要时施行导尿术

53. 病员林小姐,女,20岁。行阑尾切除术后8小时未排尿,主诉腹胀难受,下列护理措施不妥的是
    A. 协助病人坐起排尿　　　　 B. 用力按压膀胱区
    C. 让其听流水声　　　　　　 D. 用温水冲洗会阴
    E. 上述方法无效可考虑施行导尿术

54. 病人王奶奶,80岁。膀胱高度膨胀至脐部。根据医嘱给予导尿。正确的护理措施是
    A. 备好用物携至床边开窗通风,保证操作环境干净无味
    B. 插管时须用力,以便插入
    C. 导尿管不慎插入阴道,应立即拔出,用酒精棉球擦拭后,再插入
    D. 见尿液流出后,再插入1~2cm
    E. 第一次放尿量约2000ml

55. 李女士,行剖宫产需进行术前准备,护士准备插入导尿管,但病人不同意,此时护士应
    A. 病人自行排尿解除膀胱压力　 B. 请示护士长改用其他方法
    C. 请家属协助劝说　　　　　　 D. 耐心解释,讲清导尿的重要性
    E. 报告医生择期手术

56. 患儿男,3岁。哭闹不止,排果酱样便,触诊发现腹部包块,最可能的诊断是
    A. 肠套叠　　　　　　 B. 消化道出血　　　　 C. 痢疾
    D. 消化不良　　　　　 E. 肠道梗阻

57. 裴女士,长期便秘,在为该病人进行健康指导中不妥的是
    A. 建立正常排便习惯　　　　 B. 选择富含纤维素的食物
    C. 多使用缓泻剂　　　　　　 D. 适当增加运动量
    E. 增加液体摄入量

58. 病人邓先生,患急性细菌性痢疾,每日排脓血便7~8次,下述护理措施错误的是
    A. 鼓励病人多饮水　　　　　　　　B. 排便后用软纸擦拭肛门
    C. 温水局部浴后涂凡士林　　　　　D. 卧床休息
    E. 需执行严密隔离

59. 病人女性,30岁。诊断伤寒,现体温正常。根据医嘱给予大量不保留灌肠。正确的护理措施是
    A. 准备灌肠溶液800ml　　　　　　B. 溶液温度为37~39℃
    C. 嘱病人取右侧卧位　　　　　　　D. 用小垫枕将臀部抬高10cm
    E. 液面距肛门不超过30cm

60. 谢阿姨,58岁。胃癌、胃大部切除术后4天未能排便,腹胀、腹部叩诊鼓音,正确的护理措施是
    A. 保留灌肠　　　　　　　　　　　B. 大量不保留灌肠
    C. 口服甘露醇溶液代替清洁灌肠
    D. 小量不保留灌肠　　　　　　　　E. 清洁灌肠

61. 王阿姨,50岁。明日拟进行结肠X线摄片检查。正确的肠道准备方法是
    A. 大量不保留灌肠　　　　　　　　B. 小量不保留灌肠
    C. 保留灌肠　　　　　　　　　　　D. 清洁灌肠
    E. 肛管排气

62. 王经理,40岁,慢性菌痢,用2%小檗碱灌肠,下列做法不妥的是
    A. 于晚上睡前灌入　　　　　　　　B. 药量<200ml
    C. 病人取右侧卧位　　　　　　　　D. 插入肛管12cm
    E. 嘱病人保留1小时以上

63. 张女士,55岁。患阿米巴痢疾,护士为其安置右侧卧位,进行保留灌肠治疗,安置卧位的依据是
    A. 医嘱内容　　　B. 病人要求　　　C. 病变部位　　　D. 操作程序　　　E. 合作程度

64. 李先生,因患慢性阿米巴痢疾,用2%小檗碱灌肠治疗,下列护理措施错误的是
    A. 在晚间睡眠前灌入　　　　　　　B. 灌肠前病人先排便
    C. 灌肠时病人左侧卧位　　　　　　D. 灌入药液量少于200ml
    E. 灌入后保留1小时以上

65. 贾先生,阑尾切除术后,3天未排气,腹部胀痛,遵医嘱给予肛管排气,下列操作不妥的是
    A. 排气橡胶管要插入水瓶液面以下
    B. 排气不畅时可按摩腹部以助排气
    C. 肛管插入直肠约15~18cm
    D. 助病人取侧卧或仰卧
    E. 保留肛管1小时左右,以便充分排气

A3/A4型题

(66~67题共用题干)

患儿,女,2岁。以急性泌尿系感染入院,发热、尿痛,排尿时哭闹。

66. 护士进行护理评估时应注意
    A. 卫生习惯　　　　B. 饮食习惯　　　　C. 居住环境
    D. 活动习惯　　　　E. 家庭环境

67. 为减少排尿时的不适,护士应当告诉家长采用的措施是
    A. 注意休息　　　　B. 多喂水　　　　　C. 排便后清洁外阴
    D. 减少排尿　　　　E. 服止痛剂

（68~71题共用题干）

病人女性,28岁。因截瘫导致尿失禁。

68. 下列不正确的护理措施是
    A. 床上铺橡胶单和中单　　　　B. 定时按摩受压部位
    C. 嘱病人少饮水,以减少尿量　　D. 会阴部经常用温水冲洗
    E. 定时开窗通风,保持空气清新

69. 如该病人需导尿,在导尿过程中护士应注意
    A. 动作迅速,紧急情况下可不执行无菌操作
    B. 帮助病人取右侧卧位,铺一次性尿布于臀下
    C. 消毒尿道口时,一个棉球可用2次
    D. 见尿液流出后,防止尿管脱落,再插入3~4cm
    E. 如需留尿培养标本,用无菌试管接取中段尿5ml

70. 如该病人需实施导尿管留置术,其目的是
    A. 准确记录尿量　　　　B. 测量尿比重
    C. 保持膀胱空虚　　　　D. 促进伤口愈合
    E. 防止压疮

71. 如果该病人已经实施导尿管留置术,护士正确的操作是
    A. 将引流管弯曲后,用别针固定在病人衣服上,使其高于耻骨联合
    B. 经常观察尿液,每日检查尿常规
    C. 用消毒棉球擦拭外阴及尿道口,每日1~2次
    D. 嘱病人卧床休息,减少翻身,防止引流管脱落
    E. 24小时开放引流管,保证及时排空产生的尿液,防止感染

（72~73题共用题干）

林女士,42岁。近1年来月经过频,经血量大,身体不适,到医院B超检查确诊为子宫肌瘤,住院择期手术。

72. 病人拒绝术前留置导尿,护士恰当的做法是
    A. 请病人家属或同室病友劝说　　B. 让病人自行排尿
    C. 向病人介绍导尿用物　　　　　D. 解释导尿的注意事项
    E. 解释留置导尿的目的及意义

73. 术后发生了便秘,给予灌肠护理,记录单上"0/1E"说明是
    A. 灌肠一次未排便　　　　B. 灌肠前排便一次
    C. 灌肠后排便一次　　　　D. 灌肠一次病人不配合
    E. 表示灌肠失败

（74~75题共用题干）

郑女士，30岁。急性化脓性扁桃体炎，体温39.5℃，持续不退，遵医嘱行降温灌肠。

74. 应选用的灌肠液是

    A. 39~41℃生理盐水500~1000ml

    B. 39~41℃肥皂液500~1000ml

    C. 28~32℃生理盐水500~1000ml

    D. 4℃生理盐水300ml

    E. 28~32℃生理盐水200ml

75. 灌入溶液时应观察病人反应，下列正确的处理方法是

    A. 如病人有便意，可降低灌肠筒高度，嘱病人深呼吸

    B. 如病人有便意，可提高灌肠筒的高度

    C. 如病人有便意可拔出肛管重新插入

    D. 如病人有便意，可拔出肛管，待病人休息片刻后再插入

    E. 如病人出现脉速、面色苍白、出冷汗，可降低灌肠筒高度

（76~78题共用题干）

病人孙某，65岁，需行直肠造瘘术。

76. 为此病人做肠道准备应选用的方式是

    A. 大量不保留灌肠　　B. 小量不保留灌肠　　C. 保留灌肠

    D. 清洁灌肠　　　　　E. 以上都不对

77. 为此病人灌肠选用的溶液是

    A. 肥皂水　　　　　　B. 生理盐水　　　　　C. 温开水

    D. 50%硫酸镁　　　　E. 第一次用肥皂水，以后用生理盐水

78. 灌肠液的温度是

    A. 39~41℃　　B. 41~43℃　　C. 28~32℃　　D. 26~30℃　　E. 4℃

（二）填空题

1. 正常新鲜尿液呈_____，溶血时尿液呈酱油或浓茶色为_____；黄褐色或深黄色为_____，见于_____及_____；白色浑浊为脓尿，见于_____；乳白色为乳糜尿，见_____。

2. 正常尿液的比重为_____，尿比重的高低主要取决于肾脏的浓缩功能，尿比重固定在_____左右，提示_____严重受损。

3. 正常成人的粪便呈_____或_____，在病理情况下，_____粪便见于上消化道出血；_____便见于下消化道出血；_____便见于阿米巴痢疾或肠套叠；_____便见于胆道完全阻塞；白色"米泔水"样便见于_____。

4. 大量不保留灌肠，成人每次用量为_____，小儿用量为_____，灌肠溶液的温度为_____，降温时温度为_____，中暑病人可用_____的0.9%氯化钠溶液。

5. 伤寒病人灌肠，液量不超过_____，压力要低，灌肠筒内液面不得高于肛门_____；肝性脑病病人禁用_____灌肠，减少氨的产生和吸收，以免加重中毒；充血性心力衰竭和水钠潴留病人禁用_____灌肠，减少钠的吸收，以免增加心脏负担；清洁灌肠禁忌用_____反复灌洗，以防水、电解质紊乱。

6. 根据_____的不同,保留灌肠选择不同的体位,_____病变部位在乙状结肠和直肠,应_____;_____病变部位在回盲部,应_____。

（三）简答题

1. 尿失禁病人的健康教育内容包括哪些?

2. 为病人导尿时应注意什么?

3. 导尿管留置法的适应证有哪些?

4. 留置导尿病人如何防止发生逆行感染?

5. 如何护理尿潴留病人?

（四）综合分析题

1. 李大伯,66岁。因交通事故造成头部损伤且意识昏迷,被送入医院进行抢救,现血压下降,脉搏微弱,尿失禁。经过抢救,李大伯尚未脱离生命危险,遵医嘱给予一级护理,留置导尿。

（1）作为护士你知道李大伯为什么要导尿吗?

（2）李伯伯留置导尿后应如何护理呢?

2. 张阿姨,58岁。因肝硬化腹水入院,面色灰暗,病情危重,呼吸有氨臭味,怀疑有肝性脑病。病人腹部膨隆,食欲缺乏,病人十分痛苦,由于张阿姨1周未大便,遵医嘱给予灌肠。

（1）张阿姨灌肠前,护士准备灌肠溶液时,应注意的问题是什么?

（2）为张阿姨便秘的情况护士如何进行健康教育?

【参考答案】

（一）选择题

1. E   2. B   3. C   4. C   5. D   6. B   7. E   8. E   9. E   10. D
11. E   12. D   13. C   14. D   15. E   16. A   17. D   18. E   19. B   20. B
21. E   22. E   23. C   24. C   25. D   26. D   27. D   28. D   29. C   30. D
31. C   32. D   33. A   34. B   35. D   36. D   37. C   38. D   39. E   40. C
41. E   42. E   43. A   44. E   45. D   46. E   47. C   48. E   49. D   50. D
51. B   52. C   53. B   54. D   55. D   56. A   57. C   58. C   59. D   60. C
61. C   62. C   63. C   64. D   65. D   66. A   67. B   68. C   69. C   70. E
71. C   72. E   73. A   74. C   75. A   76. D   77. E   78. A

（二）填空题

1. 淡黄色 血红蛋白尿 胆红素尿 肝细胞性黄疸 阻塞性黄疸 泌尿系感染 丝虫病

2. 1.015~1.025 1.010 肾功能

3. 黄褐色 棕黄色 柏油样 暗红色 果酱样 陶土色 霍乱或副霍乱

4. 500~1000ml 200~500ml 39~41℃ 28~32℃ 4℃

5. 500ml 30cm 肥皂液 生理盐水 清水

6. 病变部位 慢性细菌性痢疾 左侧卧位 阿米巴痢疾 右侧卧位

（三）简答题

1.（1）向病人解释多饮水能促进排尿反射,并可预防泌尿道感染,嘱其每日摄入液体2000~3000ml,睡前限制饮水,以减少夜间尿量。

（2）训练膀胱功能,初起每隔1~2小时让病人排尿,以手掌用柔力自膀胱上方持续向下压迫,使膀胱内尿液被动排出,以后逐渐延长排尿时间,并锻炼盆底肌肉,促进排尿功能恢复。

（3）进行盆底肌锻炼,指导病人取立、坐或卧位试行排尿或排便动作,先慢慢收紧,再缓缓放松,每次10秒左右,连续10遍,每日进行5~10次,以不觉疲乏为宜。

2.（1）用物必须严格无菌,执行无菌操作,预防尿路感染。

（2）耐心解释,保护病人自尊,操作环境要遮挡。

（3）选择光滑、粗细适宜的导尿管,插入动作轻柔,避免损伤尿道黏膜。

（4）为女病人导尿时,若导尿管误入阴道应立即更换导尿管重新插入。

（5）对膀胱高度膨胀且又极度虚弱的病人,第一次放尿不应超过1000ml,因为大量放尿,可使腹腔内压力突然降低,大量血液滞留于腹腔血管内,引起病人血压突然下降产生虚脱。另外,膀胱突然减压,可引起膀胱黏膜急剧充血,发生血尿。

3.（1）适用于抢救危重、休克病人时需要正确记录尿量,测量密度,借以观察病情。

（2）盆腔内器官手术前引流尿液,排空膀胱,避免手术中误伤。

（3）某些泌尿系统疾病手术后留置导尿管便于持续引流和冲洗,并可减轻手术切口的张力有利于愈合。

（4）昏迷截瘫或会阴部有伤口的病人保留导尿管,以保持会阴部清洁、干燥。

4.（1）保持尿道口清洁,每日1~2次用苯扎溴铵酊棉球擦拭尿道口及外阴,如分泌物过多,可选用0.02%高锰酸钾溶液清洗,再用苯扎溴铵棉球擦拭。

（2）及时放出集尿袋内尿液,集尿袋及引流管位置应低于耻骨联合,防止尿液反流。

（3）每日更换集尿袋,每周更换导尿管一次。

5.（1）心理护理:针对病人心态给予解释和安慰,以缓解其窘迫和焦虑不安。

（2）环境和姿势:可用屏风或布帘遮挡,为病人创造一个隐蔽的环境,在病情允许的情况下,尽量以病人习惯的姿势排尿。

（3）诱导排尿:听流水声;温水冲洗会阴部;下腹部热敷;针刺关元、中极穴;按摩膀胱:术者将手置于腹部,轻轻推揉膀胱10~20次,使腹肌放松,然后再用手掌自膀胱向尿道方向推移按压,力量由轻到重逐渐加压,切忌用力过猛以免损伤膀胱,另一手掌按压关元、中极穴,促进排尿。

（4）诱导排尿无效则行导尿术。

（5）健康教育:指导病人养成定时排尿的习惯,对绝对卧床或某些术后病人,应有计划地训练床上排尿,以免因排尿姿势不习惯而导致尿潴留。

（四）综合分析题

1.（1）抢救危重、休克、某些大手术后或大面积烧伤病人时正确记录尿量,测尿比重,以观察病情。

（2）对留置导尿管病人进行护理时,引流管应放置妥当,防止受压、扭曲和堵塞,以保持引流通畅;病人活动时,应安置好引流管,长短以病人能够翻身为度,防止引流管滑脱;为防止逆行感染,应每日用消毒液棉球消毒尿道口1~2次,每周更换导尿管一次;为训练膀胱反射功能,在拔管前应作间歇性夹管和引流,夹闭导尿管,每3~4小时松开1次,使膀胱定时充盈和排空,促进膀胱功能的恢复。

2.（1）对有严重肝病的病人来讲,易引起肝性脑病,其中氨中毒是诱发肝性脑病的重要环节。造成血氨增高的原因,常见于胃肠道的产氨增多。如果进行肥皂液灌肠,大量的碱性液体改变了肠腔内的酸碱度,使之成为碱性环境,氨失去了转化为铵的过程,氨的吸收随之增多。因此,对肝性脑病的病人应禁用碱性肥皂液灌肠,可选用生理盐水或弱酸性溶液,以减少氨的吸收。

（2）嘱病人养成定时排便的习惯；建立合理的膳食,多吃粗粮、蔬菜、水果等含膳食纤维丰富的食物,病情允许情况下,应增加每日的液体摄入,每日摄入量应不少于2000ml,指导病人餐前喝热饮料或果汁；鼓励病人适当进行活动,如散步、体操、打太极拳等,卧床病人可进行床上活动,教会病人盆底肌锻炼方法；对某些手术前病人,应有计划地训练床上使用便器,以逐渐适应卧床排便的需要。指导病人及家属正确使用简易通便剂,但不可长期使用。

（丁殿波）

第九章　冷热疗法

【要点提示】

1. 冷疗法的作用　控制炎症的扩散,减轻局部充血和出血,减轻疼痛,降温。

2. 冷疗法的禁忌证　局部血液循环明显不良,慢性炎症或深部有化脓病灶,组织损伤、破裂,冷过敏者;禁忌部位(枕后、耳郭、阴囊、心前区、腹部、足底等处)。

3. 乙醇拭浴法的注意事项　注意观察病人的反应,大血管处应稍用力并延长擦拭时间,禁忌在胸前区、腹部、后颈、足底等部位用冷,新生儿及血液病的高热病人禁用乙醇拭浴,拭浴前置冰袋于头部、置热水袋于足底。

4. 热疗法的作用　促进炎症的消散和局限,减轻深部组织充血,缓解疼痛,保暖。

5. 热疗法的禁忌证　急腹症未明确诊断前,面部危险三角区感染时,各种脏器内出血,软组织扭伤或挫伤早期等。

6. 热水袋的使用注意事项　对老年人、婴幼儿、昏迷、麻醉未清醒、局部循环不良、感觉障碍等病人,水温应调节在50℃以下;热水袋使用过程中,应注意观察局部皮肤的颜色;治疗时间不超过30分钟。

【能力训练】

(一)选择题

A1型题

1. 冷疗减轻疼痛的作用机制是
   - A. 降低了神经末梢的敏感性
   - B. 降低痛觉神经的兴奋性
   - C. 降低细胞的新陈代谢
   - D. 降低了细菌活力
   - E. 减慢血液速度

2. 采用热疗法促进炎症局限的机制是
   - A. 解除肌肉痉挛
   - B. 促进软组织松弛
   - C. 降低细胞新陈代谢
   - D. 溶解坏死组织
   - E. 降低神经兴奋性

3. 关于冷疗影响因素的描述,错误的是
   - A. 湿冷比干冷效果好
   - B. 冷疗的效果与用冷面积成正比
   - C. 冷疗的效果与用冷时间成正比
   - D. 冷环境用冷,效果会增强
   - E. 婴幼儿对冷反应较为强烈

4. 乙醇拭浴时,在头部放置冰袋的目的是
   - A. 控制炎症的扩散
   - B. 减少脑细胞需氧量
   - C. 防止头部充血
   - D. 减轻局部疼痛
   - E. 控制毒素吸收

5. 为全麻未清醒病人用热水袋时,水温不应超过
   A. 40℃　　　　B. 50℃　　　　C. 60℃　　　　D. 70℃　　　　E. 80℃

6. 禁忌用冷的部位不包括
   A. 耳郭　　　　B. 心前区　　　　C. 腹部　　　　D. 足底　　　　E. 腹股沟

7. 足底忌用冷疗是防止
   A. 一过性冠状动脉收缩　　B. 末梢循环障碍　　　　C. 局部组织坏死
   D. 体温骤降　　　　E. 心律异常

8. 腹部禁用冷是为了防止
   A. 一过性冠状动脉收缩　　B. 引起腹泻　　　　C. 心律失常
   D. 冻伤　　　　E. 心率减慢

A2型题

9. 刘冬冬,男,18岁。2小时前因踢足球致右踝部扭伤,正确的处理方法是
   A. 热敷　　　　B. 冷敷　　　　C. 按摩
   D. 红外线照射　　　　E. 绷带包裹

10. 王女士,62岁。患风湿性关节炎,每日红外线照射20分钟,现病人照射局部皮肤出现桃红色均匀红斑,说明
    A. 照射剂量过小　　B. 照射剂量过大　　C. 照射剂量合适
    D. 应立即停止照射　　E. 应延长照射时间

11. 张奶奶,69岁。全身微循环障碍,临床上禁忌使用冷疗的理由是
    A. 可引起过敏　　　　B. 可引起腹泻
    C. 可发生冻伤　　　　D. 可降低血液循环,会影响创面愈合
    E. 可导致组织缺血缺氧而变性坏死

12. 陈先生,43岁。腋温39.5℃,使用冰袋为其降温时应将冰袋放在
    A. 腹部　　　　B. 足底、腹股沟　　　　C. 背部、腋下
    D. 前额、头顶　　　　E. 枕后、耳郭

13. 甜甜,女,9岁,高热3天。行乙醇或温水拭浴时,禁忌擦浴的部位是
    A. 面部、颈部、上肢　　　　B. 胸前区、腹部、足底
    C. 面部、背部、腋窝　　　　D. 腘窝、腋窝、腹股沟
    E. 肘窝、手心、腹股沟

14. 邱女士,23岁。行扁桃体摘除术,术后应将冰囊置于
    A. 前额　　　　B. 颈前颌下　　　　C. 头顶部
    D. 胸部　　　　E. 腋窝处

15. 学生小张,18岁。鼻唇沟处有一疖,表现为红肿热痛,前来就诊时护士告诉其禁用热,其原因是容易
    A. 加重疼痛　　B. 引起局部出血　　C. 掩盖病情
    D. 造成面部烫伤　　E. 导致颅内感染

16. 张先生,26岁。突然腹痛,面色苍白,大汗淋漓,护士不应采取的措施是
    A. 询问病史　　B. 给热水袋以缓解疼痛　　C. 安慰病人
    D. 通知医生　　E. 测量生命体征

17. 刘阿姨,50岁,因胆囊切除术后回病房,未完全清醒,护士给予热水袋时水温应不超过
    A. 40℃　　　B. 50℃　　　C. 60℃　　　D. 70℃　　　E. 80℃

18. 王先生,61岁。晨起活动后出现头痛、眩晕、四肢麻木,诊断为"脑梗死",此时应避免的护理措施是
    A. 观察生命体征　　B. 头部置冰袋或冰帽　　C. 保持环境安静
    D. 避免搬动　　　　E. 禁止灌肠

19. 产妇孙某,分娩时会阴部撕裂伤,局部红肿热痛,现给予热湿敷,操作时应该特别注意
    A. 伤口周围涂凡士林　　B. 执行无菌操作　　　C. 水温不超过50℃
    D. 敷后伤口要清洁　　　E. 每5分钟更换敷布一次

A3/A4型题

（20~21题共用题干）
刘女士,28岁,分娩时会阴部侧切,现切口部位出现红、肿、热、痛,给予红外线灯局部照射。

20. 照射时间宜控制在
    A. 5分钟　　　　B. 10分钟　　　　C. 10~20分钟
    D. 20~30分钟　　E. 40分钟

21. 照射过程中发现局部皮肤出现紫红色,应采取的措施是
    A. 改用热湿敷　　B. 局部纱布覆盖　　C. 抬高照射距离
    D. 换用低功率灯头　　E. 立即停止照射

（22~23题共用题干）
同学小关,14岁,某校中学生。打篮球时不慎致踝关节扭伤,局部肿胀、疼痛,1小时后送至医务室。

22. 最佳的护理措施是
    A. 热敷　　　　B. 冷敷　　　　C. 用手揉搓
    D. 小夹板固定　　E. 红外线照射

23. 护理措施的依据是
    A. 热可使局部血管扩张　　　　B. 冷减轻局部组织充血、肿胀
    C. 热改善血液循环　　　　　　D. 用冷促使白细胞释放蛋白溶解酶
    E. 热促进炎性渗出物吸收消散

（24~27题共用题干）
贺女士,27岁。因产后高热,脸部潮红,呼吸急促,脉搏快速,医嘱用冰袋降温。

24. 冰袋放置部位不妥的是
    A. 前额　　　B. 头顶部　　　C. 腋下　　　D. 腹股沟　　　E. 心前区

25. 上述不妥部位用冷后可引起反射性
    A. 一过性冠状动脉收缩　　B. 腹泻　　　　C. 腹痛
    D. 冻伤　　　　E. 心率减慢

26. 可取下冰袋时,是指当体温降至
    A. 35℃　　　B. 36℃　　　C. 37℃　　　D. 38℃　　　E. 39℃

27. 降温后复测体温的时间是
    A. 5分钟　　　B. 10分钟　　　C. 15分钟　　　D. 20分钟　　　E. 30分钟

（二）填空题

1. 冷疗的作用有＿＿＿＿＿、＿＿＿＿＿、＿＿＿＿＿、＿＿＿＿＿。

2. 禁忌用冷的部位有枕后、耳郭、阴囊、＿＿＿＿＿、＿＿＿＿＿、＿＿＿＿＿等处。

3. 冷湿敷法的目的是＿＿＿＿＿、＿＿＿＿＿、＿＿＿＿＿。

4. 乙醇拭浴时乙醇的浓度为＿＿＿＿＿，温度为＿＿＿＿＿。

5. 热疗的禁忌证有＿＿＿＿＿、＿＿＿＿＿、＿＿＿＿＿、＿＿＿＿＿。

6. 热水坐浴的水温为＿＿＿＿＿，女性病人＿＿＿＿＿、＿＿＿＿＿、＿＿＿＿＿、阴道出血和盆腔急性炎症均不宜坐浴。

（三）简答题

1. 影响冷热疗法效果的因素有哪些？用冷或用热超过一定时间会产生什么效应？

2. 冷疗法的禁忌证有哪些？

3. 热疗法的作用有哪些？

4. 简述热水袋使用时的注意事项。

（四）综合分析题

林叔叔，39岁，急性扁桃体炎入院。病人表现：面色潮红，皮肤灼热，体温39.7℃，脉搏108次/分，呼吸24次/分，意识清楚。

1. 作为护士，对该病人应采取何种护理措施？

2. 实施中应注意什么？

【参考答案】

（一）选择题

1. A	2. D	3. C	4. C	5. B	6. E	7. A	8. B	9. B	10. C
11. E	12. D	13. B	14. B	15. E	16. B	17. B	18. B	19. B	20. D
21. E	22. B	23. B	24. E	25. E	26. E	27. E			

（二）填空题

1. 控制炎症的扩散　减轻局部充血和出血　减轻疼痛　降温

2. 心前区　腹部　足底

3. 降温　止痛　止血

4. 25%~35%　27~37℃

5. 急腹症未明确诊断前　面部危险三角区感染时　各种脏器内出血　软组织扭伤或挫伤早期（24~48小时内）

6. 40~45℃　月经期　妊娠后期　产后2周内

（三）简答题

1. 影响冷热疗法效果的因素：①方式；②部位；③面积；④时间；⑤温度；⑥个体差异。用冷或用热超过一定时间会产生继发效应。

2. 冷疗法的禁忌证

（1）局部血液循环明显不良。

（2）慢性炎症或深部有化脓病灶。

（3）组织损伤、破裂。

（4）冷过敏者。

（5）禁忌部位

1）枕后、耳郭、阴囊等处：防止出现冻伤。

2）心前区：防止引起反射性心率减慢、心律不齐。

3）腹部：防止引起腹痛、腹泻。

4）足底：防止引起反射性末梢血管收缩而影响散热，或引起一过性冠状动脉收缩。

3. 热疗法的作用

（1）促进炎症的消散和局限。

（2）减轻深部组织充血。

（3）缓解疼痛。

（4）保暖。

4. 热水袋使用时的注意事项

（1）对老年人、婴幼儿、昏迷、麻醉未清醒、局部循环不良、感觉障碍等病人，因皮肤感觉迟钝或麻痹容易烫伤，水温应调节在50℃以下。

（2）热水袋使用过程中，应注意观察局部皮肤的颜色，如皮肤出现潮红、疼痛，应该立即停止使用，并在局部涂凡士林，可保护皮肤。

（3）治疗时间不超过30分钟，防止发生不良反应，如持续使用，应及时更换热水，做好交接班。

（四）综合分析题

1. 作为护士，应采取物理降温措施，最好的方法是乙醇或温水拭浴法。

2. 实施中，应注意

（1）在拭浴过程中，注意观察病人的反应，如有面色苍白、寒战，或脉搏、呼吸异常时，应立即停止拭浴，并报告医生。

（2）在擦至腋窝、肘部、腹股沟、腘窝等大血管处，应稍用力并延长擦拭时间，利于散热。

（3）禁忌在胸前区、腹部、后颈、足底等部位用冷，以免引起不良反应。

（4）新生儿及血液病的高热病人禁用乙醇拭浴。

（5）拭浴前置冰袋于头部，以减轻头部充血引起的头痛，并有助于降温；置热水袋于足底，促进病人足底血管扩张，有利于散热。

（鲁俊华）

第十章 生命体征的观察及护理

【要点提示】

1. **正常体温及生理变化** 腋温: 36.0~37.0℃; 口温: 36.3~37.2℃; 肛温: 36.5~37.7℃。体温受昼夜、年龄、性别、运动、药物等因素影响。

2. **发热程度的判断** 低热: 37.3~38.0℃; 中度热: 38.1~39.0℃; 高热: 39.1~41.0℃; 超高热: 41℃及以上。

3. **发热过程及临床表现** 体温上升期: 病人表现为畏寒、皮肤苍白、无汗等; 高热持续期: 病人表现为颜面潮红、皮肤灼热、口唇干燥、呼吸和脉搏加快等。退热期: 病人表现为大量出汗和皮肤温度降低。

4. **常见热型** 稽留热、弛张热、间歇热和不规则热的临床特点及常见疾病。

5. **高热病人的护理措施** 降低体温、病情观察、补充营养、促进休息、口腔护理、皮肤护理和心理护理。

6. **测量体温的方法** 测量口温3分钟,测量腋温10分钟,测量肛温3分钟。

7. **测量体温的注意事项** 测量体温的影响因素; 不慎咬破体温计的处理方法; 体温计的检测与消毒方法。

8. **正常脉搏** 正常成人安静状态下脉率为60~100次/分; 正常脉搏搏动均匀规则,间隔时间相等; 每搏强弱相同; 正常动脉管壁光滑、柔软,富有弹性。

9. **异常脉搏** 脉率的异常包括速脉和缓脉,节律异常包括间歇脉和绌脉,强弱异常包括洪脉、丝脉、奇脉等。动脉壁异常表现动脉壁变硬,失去弹性,触诊呈条索状,严重者出现动脉迂曲或结节。

10. **测量脉搏的注意事项** 不可用拇指诊脉,选择健侧肢体,绌脉的测量方法,排除影响脉搏的测量因素。

11. **正常呼吸及生理变化** 正常成人安静状态下呼吸频率为16~20次/分。呼吸受年龄、性别、活动、药物、情绪等因素的影响。

12. **异常呼吸** 频率的异常包括呼吸过速和呼吸过缓; 深浅度的异常包括深度呼吸和浅快呼吸; 节律异常包括潮式呼吸和间断呼吸; 声音异常包括蝉鸣样呼吸和鼾声呼吸; 呼吸困难包括吸气性、呼气性和混合性呼吸困难。

13. **测量呼吸的注意事项** 测量时不应让病人察觉,注意危重病人测量呼吸的方法。

14. **正常血压及生理变化** 正常成人安静状态下的血压(肱动脉血压)范围为收缩压90~139mmHg,舒张压60~89mmHg,脉压30~40mmHg。血压受年龄、体位、环境、昼夜、测量部位及情绪等因素影响。

15. **测量血压的注意事项** 做到"四定"; 选择健侧肢体测量; 排除影响血压的因素; 发现血压异常或听不清时,一般连测2~3次,取其最低值。

【能力训练】

（一）选择题

A1型题

1. 疟疾病人最常见的热型是

　　A. 稽留热　　　　B. 间歇热　　　　C. 弛张热　　　　D. 回归热　　　　E. 不规则热

2. 体温上升期的临床表现,下列正确的是

　　A. 畏寒、面色苍白　　　　　　　　B. 心率加快

　　C. 颜面潮红、口唇干燥　　　　　　D. 脉搏细速、尿量增多

　　E. 大量出汗、皮肤温度降低

3. 败血症病人的热型为

　　A. 间歇热　　　B. 稽留热　　　C. 弛张热　　　D. 波状热　　　E. 不规则热

4. 脉搏短绌常见于

　　A. 心室颤动　　　　　　　　　　B. 阵发性心动过速

　　C. 心房颤动　　　　　　　　　　D. 一度房室传导阻滞

　　E. 窦性心动过速

5. 代谢性酸中毒病人的呼吸表现为

　　A. 叹息样呼吸　　　　　　　　　B. 深大而规则的呼吸

　　C. 呼吸费力　　　　　　　　　　D. 间断呼吸

　　E. 蝉鸣样呼吸

6. 生命体征的观察一般不包括

　　A. 体温　　　B. 瞳孔　　　C. 脉搏　　　D. 呼吸　　　E. 血压

7. 关于血压生理性变化的叙述,下列错误的是

　　A. 高热环境中血压上升　　　　　B. 中年以前女性略低于男性

　　C. 情绪激动时血压上升　　　　　D. 傍晚高于清晨

　　E. 睡眠不佳时血压可稍升高

8. 体温计检测方法中错误的是

　　A. 体温计的汞柱甩至35℃以下　　B. 汞柱有裂隙的体温计不可再用

　　C. 3分钟后取出检查　　　　　　　D. 同时放入40℃温水中

　　E. 读数相差0.4℃以上的体温计不可再用

9. 主动脉硬化病人可出现的异常血压是

　　A. 脉压缩小　　　　B. 脉压增大　　　　C. 舒张压升高

　　D. 脉压不变　　　　E. 收缩压降低

10. 不宜测腋温的病人是

　　A. 呼吸困难　　　B. 热坐浴　　　C. 极度瘦弱

　　D. 昏迷　　　E. 口鼻手术

11. 1999年世界卫生组织和国际高血压联盟(WHO/ISH)制定的高血压标准是

　　A. 收缩压≥120mmHg和(或)舒张压≥70mmHg

　　B. 收缩压≥130mmHg和(或)舒张压≥75mmHg

C. 收缩压≥140mmHg和(或)舒张压≥90mmHg

D. 收缩压≥150mmHg和(或)舒张压≥95mmHg

E. 收缩压≥160mmHg和(或)舒张压≥100mmHg

12. 可导致脉率减慢的是

A. 甲状腺功能亢进　　　B. 高热　　　　　　C. 颅内压增高

D. 疼痛　　　　　　　　E. 心肌炎

13. 心包积液病人可出现的异常血压是

A. 脉压增大　　　　　　B. 脉压缩小　　　　　C. 收缩压降低

D. 舒张压降低　　　　　E. 收缩压升高

14. 测量血压时出现测量值偏高的因素有

A. 血压计袖带宽度太宽　　　　　B. 血压计袖带缠绕过紧

C. 被测者手臂位置高于心脏　　　D. 血压计袖带宽度太窄

E. 视线高于血压计刻度

A2型题

15. 刘先生在测量口腔温度时,不慎咬碎体温计,护士为刘先生清除口腔内玻璃碎屑后,应采取的措施是

A. 口服蛋清液　B. 洗胃　　　C. 催吐　　　D. 服用缓泻剂　E. 灌肠

16. 张阿姨,56岁。患肺炎球菌肺炎,口温40℃,脉搏120次/分,口唇干燥。下列护理措施中不妥的是

A. 卧床休息　　　　　　B. 每日口腔护理2~3次

C. 鼓励饮水　　　　　　D. 冰袋放于头顶、足底处

E. 每4小时测体温1次

17. 王叔叔,50岁。腹泻,体温在39.5~40℃之间,持续数日,诊断为"细菌性痢疾"。该病人的热型为

A. 间歇热　　B. 波浪热　　C. 弛张热　　D. 稽留热　　E. 不规则热

18. 赵叔叔,36岁。因发热、咳嗽入院治疗,诊断:肺炎球菌肺炎。该病人口腔温度39.5℃,表现畏寒、寒战,皮肤苍白、无汗,其发热程度为

A. 低热　　B. 中度热　　C. 高热　　D. 超高热　　E. 以上都不是

19. 李阿姨,近日呼吸表现为由浅慢逐渐加快加深,后又逐渐变浅变慢,然后暂停数秒,又出现上述状态呼吸,周而复始,李阿姨的呼吸为

A. 陈-施呼吸　　　　　　B. 浅快呼吸　　　　　C. 深度呼吸

D. 间断呼吸　　　　　　E. 吸气性呼吸困难

20. 刘奶奶,65岁。结肠癌入院2个月,现出现大量腹水,全身水肿,呼吸急促,端坐呼吸,近1周出现癌性发热。判断刘奶奶可能出现的热型为

A. 稽留热　　B. 弛张热　　C. 回归热　　D. 间歇热　　E. 不规则热

21. 张叔叔,36岁,建筑工人。在高温环境下工作,突然体温升高达40.5℃,持续近4小时,面色潮红、皮肤灼热、无汗、呼吸和脉搏增快。张叔叔此时的临床表现属于

A. 高热上升期　　　　　B. 过高热持续期　　　C. 中度热上升期

D. 高热持续期　　　　　E. 低热上升期

22. 李奶奶,62岁。因肺炎入院,体温39.6℃,退热过程中护士注意监测病人的情况,提示可能发生虚脱的症状是

    A. 皮肤苍白、寒战、出汗　　　　　　B. 头晕、恶心、无汗

    C. 脉速、面部潮红、无汗　　　　　　D. 脉速、四肢湿冷、出汗

    E. 脉搏、呼吸渐慢、无汗

23. 张同学,20岁。因中暑体温上升至40.3℃,面色潮红,皮肤灼热,呼吸、脉搏增快,护士为该病人进行物理降温处理,应复测体温的时间是

    A. 10分钟后　　　　　　B. 20分钟后　　　　　　C. 30分钟后

    D. 40分钟后　　　　　　E. 1小时后

24. 任阿姨,36岁。持续高热2周,体温40℃左右,日差超过1℃,脉搏110次/分,呼吸28次/分,该病人神志不清,食欲差。任阿姨的体温热型属于

    A. 不规则热　　B. 间歇热　　C. 弛张热　　D. 稽留热　　E. 波浪热

25. 王阿姨,56岁。因晕厥来院诊治,脉率54次/分,节律规则。此脉搏为

    A. 速脉　　　　B. 缓脉　　　　C. 洪脉　　　　D. 丝脉　　　　E. 细脉

26. 艾阿姨,突然感到胸闷、心悸,护士为其诊脉时发现每隔1个正常搏动后出现1次过早搏动,此现象为

    A. 细脉　　　B. 不整脉　　　C. 二联律　　　D. 三联律　　　E. 间歇脉

27. 李爷爷,67岁。因"心房纤颤"入院,出现心音强弱不等,心律不规则,心率快慢不一,脉搏细速。同时测量李爷爷的心率和脉率,结果为心率120次/分,脉率96次/分。该病人的脉搏是

    A. 室性早搏　　　　　　B. 脉搏短绌　　　　　　C. 间歇脉

    D. 二联律　　　　　　　E. 三联律

28. 刘女士,28岁。诊断主动脉瓣关闭不全,刘女士脉搏可常表现为

    A. 间歇脉　　　B. 二联律　　　C. 三联律　　　D. 细脉　　　E. 洪脉

29. 王奶奶,74岁。处于濒死状态,病人呼吸浅表而微弱,不易观察。为王奶奶测量呼吸的方法应是

    A. 手置于病人鼻孔前,感觉气流通过并计数

    B. 观察腹部的起伏情况,一起一伏为1次

    C. 手按胸部以胸腹壁起伏的次数为计数

    D. 测脉率乘以1/4,以推测呼吸次数

    E. 用少许棉花置于病人鼻孔前观察棉花飘动的次数并计数

30. 丽丽小朋友,5岁,不慎将花生米吸入气管。下列临床表现不可能出现的是

    A. 呼气费力　　　　　　B. 吸气费力　　　　　　C. 口唇发绀

    D. 烦躁不安　　　　　　E. 鼻翼扇动

31. 郑叔叔,43岁,诊断为支气管哮喘。病人主诉呼吸费力,呼气时间明显延长。郑叔叔最可能出现的呼吸异常是

    A. 深度呼吸　　　　　　　　　　B. 潮式呼吸

    C. 呼气性呼吸困难　　　　　　　D. 吸气性呼吸困难

    E. 混合性呼吸困难

32. 刘奶奶,68岁。巴比妥类药物中毒入院治疗,其呼吸特点正确的是
    A. 规律呼吸-呼吸暂停-反复　　　　B. 浅表不规则
    C. 呼气时发出鼾声　　　　　　　　D. 深大而规则
    E. 呼吸浅慢-加深加快-浅慢-暂停-反复

33. 肖奶奶,63岁。血压持续在170/100mmHg。其血压属于
    A. 正常血压　　B. 高血压　　　C. 临界高血压　　D. 收缩压高　　E. 低血压

34. 杨爷爷,67岁,高血压病史15年。入院时血压168/110mmHg,经治疗血压稍下降,但时常波动,杨爷爷情绪焦虑。下列措施中不妥的是
    A. 测得血压值偏高时应保持镇静
    B. 向病人讲述治疗原则,给予保健指导
    C. 安慰病人,保持情绪乐观
    D. 如实告知病人测量血压的结果,使其提高警惕
    E. 血压值偏高时应与病人的基础血压对比后合理解释

35. 孙阿姨,43岁。因头痛、恶心入院治疗,医嘱测血压每日3次。为正确测量血压应
    A. 定血压计、定部位、定时间、定护士
    B. 定血压计、定部位、定时间、定听诊器
    C. 定听诊器、定部位、定时间、定体位
    D. 定血压计、定部位、定时间、定体位
    E. 定护士、定部位、定时间、定体位

36. 杨爷爷,69岁。连续3天血压84/52mmHg。杨爷爷的血压属于
    A. 正常血压　　　　　　　　　　　B. 临界低血压
    C. 低血压　　　　　　　　　　　　D. 收缩压正常,舒张压降低
    E. 收缩压降低,舒张压正常

37. 范奶奶,65岁。胃大部切除术后3天,口温40.6℃。对于范奶奶的护理措施不妥的是
    A. 给予温水擦浴　　　　B. 遵医嘱用退热药　　　　C. 保持皮肤清洁
    D. 测量体温每6小时一次　　　E. 口腔护理

38. 刘叔叔,38岁。测量的血压值为136/88mmHg,属于
    A. 理想血压　　　　　　　　　　　B. 正常血压
    C. 高血压　　　　　　　　　　　　D. 收缩压偏低,舒张压偏高
    E. 收缩压偏高,舒张压偏低

39. 曾叔叔,原发性高血压,护士为其测量血压时发现测得的血压值偏低,分析原因可能是
    A. 袖带过窄　　　　　　　　　　　B. 护士视线低于汞柱凹面
    C. 缠袖带过紧　　　　　　　　　　D. 放气速度太慢
    E. 血压计位置低于心脏水平

40. 单爷爷,70岁。高血压病人,因脑血栓入院,表现为右侧肢体偏瘫,按医嘱每日测量血压4次。在测量血压时不妥的是
    A. 固定血压计　　　　　　　　　　B. 固定测量血压的时间
    C. 测量右上肢血压　　　　　　　　D. 卧位测量时,肱动脉平腋中线
    E. 固定测量血压的体位

41. 刘阿姨,46岁,诊断为高血压。护士为其测量血压时正确的做法是
    A. 坐位测量时手臂应平第6肋间　　　B. 听到变音即是舒张压
    C. 缓慢放气,速度为2mmHg/s　　　　D. 袖带下缘距肘窝1cm距离
    E. 放气中听到的第一声搏动音为收缩压

A3/A4型题

(42~44题共用题干)

李奶奶,肺炎,口温39.5℃,脉率120次/分,颜面潮红、皮肤灼热,伴有尿量减少。已遵医嘱使用药物退热。

42. 李奶奶的发热程度为
    A. 正常体温　　B. 中度热　　　C. 高热　　　D. 超高热　　　E. 低热

43. 李奶奶目前处于
    A. 体温上升期　　　　　　　　　B. 退热期
    C. 恢复期　　　　　　　　　　　D. 高热持续期
    E. 恶化期

44. 退热时,为防止发生虚脱,应重点观察李奶奶有无
    A. 皮肤苍白、寒战　　　　　　　B. 头晕、出汗、疲倦
    C. 脉搏、呼吸增快、出汗　　　　D. 脉细速、四肢湿冷、出汗
    E. 脉速、面部潮红、头晕

(45~47题共用题干)

孙爷爷,68岁。因头晕、头痛入院就诊,在安静状态下测量血压值为168/98mmHg,其他检查结果正常。

45. 根据所测血压值,孙爷爷的血压属于
    A. 正常血压　　　　　　　　　　B. 高血压
    C. 临界高血压　　　　　　　　　D. 收缩压高,舒张压正常
    E. 收缩压正常,舒张压高

46. 孙爷爷在住院期间,护士为其测量血压时,下列不妥的是
    A. 每日测量血压时间应固定　　　B. 固定在一侧上肢测量
    C. 测量血压时应固定体位　　　　D. 未听清时应不间断反复测量
    E. 血压计"0"点与肱动脉、心脏在同一水平

47. 为孙爷爷进行健康教育时,下列内容不妥的是
    A. 每日减少钠盐的摄入量　　　　B. 多食富含纤维素的食物
    C. 戒烟、限制饮酒　　　　　　　D. 按医嘱规律服用降压药物
    E. 在药物的作用下将血压控制得越低越好

(48~50题共用题干)

林阿姨,46岁。因"风心病、房颤"入院,主诉心悸、头晕、胸闷、四肢乏力。护士为其诊脉时发现脉搏细速、不规则,同一单位时间内心率大于脉率,听诊心率快慢不一,心律完全不规则,心音强弱不等。

48. 此脉搏称为
    A. 缓脉　　　B. 间歇脉　　　C. 丝脉　　　D. 洪脉　　　E. 细脉

49. 此脉搏的异常属于
    A. 次数异常　　　　　　B. 频率异常　　　　　　C. 强弱异常
    D. 节律异常　　　　　　E. 动脉壁异常
50. 正确测量脉搏的方法是
    A. 一人测脉率,一人计时
    B. 护士测脉率,医生测心率
    C. 一人同时测脉率和心率
    D. 一人听心率,一人测脉率,同时测一分钟
    E. 先测脉率,再测心率

(51~53题共用题干)

高阿姨,74岁。病情危重,处于濒死期,呼吸极不平稳,表现为呼吸与呼吸暂停交替出现。

51. 高阿姨的呼吸为
    A. 浮浅呼吸　　　　　　B. 潮氏呼吸　　　　　　C. 深大呼吸
    D. 呼气性呼吸困难　　　E. 毕奥呼吸
52. 高阿姨的呼吸异常属于
    A. 节律异常　　　　　　B. 深度异常　　　　　　C. 频率异常
    D. 音响异常　　　　　　E. 吸气性呼吸困难
53. 对高阿姨实施的护理级别是
    A. 特级护理　　　　　　B. 一级护理　　　　　　C. 二级护理
    D. 专人护理　　　　　　E. 三级护理

(二)填空题
1. 人体散热的方式有_____、_____、_____、_____四种。
2. 正常成人安静状态下血压范围为收缩压_____,舒张压_____,脉压_____。
3. 测量血压应做到"四定"是_____、_____、_____、_____。
4. 洪脉常见于_____、_____、_____等病人。
5. 正常成人安静状态下,呼吸频率为_____,超过_____为呼吸过速,低于_____为呼吸过缓。

(三)简答题
1. 为病人测量体温时应注意哪些事项?
2. 体温上升期与高热持热期病人常出现哪些临床表现?
3. 为病人测量脉搏时应注意哪些事项?
4. 呼吸困难的类型及各自的临床表现有哪些?
5. 测量血压时"四定"指的是什么? 为什么要做到"四定"?
6. 引起血压测量误差的常见因素有哪些?

(四)综合分析题
1. 张叔叔,39岁。发热4天,体温持续在39.2~40℃之间,并伴咳嗽,于上午9:00入院接受治疗。查体:体温39.7℃,脉搏98次/分,呼吸24次/分,血压126/84mmHg,呈急性病容,听诊呼吸音粗糙,心率98次/分,律齐,无杂音。余未见异常。初步诊断急性上呼吸道感染。

（1）请以口腔温度为例判断张叔叔的发热程度。

（2）张叔叔会出现哪种热型?

（3）护士应为张叔叔提供哪些护理措施?

2. 刘乐,1岁,诊断为室间隔缺损6个月。3天前,发热、咳嗽,近1天来,咳嗽加重,呼吸气促,三凹征明显,尿少,急诊入院。查体:体温38.5℃,脉搏120次/分,呼吸30次/分,血压120/74mmHg,心界向两侧扩大,肝肋下5cm。诊断室间隔缺损合并心力衰竭,遵医嘱服用洋地黄类药物治疗。

（1）判断三凹征的标准是什么?

（2）请以口腔温度为例判断刘乐小朋友的发热程度?

（3）如果刘乐小朋友发生洋地黄中毒,常出现何种异常脉搏?

【参考答案】

（一）选择题

1. B　2. A　3. C　4. C　5. B　6. B　7. A　8. E　9. B　10. C
11. C　12. C　13. B　14. D　15. A　16. D　17. D　18. C　19. A　20. E
21. D　22. D　23. C　24. C　25. B　26. C　27. C　28. E　29. E　30. A
31. C　32. E　33. B　34. D　35. D　36. C　37. C　38. B　39. C　40. C
41. E　42. C　43. D　44. D　45. B　46. C　47. E　48. E　49. D　50. D
51. E　52. A　53. A

（二）填空题

1. 辐射　传导　对流　蒸发

2. 90~139mmHg（12.0~18.6kPa）　60~89mmHg（8.0~12.0kPa）　30~40mmHg（4.0~5.3kPa）

3. 定时间　定体位　定部位　定血压计

4. 高热　甲状腺功能亢进　主动脉瓣关闭不全

5. 16~20次/分　24次/分　10次/分

（三）简答题

1. 为病人测量体温时应注意

（1）测量体温前,应认真清点体温计的数量,并检查体温计是否完好,水银柱是否在35℃以下。

（2）精神异常、昏迷、婴幼儿、口腔疾患、口鼻手术或呼吸困难及不能合作者,不宜测口温;腋下出汗较多,腋下有创伤、手术、炎症者,肩关节受伤或极度消瘦夹不紧体温计者不宜测腋温;直肠、肛门疾患或手术、腹泻、心肌梗死病人不宜测肛温。

（3）进食、饮水或面颊热敷、吸烟、坐浴或灌肠、腋窝局部冷热敷等情况时,应间隔30分钟后测量相应部位的体温。

（4）为婴幼儿、危重病人、躁动病人测温时,应有专人守护,以防发生意外。

（5）如病人不慎咬破体温计,应立即清除玻璃碎屑以免损伤唇、舌、口腔、食管和胃肠道黏膜,再口服蛋清或牛奶以延缓汞的吸收。若病情允许,可服用粗纤维食物,以促进汞的排出。

（6）严格做好体温计的清洁消毒工作,防止交叉感染。传染病人的体温计应固定使用。

（7）发现体温与病情不相符时,应在床边监测,必要时测口温和肛温作对照。

（8）新入院、手术后病人，每日测体温4次，连测3日，3日后体温恢复正常改每天测2次。

2. 体温上升期：病人主要表现为畏寒、皮肤苍白、无汗、皮肤温度下降，有时伴寒战。高热持续期：病人主要表现为颜面潮红、皮肤灼热、口唇干燥、呼吸和脉搏加快、头痛、食欲缺乏、全身不适、尿量减少，严重者可出现谵妄、昏迷。

3. 为病人测量脉搏时应注意

（1）不可用拇指诊脉，因拇指小动脉搏动较强，易与病人的脉搏相混淆。

（2）为偏瘫病人测量脉搏时，应选择健侧肢体。

（3）如病人有剧烈运动、紧张、恐惧、哭闹等活动，应让其安静休息15~30分钟再测量。

（4）如脉搏细弱而触摸不清时，可用听诊器测量心率1分钟。

4. 呼吸困难分为

（1）吸气性呼吸困难：当上呼吸道部分梗阻时，气体进入肺部不畅，肺内负压极高，病人表现为吸气显著困难，吸气时间延长，有明显的三凹征。

（2）呼气性呼吸困难：当下呼吸道部分梗阻时，气体排出不畅，病人表现为呼气费力、呼气时间延长。

（3）混合性呼吸困难：属于广泛性肺部病变，使呼吸面积减少，影响换气功能，病人表现为吸气、呼气增感费力、呼吸频率增加。

5. 需密切观察血压的病人测量血压应"四定"，即定时间、定部位、定体位、定血压计。因为：①血压值可由于各种因素的影响而变化，如傍晚时测量值高于清晨，精神紧张或运动后血压暂时性升高。②右上肢血压高于左上肢，下肢血压高于上肢等。③取立位时测量的血压高于取坐位的血压；取坐位时测量的血压高于卧位的血压。④血压计的水银量不足、橡皮管漏气等因素可造成测量值的误差。为此，做到"四定"可保证测量数据的准确性和对照可比性，有利于病情的监护。

6. 引起血压测量误差的常见因素有

（1）生理性因素：如精神状态、运动、睡眠等。

（2）血压计的因素：如袖带过宽使大段血管受压，以致搏动音在到达袖带下缘之前已消失，故测得血压值偏低；袖带过窄使有效的测量面积变窄，使测得血压值偏高；血压计是否漏气；汞液量是否充足等。

（3）测量方法：如袖带过紧使血管在未充气前已受压，使测得血压值偏低；袖带过松，使有效的测量面积变窄，使测得血压值偏高；测量时的体位，动脉位置高于心脏水平，测得血压值偏低，反之则偏高；测量部位，偏瘫病人应在健侧测量血压；开放气门汞柱下降的速度，应以每秒钟4mmHg速度放气，使汞柱缓慢下降，同时注意动脉搏动变化时所指的刻度。

（四）综合分析题

1.（1）该病人体温达39.7℃，为高热。

（2）其热型为稽留热。

（3）为张叔叔提供的护理措施为：①降低体温：根据病情采用物理降温或药物降温方法，可用温水（或乙醇）拭浴，遵医嘱给予药物降温。②病情观察：定时测量体温，每4小时测量体温1次，待体温恢复正常3天后，改为每日2次；注意观察呼吸、脉搏、血压、发热类型、发热程度及出汗情况。还应注意观察是否有淋巴结肿大、出血，肝、脾大、结膜充血、关节肿痛等伴随症状。③补充营养：给予高热量、高蛋白、高维生素、易消化的流质或半流质饮食。鼓励病人多饮水。

④促进休息:绝对卧床休息,并提供安静、空气流通、温湿度适宜的休养环境。⑤增进舒适:加强口腔护理和皮肤护理。⑥心理护理:有针对性地进行心理护理,了解其感受,给予精神安慰和支持,以缓解其紧张情绪。

2.(1)判断三凹征的标准:胸骨上窝、锁骨上窝、肋间隙凹陷。

(2)刘乐小朋友体温达38.5℃,为中度发热。

(3)如果刘乐小朋友发生洋地黄中毒,其脉搏可能会出现二联律或三联律。

(郝庆娟)

第十一章 药物疗法

【要点提示】

1. 药物保管法和给药原则　药物的领取与保管原则、药疗原则、给药途径、次数和时间。
2. 口服给药法　取药、配药和发药的方法、注意事项。
3. 吸入法　超声波雾化吸入法及注意事项、氧气雾化吸入法及注意事项。
4. 各种注射法　注射原则、用物准备及药液抽吸的方法,各种注射法定义、目的、部位、体位、持针姿势、进针角度、进针深度及注意事项。
5. 局部给药法　局部给药的注意事项。

【能力训练】

(一)选择题

A1型题

1. 每晚一次的外文缩写是
   A. qd　　　　B. qn　　　　C. qh　　　　D. qm　　　　E. qid

2. 临床上对剧毒类药物设置明显的瓶签,其颜色为
   A. 蓝色边　　B. 红色边　　C. 黑色边　　D. 黄色边　　E. 白色边

3. 下列关于药品的保管原则不正确的一项是
   A. 内服药、注射药、外用药分类保管
   B. 易挥发、潮解的药物,须装瓶内盖紧
   C. 抗生素按有效日期先后使用
   D. 病人个人专用的特种药物,应单独存放
   E. 药柜应放置阳光直射处

4. 有关药瓶标签的描述,不妥的是
   A. 内服药用蓝色边　　　　　　　B. 外用药用红色边
   C. 剧毒药用黑色边　　　　　　　D. 瓶签上药名应用中文标注
   E. 瓶签字迹应清晰可认

5. 易氧化的药物是
   A. 红霉素片　　　B. 硫酸亚铁　　　C. 维生素C
   D. 乙醚　　　　　E. TAT

6. 同时服用下列药物,最后应服用的是
   A. 维生素B_1　　　B. 复方阿司匹林　　　C. 麦迪霉素
   D. 复方丹参　　　E. 止咳糖浆

7. "三查八对"中核对的内容不包括
    A. 药物的名称   B. 药物的剂量   C. 药物的使用方法
    D. 药物的浓度   E. 药物的化学成分

8. 下列服药方法不妥的是
    A. 止咳剂应用水冲服   B. 健胃药宜饭前服
    C. 发汗药服后应多饮水   D. 服铁剂时应避免与牙齿接触
    E. 对胃黏膜有刺激性的药宜在饭后服

9. 适宜病人饭前服用的药物是
    A. 胃蛋白酶合剂   B. 维生素C   C. 溴化铵
    D. 氨茶碱   E. 颠茄合剂

10. 服用地高辛时,护士应重点观察
    A. 体温   B. 心率   C. 有无皮疹   D. 胃肠道反应   E. 有无成瘾

11. 护士发药时,不正确的操作是
    A. 严格执行查对制度   B. 特殊检查者提前发药
    C. 正确指导病人服药   D. 收集病人的有关资料
    E. 观察服药效果及不良反应

12. 执行给药原则中,最重要的一项是
    A. 遵医嘱给药   B. 给药途径要准确
    C. 给药时间要准确   D. 注意用药不良反应
    E. 给药后要注意观察疗效

13. 指导病人服用强心苷类药物时,病人心率在下列状况下不可使用的是
    A. 60~80次/分   B. 90~100次/分   C. >110次/分
    D. >120次/分   E. <60次/分

14. 混合几种药物注射时应注意
    A. 药物的质量   B. 药物的有效期   C. 药物的颜色
    D. 药物的配伍禁忌   E. 药物的刺激性

15. 超声波雾化吸入不正确的操作是
    A. 机器各部件的型号应一致
    B. 治疗过程中水槽内换水时必须关机
    C. 治疗毕,先关电源开关再关雾化开关
    D. 治疗过程中添加药液不需关机
    E. 雾化罐、螺纹管、口含嘴都应浸泡消毒

16. 乙型脑炎疫苗正确的接种部位和方法是
    A. 三角肌下缘,皮内注射   B. 三角肌下缘,皮下注射
    C. 三角肌,肌内注射   D. 臀大肌,肌内注射
    E. 前臂掌侧下段,皮内注射

17. 臀中、小肌注射正确的定位法是
    A. 髂嵴外侧三横指   B. 髂后上棘外侧三横指   C. 髂前上棘下面三横指
    D. 髂前上棘外侧三横指   E. 髂嵴下面三横指

18. 禁忌静脉推注的药物是
    A. 10%的葡萄糖酸钙　　B. 50%的葡萄糖　　　　C. 30%的泛影葡胺
    D. 10%的氯化钾　　　　E. 氨茶碱

19. 静脉注射推药过程中,不正确的做法是
    A. 注射时要固定针栓　　　　　　B. 推药速度一律要快
    C. 使病人保持合适位置　　　　　D. 随时观察病人有无不适
    E. 再次核对所用药物

20. 适宜皮下注射的药物是
    A. 庆大霉素　　B. 安痛定　　C. 百白破疫苗　　D. 青霉素　　E. 维生素B$_{12}$

21. 肌内注射引起硬结的常见原因是
    A. 未执行"两快一慢"　　　　　B. 同时注射多种药物
    C. 病人肌肉结实　　　　　　　D. 针头细小,进针深度不够
    E. 针头粗长,进针太深

22. 静脉注射操作错误的是
    A. 严格无菌操作　　　　　　　B. 抽吸药液,排尽空气
    C. 针头与皮肤呈20°角进针　　D. 见回血直接推药
    E. 药液不可溢出血管外

23. 对接受青霉素治疗的病人,如果停药几天以上,必须重新做过敏试验
    A. 1天　　B. 2天　　C. 3天　　D. 4天　　E. 5天

24. 使用破伤风抗毒素超过多少天,需重新做过敏试验
    A. 1天　　B. 3天　　C. 5天　　D. 7天　　E. 14天

25. 医嘱:洋地黄0.1mg po qod,正常的执行时间是
    A. 每日8Am　　B. 每日8Pm　　C. 隔日8Am　　D. 每晚8:00　　E. 每日6Am

26. 下列选项不符合无痛注射法的是
    A. 分散病人注意力　　　　　　B. 病人侧卧位时上腿弯曲
    C. 注射时做到"二快一慢"　　D. 注射刺激性强的药液针头要长
    E. 注射两种以上药液时应首先注射刺激性弱的

27. 氧气雾化吸入,雾化器内应放
    A. 温开水　　B. 冷水　　C. 50%乙醇　　D. 生理盐水　　E. 药物

28. 灭菌注射器及针头,下列均可用手接触的是
    A. 乳头、针栓　　　　B. 活塞、针梗　　　　C. 空筒、针尖
    D. 活塞轴、针梗　　　E. 活塞柄、针栓

29. 注射普通胰岛素,下述不妥的是
    A. 饭前30分钟注射　　　　　　B. 用1ml注射器抽吸药液
    C. 注射部位可选用腹部　　　　D. 用碘酊、乙醇消毒皮肤
    E. 针头与皮肤成30°角进针

30. 不属于青霉素过敏性休克的临床表现是
    A. 胸闷、气急　　　　　　　　B. 面色苍白、冷汗、血压下降
    C. 头晕眼花、四肢麻木　　　　D. 瘙痒、有荨麻疹
    E. 全身淋巴结肿大

31. 药物及其代谢产物自机体排出体外的主要器官是
    A. 肾脏 　　　　B. 肝脏 　　　　C. 胆管 　　　　D. 肠道 　　　　E. 汗腺

32. 应避免与牙齿接触的口服液是
    A. 复方鱼腥草合剂 　　　B. 复方甘草口服液 　　　C. 1%稀盐酸
    D. 氢氧化铝凝胶 　　　E. 胃蛋白酶合剂

33. 臀大肌的定位方法正确的是
    A. 髂嵴和尾骨联线的外上1/3处
    B. 髂嵴和尾骨联线的外下1/3处
    C. 髂前上棘和尾骨联线的中1/3处
    D. 髂前上棘和尾骨联线的下1/3处
    E. 髂前上棘和尾骨联线的外上1/3处

34. 皮下注射时,应捏起皮肤进针的是
    A. 严重水肿者 　　　B. 肥胖者 　　　C. 婴幼儿
    D. 过度消瘦者 　　　E. 年老者

35. 自安瓿内吸取药液的方法错误的一项是
    A. 将安瓿尖端药液弹至体部
    B. 70%乙醇棉签消毒安瓿颈部及砂轮
    C. 消毒后在安瓿颈部划痕折断
    D. 将针头斜面向下放入安瓿内的液面下
    E. 抽动活塞,吸取药液

36. "三查""八对""一注意",一注意是指
    A. 药物的用法 　　　B. 药物的性质
    C. 药物的用量 　　　D. 用药后的反应
    E. 药物的浓度

37. 进行氧气雾化吸入时,氧流量应调至
    A. 2~6L/min 　　　B. 4~8L/min 　　　C. 6~8L/min
    D. 8~12L/min 　　　E. 10~14L/min

38. 静脉注射时止血带应扎在穿刺部位上方
    A. 2cm 　　　B. 4cm 　　　C. 6cm 　　　D. 8cm 　　　E. 10cm

39. 注射给药时进针角度正确的是
    A. 皮内注射15° 　　　B. 皮下注射60°~70°
    C. 肌内注射90° 　　　D. 静脉注射50°
    E. 动脉注射15°~20°

40. 治疗效果最快的给药途径是
    A. 皮下注射 　　　B. 吸入 　　　C. 口服
    D. 外敷 　　　E. 静脉注射

41. 在注射胰岛素时,需经常更换注射部位的原因是
    A. 防止注射部位组织硬化 　　　B. 防止胰岛素吸收过多
    C. 防止低血糖反应 　　　D. 防止血管闭塞

E. 防止过敏反应

42. "停止临床用药" 的外文缩写是

    A. hs   B. DC   C. st   D. Po   E. Pc

43. 给药时间 "biw" 的中文译意是

    A. 1天2次   B. 1天3次   C. 2天1次

    D. 1周2次   E. 2周1次

44. 静脉注射过程中, 发现病人局部肿胀、疼痛, 试抽有回血, 可能的原因是

    A. 针头穿透血管壁, 针头斜面完全在血管外

    B. 针头刺入过深, 药物注在组织间隙

    C. 针头斜面一半在血管外

    D. 针头斜面紧贴血管壁

    E. 针头阻塞

45. 静脉注射过程中, 推注受阻, 抽之无回血, 病人无疼痛, 其原因可能是

    A. 针头阻塞

    B. 针头斜面一半在血管腔外

    C. 针头刺破静脉对侧管壁, 药物注在组织间隙

    D. 针头斜面紧贴血管壁

    E. 针头没穿破静脉壁进入深层组织

46. 超声波雾化吸入时, 雾化罐内放入药液稀释的液量为

    A. 10~20ml   B. 30~50ml   C. 60~70ml

    D. 80~90ml   E. 100~120ml

47. 超声波雾化器水槽内的水温超过多少时应及时调换

    A. 30℃   B. 40℃   C. 50℃   D. 60℃   E. 70℃

48. 根据注射原则, 以下选项错误的是

    A. 根据药液的量、黏稠度和刺激性选择注射器

    B. 一次性注射器包装应密封, 且在有效期内

    C. 注射时应避免损伤神经和血管

    D. 注射前洗手, 戴口罩

    E. 集体注射时止血带可共用

49. 2岁以下的婴幼儿肌内注射时, 最好选用

    A. 臀大肌   B. 上臂三角肌   C. 臀中肌、臀小肌

    D. 股外侧肌   E. 前臂外侧肌

50. 应远离明火保存的药物是

    A. 抗毒素血清   B. 胎盘球蛋白

    C. 乙醇、乙醚   D. 肾上腺素

    E. 棕色合剂

51. 注射青霉素引起血清病型反应, 常发生在用药后

    A. 1~2天   B. 3~5天   C. 7~12天

    D. 15~18天   E. 16~20天

52. 注射部位皮肤消毒时,正确的方法是以穿刺点为中心,然后
    A. 由内向外呈螺旋形涂擦　　　　B. 由外向内呈环形涂擦
    C. 由内向外"Z"形涂擦　　　　　D. 自上而下的涂擦
    E. 自下而上的涂擦

53. 婴儿接种卡介苗的正确部位及方法是
    A. 前臂掌侧下段,皮内注射　　　　B. 三角肌下缘,皮内注射
    C. 三角肌下缘,皮下注射　　　　　D. 臀小肌,皮下注射
    E. 股外侧肌,皮下注射

A2型题

54. 病人李某,因贫血,需服用硫酸亚铁,发药时护士正确的做法是
    A. 如病人不在可将药物放在床旁桌上
    B. 发药前测量体温、脉搏
    C. 将药物发给病人后即可离开
    D. 指导病人服药后不宜饮水
    E. 指导病人服药后切勿饮茶

55. 护士小张为李女士静脉注射时,不妥的操作是
    A. 由近心端向远心端选择血管　　　B. 在穿刺点上方6cm处扎止血带
    C. 针头与皮肤呈20°角　　　　　　D. 从静脉上方或侧方进针
    E. 见回血松止血带推药

56. 吴建,男,66岁。慢性支气管炎,肺气肿,痰液黏稠,不易咳出,用超声波雾化吸入,下述错误的是
    A. 选用α-糜蛋白酶　　　　　　　B. 稀释药物至30ml,放入雾化罐内
    C. 水槽内放热水250ml　　　　　D. 先开电源开关,再开雾化开关
    E. 治疗时间20分钟

57. 张青,女,铁锈钉刺破脚,需注射破伤风抗毒素,皮试为阳性,脱敏注射的第一次剂量为
    A. 15IU　　　B. 50IU　　　C. 100IU　　　D. 150IU　　　E. 200IU

58. 夏女士,青霉素皮试注射过程中突觉胸闷、气促、面色苍白、脉细速,下列处理错误的是
    A. 病人平卧　　　　　　　　　B. 通知医生
    C. 皮下注射异丙基肾上腺素　　D. 氧气吸入
    E. 保暖

59. 王小妹,1岁,在其臀部做肌内注射,操作方法正确的是
    A. 用2ml注射器,7号针头　　　B. 部位选臀中、小肌
    C. 用75%乙醇消毒皮肤　　　　D. 进针、推药、拔针均要快
    E. 注射部位消毒直径3cm

60. 李护士为病人静脉注射50%葡萄糖60ml,液体推至20ml时病人主诉疼痛,推注阻力大,抽无回血,应考虑
    A. 静脉痉挛　　　B. 针头一半在血管外　　　C. 针头滑出血管
    D. 针头阻塞　　　E. 推注压力太大

61. 某病人在注射青霉素过程中,发生了过敏性休克,表现为胸闷、气急,伴濒危感,此症

状是

    A. 皮肤过敏症状   B. 循环衰竭症状   C. 呼吸道阻塞症状

    D. 中枢神经系统症状   E. 各器官组织的过敏症状

62. 病人李某,被诊断为恶性淋巴瘤,服用抗肿瘤药物环磷酰胺。由于该药物易引起膀胱炎,为预防其不良反应,护士给予正确的指导内容是

    A. 禁忌与其他药物同用   B. 定期检查视力变化

    C. 定期测量体温、脉搏   D. 避免药物和牙齿接触

    E. 服用药物后应多饮水

63. 病人崔某,患慢性充血性心力衰竭,在治疗期间出现恶心、头痛、头晕、黄视,检查心率为36次/分,应考虑

    A. 多巴酚丁胺中毒   B. 酚妥拉明中毒   C. 氨茶碱中毒

    D. 硝普钠中毒   E. 洋地黄中毒

A3/A4型题

（64~66题共用题干）

患者周某,女性,41岁。诊断为缺铁性贫血。医嘱: 硫酸亚铁口服液15ml口服, tid。

64. 患者服药时不正确的是

    A. 每次餐后服用   B. 服药前后禁忌饮酒

    C. 将药液倒入药杯后直接饮用   D. 服药后及时漱口

    E. 药杯应及时清洁消毒

65. 能增加患者铁吸收的食物是

    A. 豆腐   B. 肥肉   C. 韭菜   D. 鲫鱼   E. 牛奶

66. 发药时,如患者提出疑问,护士应

    A. 重新核对无误后再发药   B. 弃去药物,重新配药

    C. 酌情使用   D. 继续使用

    E. 报告医生

（67~69题共用题干）

万某,女,30岁。因发热、扁桃体感染,需肌内注射抗生素。

67. 关于臀大肌注射连线定位法,正确的是

    A. 髂前上棘外侧三横指处

    B. 髂嵴和尾骨连线的外上1/3处

    C. 髂前上棘与臀裂连线的外上1/3处

    D. 髂前上棘与尾骨连线的外下1/3处

    E. 髂前上棘与尾骨连线的外上1/3处

68. 臀大肌注射,病人取侧卧位时正确的姿势是

    A. 下腿伸直,上腿弯曲   B. 上腿伸直,下腿弯曲

    C. 两腿伸直   D. 两腿弯曲

    E. 双膝向腹部弯曲

69. 为防止局部感染,注射时下列选项最重要的是

    A. 不可在硬结、瘢痕处进针   B. 注射器应完整无裂缝

C. 针头应锐利,无钩、无弯曲　　　　D. 严格执行查对制度

E. 注射部位皮肤消毒直径5cm以上

(二)填空题

1. 药物的种类包括_____、_____、_____、_____。

2. 安全给药需要做到的"五准确"是_____、_____、_____、_____、_____。

3. 吸入给药的目的是_____、_____、_____、_____。

4. 从药物方面考虑可影响药效的因素有_____、_____、_____。

5. 从病人机体方面考虑可以影响药效的因素有_____、_____、_____。

6. 为预防注射时出现交叉感染,要做到一人_____、一人_____、一人_____。

7. 进针后,推药前,应抽动活塞,检查有无回血,_____注射必须见回血方可注射,_____、_____注射必须无回血才可注射。

(三)简答题

1. 试述安全给药的原则。

2. 简述三查、八对的内容。

3. 试述无痛注射的要点。

4. 臀大肌注射法部位如何定位?

5. 臀中肌、臀小肌注射部位如何定位?

6. 2岁以内的患儿为什么不能用臀大肌注射?

7. 简述股静脉注射法的注意事项。

8. 静脉注射失败的常见原因是什么?

(四)综合分析题

刘丽,24岁,急性扁桃体炎。表现为体温39.8℃,咽痛,扁桃体肿大,充血,表面有脓点及颌下淋巴结肿大。医嘱给予青霉素治疗。

1. 青霉素皮试采用什么注射方法?

2. 青霉素皮试的具体注射部位为哪里?

3. 护士为病人进行青霉素皮试时应注意什么?

【参考答案】

(一)选择题

1. B	2. C	3. E	4. D	5. C	6. E	7. E	8. A	9. A	10. B
11. B	12. A	13. E	14. D	15. C	16. B	17. D	18. D	19. B	20. C
21. D	22. D	23. C	24. D	25. C	26. B	27. E	28. E	29. D	30. E
31. A	32. C	33. D	34. B	35. C	36. D	37. C	38. C	39. C	40. E
41. A	42. B	43. D	44. C	45. A	46. B	47. C	48. C	49. C	50. E
51. C	52. A	53. B	54. E	55. A	56. C	57. D	58. C	59. B	60. C
61. C	62. E	63. E	64. C	65. D	66. A	67. E	68. B	69. E	

(二)填空题

1. 内服药　外用药　注射药　新颖剂型

2. 准确的用药病人　给药时间　药物剂量　药物浓度　给药途径

3. 湿化呼吸道　控制呼吸道感染　改善通气功能　预防呼吸道感染

4. 药物用量　药物制剂　给药途径　给药时间　联合用药

5. 年龄与体重　性别　疾病因素　心理行为因素

6. 一副注射器　一根止血带　一个垫巾

7. 静脉　皮下　肌内

（三）简答题

1.（1）根据医嘱给药：护士在用药前必须查对医嘱，清楚明确的医嘱必须严格执行；对有疑问的医嘱，应及时向医生提出，切不可盲目执行；不可擅自更改医嘱。对医院常用的外文缩写及中文译意都应掌握和熟练运用。

（2）严格执行查对制度：①"三查"：药物治疗操作前、操作中、操作后查（查八对内容）。②"八对"：对床号、姓名、药名、浓度、剂量、方法、时间、有效期。

（3）正确实施给药：①做到"五准确"：即准确的给药时间、准确的药物剂量、准确的药物浓度、准确的给药途径和准确的用药病人，同时防止药液污染或药效降低。②与病人进行有效的沟通：应用熟练的沟通技巧，减轻病人的痛苦，并指导病人有关的用药知识。

（4）观察疗效与反应：用药后要注意观察药物的疗效及不良反应，对易引起过敏反应及毒副反应较大的药物，更应加强用药前的询问和用药后的观察，必要时做好记录。

2.（1）"三查"：药物治疗操作前、操作中、操作后查（查八对内容）。

（2）"八对"：对床号、姓名、药名、浓度、剂量、方法、时间、有效期。

3.（1）分散病人注意力，去除病人心理顾虑。

（2）取合适体位，使肌肉松弛。

（3）做到"两快一慢"，即进针和拔针要快、推药液要慢。

（4）刺激性强的药液应选择长针头、深注射。

（5）同时注射多种药物，先注射无刺激性或刺激性小的药液，后注入有刺激性或刺激性大的药液。

4.（1）"十"字定位法：从臀裂顶点向左或右画一水平线，然后从髂嵴最高点做一垂直线，把臀部分为四个象限，其外上象限避开内下角（髂后上棘与大转子连线）为注射区。

（2）连线定位法：取髂前上棘与尾骨连线的外上1/3处为注射部位。

5.（1）三横指定位：取髂前上棘外侧三横指处为注射部位（注意用同身寸）。

（2）示指中指定位法：将操作者的示指、中指指尖分别置于髂前上棘和髂嵴的下缘处，两指和髂嵴即构成一个三角区，示指与中指形成的角内为注射部位。

6. 两岁以下婴幼儿不宜行臀大肌注射。因为婴幼儿在未能独立行走前，臀部肌肉发育不完善，臀大肌注射有损伤坐骨神经的危险。应选用臀中、小肌处注射。

7.（1）严格执行无菌操作，防止感染。

（2）如误入股动脉（抽出鲜红色血），应立即拔出针头，用无菌纱布紧压穿刺处5~10分钟，直到无出血为止。

（3）有出血倾向者不宜采用股静脉注射。

8.（1）针头斜面未全部进入血管，部分药液溢出至皮下。临床判断：可有回血，但针头处局部隆起。

（2）针头刺破静脉的对侧管壁，部分药液溢出至深层组织中。临床判断：可有回血，无局部隆起,主诉疼痛。

（3）针头穿破或没穿破静脉壁进入深层组织。临床判断：无回血、注入药物无隆起,主诉疼痛。

（四）综合分析题

1. 皮内注射法。

2. 前臂掌侧下段内侧。

3. 询问病人药物过敏史,如有对所用药物过敏者,禁做皮试,并通知医生。同时告知病人本人和家属对青霉素药物过敏。进行青霉素过敏试验。忌用碘酊消毒皮肤,以免影响结果判断或与碘过敏反应相混淆。皮内注射进针角度不宜过大,以免药液注入皮下。

（周意丹）

第十二章　药物过敏试验法

【要点提示】

1. 青霉素过敏反应的预防　使用青霉素之前,必须详细询问病人的用药史、过敏史、家族史,并做过敏试验;已知有青霉素过敏史者,禁止做过敏试验并禁用青霉素。在青霉素过敏试验和注射前均应做好急救的准备工作,备好0.1%盐酸肾上腺素。

2. 青霉素过敏性休克临床表现　呼吸道阻塞症状、循环衰竭症状、中枢神经系统症状、皮肤过敏症状。

3. 青霉素过敏性休克急救措施　立即停药,将病人平卧,注意保暖;即刻皮下注射0.1%盐酸肾上腺素;立即给予氧气吸入,如病人出现呼吸、心搏骤停,立即行心肺复苏术;遵照医嘱给药;密切观察病人的病情变化,并做好护理记录。

4. 破伤风抗毒素脱敏注射法　脱敏注射方法是将剩余的药液分多次小剂量注入病人体内,每隔20分钟注射1次。

5. 链霉素毒性反应的处理　可静脉注射10%葡萄糖酸钙或5%氯化钙10ml。

【能力训练】

(一)选择题

A1型题

1. 对已接受青霉素治疗的病人,停药一段时间以上,须重新进行过敏试验,一般指的停药时间是指

    A. 1天　　　　　B. 2天　　　　　C. 3天　　　　　D. 4天　　　　　E. 5天

2. 青霉素过敏性休克,最早出现的症状是

    A. 中枢神经系统症状　　　　　　　B. 循环衰竭症状

    C. 呼吸道症状　　　　　　　　　　D. 消化道症状

    E. 皮肤过敏症状

3. 破伤风抗毒素脱敏注射时出现轻微反应的处理是

    A. 立即停止脱敏注射　　　　　　　B. 立即皮下注射盐酸肾上腺素

    C. 待反应消退后减量增次注射　　　D. 待反应消退后按原量注射

    E. 待反应消退后一次注射

4. 不符合破伤风抗毒素皮试结果阳性的表现是

    A. 局部皮丘红肿扩大　　　　　　　B. 硬结直径为1cm

    C. 红晕大于4cm　　　　　　　　　D. 皮丘周围有伪足、痒感

    E. 病人出现气促、发绀、荨麻疹

5. 下列皮试液,1ml内含药物剂量错误的是
   A. 青霉素200~500U　　　B. 链霉素2500U　　　C. TAT 15IU
   D. 细胞色素C 0.75mg　　E. 普鲁卡因2.5mg

6. 青霉素过敏性休克的临床表现中,不符的是
   A. 发热、关节疼痛症状　　B. 皮肤过敏症状　　　C. 中枢神经系统症状
   D. 循环衰竭症状　　　　　E. 呼吸道阻塞症状

7. 青霉素注射要求现用现配,其主要目的是防止
   A. 污染　　　　　　　　　B. 出现沉淀　　　　　C. 产生青霉烯酸
   D. 产生致热物质　　　　　E. 出现结晶

8. 配制青霉素试敏液宜选择的溶媒是
   A. 生理盐水　　　　　　　B. 苯甲醇　　　　　　C. 注射用水
   D. 5%葡萄糖氯化钠溶液　　E. 5%葡萄糖溶液

9. 进行青霉素皮肤试验前首先应了解
   A. 心理反应　　　　　　　B. 治疗需要　　　　　C. 护理要求
   D. 有无过敏史　　　　　　E. 经济承受能力

10. 观察药物过敏试验反应结果的时间是
    A. 10~15分钟后　　　　　B. 15~20分钟后　　　C. 25~35分钟后
    D. 25~30分钟后　　　　　E. 30~60分钟后

11. 注射青霉素引起血清病型反应,常发生在注射后
    A. 1~4天　　　　　　　　B. 4~7天　　　　　　C. 7~12天
    D. 12~17天　　　　　　　E. 14~21天

12. 下列关于青霉素过敏反应的预防说法错误的是
    A. 如青霉素有过敏史,应禁止做过敏试验
    B. 如已进行青霉素治疗,如停药3天后再用,应重新做过敏试验
    C. 青霉素皮试液应现用现配
    D. 用青霉素过程中更换批号后要询问医生用药量是否调整
    E. 试验前应详细询问病人的过敏史、用药史、家族史

13. 抢救青霉素过敏性休克时,首选药物是
    A. 去甲肾上腺素　　　　　B. 盐酸肾上腺素　　　C. 去氧肾上腺素
    D. 异丙基肾上腺素　　　　E. 盐酸异丙嗪

14. 青霉素过敏性休克的处理方法,下列最佳的是
    A. 停药、平卧、注射盐酸肾上腺素、保暖,吸氧
    B. 停药、平卧、吸氧、注射抗组胺药物
    C. 停药、平卧、测血压、注射呼吸兴奋剂
    D. 停药、吸氧、保暖、注射间羟胺
    E. 停药、吸氧、保暖、注射地塞米松

15. TAT皮试液0.1ml含TAT
    A. 5国际单位　　　　　　B. 15国际单位　　　　C. 25国际单位
    D. 50国际单位　　　　　　E. 150国际单位

16. 下列药物中,不需做过敏试验的是
    A. 普鲁卡因　　　　　　B. 链霉素　　　　　　　C. 破伤风抗毒素
    D. 利多卡因　　　　　　E. 细胞色素C

A2型题

17. 病人,女性,18岁。上呼吸道感染需用青霉素治疗,在做青霉素皮试时突然发生了青霉素过敏性休克,其原因可能是
    A. 过敏体质　　　　　　　　　　B. 抵抗力差
    C. 毒性反应　　　　　　　　　　D. 皮试液剂量过大
    E. 皮试液被污染

18. 赵女士,52岁。因患宫颈癌需行子宫切除术。术前准备做青霉素皮试时,错误的做法是
    A. 如青霉素过敏需做皮试　　　　B. 停用青霉素超过3天重做皮试
    C. 青霉素试验液应现配现用　　　D. 青霉素更换批号重做皮试
    E. 皮试前应准备急救药物

19. 贾某,女,35岁,患化脓性扁桃体炎。医嘱青霉素皮试,护士在做青霉素皮试后约5分钟,病人突然感到胸闷、气促、面色苍白、出冷汗、脉细弱、血压下降,呼之不应。抢救中病人突然心搏骤停,急救方法为
    A. 立即静脉注射肾上腺素　　　　B. 心内注射异丙肾上腺素
    C. 行心脏胸外按压建立循环　　　D. 给予氧气吸入,纠正缺氧
    E. 注射洛贝林以兴奋呼吸

20. 华女士,50岁。因急性支气管炎遵医嘱用青霉素治疗,用药9天,出现发热、关节肿痛、全身淋巴结肿大、腹痛,应考虑为
    A. 消化系统过敏反应　　　　　　B. 皮肤过敏反应
    C. 血清病型反应　　　　　　　　D. 合并上呼吸道感染
    E. 注射部位感染致全身反应

21. 王先生,70岁。因上呼吸道感染需青霉素治疗,注射过程中病人觉头晕、胸闷、面色苍白。查体:脉细弱,血压下降。应立即注射的药物是
    A. 盐酸肾上腺素　　　　　　　　B. 氢化可的松
    C. 异丙嗪　　　　　　　　　　　D. 去甲肾上腺素
    E. 尼可刹米

22. 王先生,因感染需用青霉素输液治疗,青霉素皮试结果:局部皮肤出现红晕,直径1.2cm,下列处理正确的是
    A. 可以进行青霉素输液治疗　　　B. 可以先肌内注射
    C. 禁用青霉素　　　　　　　　　D. 减少输液量
    E. 注射前给抗过敏药物

23. 吴先生,因病注射链霉素,突发过敏反应,抢救过程中,为了减轻链霉素的毒性可以静脉注射
    A. 氯丙嗪　　　　　　　B. 马来酸氯苯那敏　　　C. 10%葡萄糖酸钙
    D. 氯化钙　　　　　　　E. 异丙肾上腺素

24. 病人女性,40岁。因铁锈钉刺伤脚部,给予注射破伤风抗毒素,病人试敏阳性,正确的处理是

    A. 停止注射　　　　　　　　　B. 采用脱敏疗法注射

    C. 再次做过敏试验　　　　　　D. 注射肾上腺素抗过敏

    E. 先准备好抢救器械,然后直接注射

25. 金女士,因外伤需注射破伤风抗毒素,皮试结果: 局部皮丘红肿,硬结直径1.8cm,痒感。处理方法正确的是

    A. 禁用破伤风抗毒素　　　　　B. 全量分四次皮内注射

    C. 全量平均分成四次注射　　　D. 全量分四次注射,剂量递减

    E. 全量分四次注射,剂量递增

26. 某病人需注射破伤风抗毒素,皮试为阳性反应,脱敏注射的第一次剂量为

    A. 15国际单位　　　　B. 50国际单位　　　　C. 100国际单位

    D. 150国际单位　　　E. 200国际单位

A3/A4型题

(27~29题共用题干)

万女士,35岁。患化脓性扁桃体炎,医嘱青霉素皮试,护士在做青霉素皮试后约5分钟,病人突然感到胸闷、气促,面色苍白,出冷汗,脉细弱,血压下降,呼之不应。

27. 此病人发生了

    A. 循环负荷过重　　　B. 过敏性休克　　　　C. 血清病型反应

    D. 呼吸道变态反应　　E. 皮肤变态反应

28. 抢救此病人的首选药物是

    A. 盐酸肾上腺素　　　B. 异丙肾上腺素　　　C. 去甲肾上腺素

    D. 盐酸麻黄碱　　　　E. 盐酸异丙嗪

29. 过敏试验液的注入皮内剂量为

    A. 100U　　　B. 150U　　　C. 200U　　　D. 50U　　　E. 250U

(30~31题共用题干)

李先生,男性,40岁。因咳嗽发热前来就诊,医嘱给予青霉素80万U肌内注射,每日2次。皮试后5分钟,病人出现胸闷、气急伴濒危感,面色苍白出冷汗,皮肤瘙痒。

30. 考虑病人出现了

    A. 呼吸道过敏反应　　B. 血清病型反应　　　C. 青霉素毒性反应

    D. 青霉素过敏性休克　E. 皮肤过敏反应

31. 青霉素过敏反应产生的抗体主要是

    A. IgG　　　B. IgE　　　C. IgM　　　D. IgA　　　E. IgD

(二)填空题

1. 破伤风抗毒素皮内试验液的配制法用每支1ml,内含_____IU的破伤风抗毒素药液,取_____,加_____稀释,_____即含_____IU。

2. 青霉素过敏性休克所表现的循环衰竭症状有_____、_____、_____、_____等。

3. 青霉素过敏血清病型反应临床表现有_____、_____、_____、_____和腹痛。

4. 写出下列各种皮试液(1ml)的浓度: 链霉素_____,TAT_____,头孢菌素_____。

5. 青霉素皮试结果阳性者,应禁用＿＿＿＿＿＿＿,同时在＿＿＿＿＿＿、＿＿＿＿＿＿、＿＿＿＿＿＿、＿＿＿＿＿＿上醒目地注明青霉素阳性反应,并告知病人及家属。

（三）简答题

1. 如何判断青霉素皮试阴性或阳性?

2. 青霉素过敏性休克的临床表现有哪些?

3. 破伤风抗毒素过敏试验结果如何判断?

（四）综合分析题

1. 王阿姨,46岁。咽部红肿、疼痛,T 39℃,P 112次/分,R 22次/分,BP 128/88mmHg,诊断为急性扁桃体炎。医嘱给予青霉素治疗,护士小李首先给予青霉素过敏试验,皮内注射5分钟后,王阿姨突然感觉头晕、呼吸困难,继而呼之不应、脉搏细速、血压下降。

（1）王阿姨可能出现了什么情况?

（2）针对王阿姨的情况,小李应该如何抢救?

2. 张爷爷,58岁。因不慎被锈钉扎伤脚,伤口较深,门诊清创后,医嘱给予破伤风抗毒素1500IU肌内注射。注射前护士小王给张爷爷进行破伤风抗毒素过敏试验。皮试结果:皮丘红肿、直径2.5cm,皮肤瘙痒,全身不适。

（1）根据上述观察结果,判断张爷爷破伤风抗毒素皮试结果如何?

（2）针对张爷爷情况,护士小王能否给张爷爷注射破伤风抗毒素? 如何注射?

【参考答案】

（一）选择题

1. C	2. C	3. C	4. B	5. C	6. A	7. C	8. A	9. D	10. B
11. C	12. D	13. B	14. A	15. B	16. D	17. A	18. A	19. C	20. C
21. A	22. C	23. C	24. B	25. E	26. D	27. B	28. A	29. D	30. D
31. B

（二）填空题

1. 1500　0.1ml　0.9ml生理盐水　1ml　150IU

2. 面色苍白　出冷汗　脉搏细弱　血压下降

3. 发热　关节肿痛　全身淋巴结肿大　荨麻疹

4. 2500U/ml　150IU/ml　500μg/ml

5. 青霉素　体温单　医嘱单　病历　床头卡

（三）简答题

1. 阴性:皮丘无改变、周围无红肿,无自觉症状。

阳性:局部皮丘隆起,出现红晕硬块,直径大于1cm,或红晕周围有伪足、痒感,严重者过敏性休克。

2.（1）呼吸道阻塞症状:病人主观感觉胸闷,表现为气促、呼吸困难、发绀,喉头堵塞伴濒危感。

（2）循环衰竭症状:表现为面色苍白、出冷汗、脉搏细弱、血压下降等。

（3）中枢神经系统症状:头晕、眼花、面部及四肢麻木、烦躁不安、意识丧失、抽搐、大小便失禁等。

（4）皮肤过敏症状:病人感觉皮肤瘙痒,表现为荨麻疹或其他皮疹等。

3. 阴性:皮丘大小无改变、周围无红肿,全身无反应。

阳性:皮丘红肿、硬块直径 > 1.5cm,红晕超过4cm,有时出现伪足、痒感,可有头晕、心慌、恶心等全身症状,偶见过敏性休克。

（四）综合分析题

1.（1）过敏性休克。

（2）①立即停药、平卧、保暖,就地抢救。②皮下注射0.1%盐酸肾上腺0.5~1ml。③氧气吸入,呼吸抑制时行人工呼吸,注射呼吸兴奋剂,喉头水肿时配合医生行气管切开术。④根据医嘱给药,氢化可的松200mg,加入10%葡萄糖中静脉点滴。⑤根据医嘱纠正酸中毒和使用抗组织胺药。发生心跳呼吸骤停,立即行心肺复苏术。⑥密切观察生命体征,尿量及其他临床变化,做好记录,不能随意搬动病人直至脱离危险。

2.（1）张爷爷破伤风抗毒素皮试结果呈阳性。

（2）护士小王可以给张爷爷注射破伤风抗毒素。采用脱敏疗法:将剩余的药液分多次小剂量注入病人体内,每隔20分钟注射1次,每次注射后均需密切观察。

（陈 英）

第十三章 静 脉 输 液

【要点提示】

1. 概述　静脉输液的基本概念,静脉输液的目的及常用溶液。
2. 密闭式静脉输液法　密闭式静脉输液的操作流程及注意事项。
3. 输液速度及时间的计算　已知输入液体总量与预计输完所用的时间,计算每分钟滴数;已知输入液体的总量和每分钟滴数,计算输液所需用的时间。
4. 常见输液故障及处理　液体不滴的原因及处理方法;滴管内液面过高,滴管内液面过低,滴管内液面自行下降的正确处理。
5. 常见的输液反应及护理　发热反应、循环负荷过重(急性肺水肿)、静脉炎、空气栓塞的临床表现、预防及护理。

【能力训练】

(一)选择题

A1型题

1. 静脉输液的目的不包括
    A. 补充水分和电解质　　　　　　　B. 补充营养,供给能量
    C. 输入药物,治疗疾病　　　　　　D. 增加血红蛋白,纠正贫血
    E. 增加血容量,改善微循环,维持血压
2. 一般成人静脉输液速度应调节为
    A. 20~40滴/分　　　　B. 30~50滴/分　　　　C. 40~60滴/分
    D. 50~70滴/分　　　　E. 60~80滴/分
3. 可适当加快输液速度的病人是
    A. 输入升压药者　　　　　　　　B. 静脉补钾者
    C. 2岁幼儿　　　　　　　　　　D. 严重脱水、心肺功能良好者
    E. 心功能衰竭正进行抢救者
4. 输入下列药液速度宜慢的是
    A. 甘露醇　　　B. 升压药　　　C. 0.9%氯化钠　　D. 抗生素　　　　E. 5%葡萄糖
5. 对于需要静脉输液的成年人,使用头皮针进行静脉穿刺时,应首选的血管是
    A. 贵要静脉　　B. 头静脉　　　C. 桡静脉　　　D. 手背静脉网　　E. 肘正中静脉
6. 静脉输液中,茂菲氏滴管内液面自行下降的原因是
    A. 静脉粗大　　　　　B. 病人体位不当　　　　C. 压力过大
    D. 输液速度过快　　　E. 滴管漏气或有裂隙

7. 静脉留置针保留在病人静脉内最安全的期限是

    A. 1~2天   B. 3~5天   C. 5~7天   D. 6~8天   E. 7~9天

8. 输液时溶液不滴,局部肿胀,检查无回血,护士正确的处理方法是

    A. 改变针头位置   B. 加压输液   C. 局部热敷

    D. 变换病人肢体位置   E. 更换针头重新穿刺

9. 临床上最常见的输液反应是

    A. 发热反应   B. 过敏反应   C. 急性肺水肿

    D. 静脉炎   E. 空气栓塞

10. 常见的输液反应不包括

    A. 急性肺水肿   B. 肺气肿   C. 发热反应

    D. 静脉炎   E. 空气栓塞

11. 输液时因静脉痉挛而致溶液不滴应

    A. 提高输液瓶位置   B. 局部热敷   C. 减慢输液速度

    D. 降低输液瓶位置   E. 加压输液

12. 产生发热反应的原因不包括

    A. 输液器消毒不合格   B. 输入的药品质量不合格

    C. 输入的药物刺激性强   D. 无菌操作不严格

    E. 环境不清洁

13. 静脉输液中发生急性肺水肿最典型的症状是

    A. 呼吸困难,两肺可闻及湿啰音   B. 咳嗽、咯粉红色泡沫样痰

    C. 发绀、烦躁不安   D. 哮喘发作

    E. 心慌、恶心

14. 一旦病人出现急性肺水肿,护士应为其取

    A. 仰卧位,双腿屈膝   B. 仰卧位,双腿抬高

    C. 休克卧位,头胸和双腿抬高   D. 半坐卧位,双腿适当抬高

    E. 端坐卧位,双腿下垂

15. 急性肺水肿病人乙醇湿化吸氧的浓度为

    A. 5%~10%   B. 20%~30%   C. 40%~50%

    D. 60%~70%   E. 80%~90%

16. 不属于静脉炎预防措施的选项是

    A. 对有刺激性的药物充分稀释后再用

    B. 输液时防止药物溢出血管外

    C. 严格执行无菌操作

    D. 口服抗生素预防

    E. 有计划地更换静脉穿刺部位

17. 静脉炎的护理措施不包括

    A. 患肢抬高制动   B. 局部用50%硫酸镁湿热敷

    C. 遵医嘱给予抗生素治疗   D. 宜用广谱抗生素红霉素静脉输入

    E. 进行超短波理疗

18. 正确的颈外静脉穿刺部位为
   A. 下颌角和锁骨上缘中点连线上1/2处,颈外静脉外侧缘为进针点
   B. 下颌角和锁骨上缘中点连线上1/3处,颈外静脉外侧缘为进针点
   C. 下颌角和锁骨下缘中点连线中1/3处,颈外静脉内侧缘为进针点
   D. 下颌角和锁骨上缘中点连线下1/3处,颈外静脉外侧缘为进针点
   E. 下颌角和锁骨下缘中点连线下1/3处,颈外静脉外侧缘为进针点

19. 输液中发生空气栓塞,栓塞的部位是
   A. 肺动脉入口   B. 主动脉入口   C. 左房室口
   D. 右房室口   E. 上腔静脉入口

A2型题

20. 孙叔叔,31岁。急性胃肠炎,呕吐腹泻2天,输液治疗的主要目的是
   A. 改善微循环   B. 补充能量,增加营养
   C. 补充蛋白质   D. 增加血容量,维持血压
   E. 纠正水、电解质失调,治疗疾病

21. 胡奶奶,60岁,因肺炎入院。遵医嘱给予抗生素治疗,输液时病人出现输液反应,体温39.8℃。此时护士正确的处理方法是
   A. 继续输液、观察、给予物理降温   B. 继续输液、观察、给予药物降温
   C. 减慢滴速、观察、给予物理降温   D. 减慢滴速、观察、给予药物降温
   E. 立即停止输液,给予物理降温

22. 孙伯伯,53岁。因高血压脑出血入院,遵医嘱给予20%甘露醇250ml静脉输入,要求在30分钟内输完,护士应调节滴速为
   A. 100滴/分   B. 115滴/分   C. 125滴/分   D. 135滴/分   E. 140滴/分

23. 赵奶奶,57岁,胃全切术后,每日输液量2400ml,输液速度为50滴/分,从早晨8时10分开始输液,液体输完的时间是
   A. 下午5时10分   B. 下午6时10分   C. 下午7时
   D. 下午8时10分   E. 下午7时20分

24. 陈叔叔,76岁。急性心力衰竭,输液中应限制输液量和输液速度,遵医嘱给予10%葡萄糖400ml静脉滴注,20滴/分(滴系数为15),可维持的时间是
   A. 3小时   B. 4小时   C. 5小时   D. 6小时   E. 8小时

25. 张弟弟,15岁。因确诊为白血病入院,需要长期输注化疗药物,为了合理使用静脉,护士在选择血管时应注意
   A. 先上肢后下肢   B. 先细小后粗大
   C. 先粗大后细小   D. 由远心端到近心端
   E. 由近心端到远心端

26. 张哥哥,34岁。因发热2周,伴进行性贫血,全身乏力而入院。在静脉输液治疗中,病人感到穿刺局部疼痛,护士检查发现溶液不滴,局部组织隆起,挤压输液管无回血,此情况可能为
   A. 针头斜面紧贴血管壁   B. 针头滑出血管外
   C. 针头堵塞   D. 压力过高
   E. 静脉痉挛

27. 张阿姨,69岁。因脱水给予补钾治疗。在输液过程中,病人主诉输液部位疼痛,观察输液处无肿胀,此时护士正确的处理措施是
　　A. 调整针头位置　　　　　B. 减慢输液速度　　　　C. 拔出针头后重新穿刺
　　D. 热敷疼痛部位　　　　　E. 抬高肢体

28. 李奶奶,75岁。因Ⅲ度高血压入院,医嘱给予5%葡萄糖500ml+硝普钠50mg避光静脉滴注,输液中发现局部肿胀、疼痛,抽有回血,其原因是
　　A. 针头完全阻塞　　　　　　　　　B. 针头斜面一半在管腔外
　　C. 针头穿过血管壁　　　　　　　　D. 针头斜面紧贴血管壁
　　E. 针头滑出血管外

29. 张姐姐,25岁。因带状疱疹入院,遵医嘱给予抗病毒药物静脉治疗,在输液过程中,病人主诉穿刺处疼痛,护士检查发现局部肿胀,抽吸无回血。应考虑为
　　A. 静脉痉挛　　　　　　　　　　　B. 针头斜面紧贴血管壁
　　C. 针头斜面部分在血管外　　　　　D. 针头斜面穿透对侧血管壁
　　E. 针头脱出血管

30. 李阿姨,54岁。半日内呕血4次,量约600ml。病人主诉头晕、心悸,血压80/50mmHg,首要处理为配血输液。在输液过程中因压力过低导致溶液滴速不畅,护士正确的处理方法为
　　A. 减慢滴速　　　　　B. 抬高输液瓶位置　　　　C. 降低输液瓶位置
　　D. 加压输液　　　　　E. 注射局部血管热敷

31. 方叔叔,36岁,因急性胃肠炎入院。在输液20分钟后,感到发冷,护士测体温39℃,病人最有可能发生了
　　A. 过敏反应　　　　　B. 发热反应　　　　　C. 静脉炎
　　D. 肺水肿　　　　　　E. 上呼吸道感染

32. 徐姐姐,21岁,因大面积烧伤入院。遵医嘱给予胶体、晶体溶液交替输入,进行抗休克治疗。输液中病人突然出现呼吸困难,咳粉红色泡沫样痰。该情况是
　　A. 右心衰竭　　　　　B. 急性肺水肿　　　　　C. 肺气肿
　　D. 休克　　　　　　　E. 空气栓塞

33. 王阿姨,37岁。在体检时被诊断为"乳腺癌"。病人经手术后需进行化疗,但护士在操作中发现其周围静脉穿刺条件不好。对该病人护士可选用的静脉输液方式是
　　A. 颈外静脉输液　　　　　　　　　B. 经外周中心静脉置管输液
　　C. 头皮静脉输液　　　　　　　　　D. 股静脉输液
　　E. 锁骨下静脉输液

34. 赵先生,44岁,输液中因输液速度过快出现了急性肺水肿,在护理措施中不正确的是
　　A. 立即通知医生,配合抢救　　　　B. 病人取端坐位,双腿下垂
　　C. 给予持续低流量吸氧　　　　　　D. 湿化瓶内盛放20%~30%的乙醇
　　E. 遵医嘱给予镇静剂、强心剂、血管扩张药物等

35. 马先生,46岁,因肺炎入院。遵医嘱给予输液治疗。输液中病人突然出现呼吸困难,主诉胸部异常不适,后背痛。心前区可闻及一个响亮持续的"水泡声"。应考虑为
　　A. 肺水肿　　　　　B. 肺气肿　　　　　　C. 过敏反应
　　D. 心肌梗死　　　　E. 空气栓塞

36. 田哥哥,29岁。在接受持续输液10天后,病人手背至腕上2/3处,沿静脉走向出现条索状红线,局部红肿、灼热、伴疼痛。应考虑为

    A. 静脉栓塞　　B. 动脉炎　　C. 静脉炎　　D. 空气栓塞　　E. 发热反应

37. 张爷爷,72岁。因胃癌晚期,不能进食,需经静脉高营养治疗,以维持生命。采用颈外静脉穿刺法输液,其穿刺部位为下颌角与锁骨上缘中点连线的

    A. 上1/3处　　B. 中1/3处　　C. 下1/3处　　D. 上2/5处　　E. 下2/5处

38. 孙爷爷,75岁。因高热入院。遵医嘱10%葡萄糖1000ml+生理盐水1000ml静脉输液。在短时间内快速输入液体后,病人突然出现呼吸困难、呛咳、咳粉红色泡沫样痰。下列急救措施不妥的是

    A. 20%~30%乙醇湿化吸氧　　　　B. 四肢轮扎

    C. 立即停止输液　　　　D. 遵医嘱给镇静药、扩血管药

    E. 帮助病人取左侧头低足高位

A3/A4型题

(39~40题共用题干)

姜叔叔,35岁。因肺部感染入院,遵医嘱给予抗生素静脉输入,护士在巡视中发现液体不滴,轻轻挤压茂菲氏滴管有阻力,挤压无回血。

39. 此种情况可能为

    A. 针头斜面紧贴血管壁　　B. 针头阻塞　　　　C. 压力过低

    D. 针头滑出血管外　　E. 静脉痉挛

40. 此时护士应给予的正确处理方法是

    A. 用力挤压输液管　　B. 调整针头斜面位置　　C. 抬高输液瓶

    D. 局部血管热敷　　E. 更换针头重新穿刺

(41~42题共用题干)

孙奶奶,76岁。医嘱60分钟内静脉滴注5%葡萄糖氯化钠100ml+头孢拉定3.0g。

41. 用滴系数为15的输液器,调节输液滴速为每分钟

    A. 15滴　　B. 20滴　　C. 25滴　　D. 30滴　　E. 35滴

42. 输液过程中发现液体滴注不畅,检查无回血,正确的处理措施是

    A. 拔针,更换针头重新穿刺　　　　B. 调整肢体位置

    C. 升高输液瓶位置　　　　D. 再进针少许

    E. 加压输液

(43~44题共用题干)

刘姐姐,19岁。因发热、咳嗽、胸痛入院,诊断为肺炎。遵医嘱给予红霉素静脉滴注,第3天,注射部位出现沿静脉走行方向条索状红线,局部红肿、灼热,伴有疼痛。

43. 下列处理错误的是

    A. 局部超短波治疗　　B. 减慢输液速度　　　　C. 患肢制动

    D. 遵医嘱给予抗生素　　E. 50%硫酸镁局部湿敷

44. 预防静脉炎的错误做法是

    A. 药物应充分稀释后再用　　　　B. 输液前可给予激素预防

    C. 有计划更换注射部位　　　　D. 防止药液溢出血管外

    E. 严格执行无菌操作

（45~47题共用题干）

唐姥姥,68岁,因冠心病入院。每日输液量为800ml,为提前完成输液,家人自行将滴速调至120滴/分,输液即将结束时,病人突然出现呼吸困难、气促、咳嗽、咳粉红色泡沫样痰。

45. 根据临床表现,该病人可能出现了

    A. 心肌梗死   B. 过敏反应   C. 空气栓塞   D. 发热反应   E. 循环负荷过重

46. 能有效改善肺部气体交换,减轻呼吸困难的措施是

    A. 10%~20%乙醇湿化低流量持续给氧

    B. 20%~30%乙醇湿化加压给氧

    C. 30%~40%乙醇湿化低流量持续给氧

    D. 40%~50%乙醇湿化加压给氧

    E. 50%~70%乙醇湿化低流量持续给氧

47. 应立即协助病人取

    A. 去枕仰卧位   B. 头低足高位   C. 俯卧位

    D. 半坐卧位,床尾抬高   E. 端坐位,双腿下垂

（48~50题共用题干）

赵奶奶,58岁。因急性胰腺炎入院治疗,给予抗感染、补液、对症治疗,今日输液量2400ml。今晨输液过程中,突然出现胸闷、胸骨后疼痛有濒死感,继之呼吸困难、严重发绀,听诊心前区闻及响亮、持续的"水泡声"。

48. 判断该病人可能出现了

    A. 心绞痛   B. 心肌梗死   C. 过敏反应

    D. 空气栓塞   E. 急性肺水肿

49. 护士为其护理时首要处理方法是

    A. 减慢滴速,密切观察   B. 加压输液无须专人守护

    C. 高流量吸氧   D. 20%~30%乙醇湿化吸氧

    E. 立即停止输液,通知医生配合抢救

50. 此时病人应采取的体位是

    A. 端坐位,双腿下垂   B. 左侧头低足高位

    C. 左侧头高足低位   D. 右侧头低足高位

    E. 右侧头高足低位

（二）填空题

1. 静脉输液过程中发生急性肺水肿应立即让病人采取_____卧位,并给予乙醇湿化后氧气吸入,其目的是_____。

2. 输液过程中常见的输液反应有_____、_____、_____、_____。

3. 静脉穿刺成功见回血后要"三松"即_____、_____、_____。

4. 静脉输液时液体不滴,常见于_____、_____、_____、_____。

5. 输液时滴速应根据病人的_____、_____、_____来调节,一般成人每分钟____滴,儿童每分钟_____滴。

6. 静脉留置针一般保留_____天,最多不超过_____天。

7. 颈外静脉穿刺点为_____和_____连线上1/3处,颈外静脉外侧缘进针。

（三）简答题

1. 简述密闭式静脉输液法的注意事项。

2. 简述输液反应中循环负荷过重的预防与护理措施。

3. 静脉输液时，如出现溶液不滴，可能有哪几种情况？如何处理？

4. 静脉输液时如病人出现空气栓塞，应置病人于何种体位，其目的是什么？

5. 对于PICC置管病人如何做好自我护理？

（四）综合分析题

1. 孙叔叔，36岁。因驾车发生交通事故而入院。体检：昏迷，瞳孔大小不等，BP 60/40mmHg，P 120次/分，R 30次/分，且费力，不规则，需要24小时维持输液。

（1）如下午3时换上500ml药液，每分钟滴速50滴，滴系数15。预计何时能完成输液？

（2）病人在输液过程中出现液体不滴，局部无隆起，无疼痛，触摸皮肤，皮温较低，挤压输液管道有回血，该病人可能为何种输液故障？

2. 张奶奶，58岁，因肺心病入院。输液过程中突然出现呼吸困难，感到胸闷、气促、咳嗽、咳粉红色泡沫样痰，肺部闻及湿啰音。

（1）根据病人的临床表现，该病人可能出现了何种输液反应？

（2）作为护士应如何预防此种输液反应的发生？

【参考答案】

（一）选择题

1. D	2. C	3. D	4. B	5. D	6. E	7. B	8. E	9. A	10. B
11. B	12. C	13. B	14. E	15. B	16. D	17. B	18. D	19. A	20. E
21. E	22. C	23. D	24. C	25. D	26. B	27. B	28. B	29. E	30. B
31. B	32. B	33. B	34. C	35. E	36. C	37. A	38. D	39. E	40. E
41. C	42. A	43. B	44. B	45. E	46. B	47. E	48. D	49. E	50. B

（二）填空题

1. 端坐　降低肺泡内泡沫的表面张力

2. 发热反应　循环负荷过重　静脉炎　空气栓塞

3. 松止血带　松拳　松调节夹

4. 针头滑出血管外　针头斜面紧贴血管壁　针头阻塞　压力过低　静脉痉挛　输液管扭曲受压

5. 病情　年龄　药物性质　40~60　20~40

6. 3~5　7

7. 下颌角　锁骨上缘中点

（三）简答题

1.（1）严格执行无菌操作及查对制度，预防感染，严防差错事故的发生。

（2）选择粗、直、弹性好的血管。对需要长期输液的病人，要注意保护静脉，合理使用，有计划地从远心端小静脉开始穿刺，避开静脉瓣和关节。

（3）严格执行医嘱，根据病情需要，有计划地安排输液顺序，如需加入药物，应注意药物的配伍禁忌。

（4）严格掌握输液的速度。对年老、体弱、婴幼儿，心、肺功能不良以及输注高渗、含钾或升压药的病人，宜减慢滴速；对严重脱水、心肺功能良好的病人可适当加快滴速。

（5）输液前应排尽输液管及针头内空气；输液过程中应及时更换输液瓶；输液结束应及时拔针，避免出现空气栓塞。

（6）需24小时连续输液者，输液器应每天更换。

（7）输液过程中应加强巡视，密切观察输液情况和病人的反应。

2.（1）预防：输液过程中，应严格控制输液速度和输液量，尤其是对心肺功能不良、年老体弱、婴幼儿等更应谨慎。

（2）护理措施：①出现上述症状应立即停止输液，通知医生，进行紧急处理。②若病情允许，立即协助病人取端坐位，双腿下垂。③及时清除呼吸道分泌物，给予高流量氧气吸入。同时，湿化瓶内盛放20%~30%乙醇，进行乙醇湿化吸氧。④必要时用止血带或血压计袖带进行四肢轮扎，适当加压以阻断静脉血流。⑤遵医嘱给予镇静药、强心、利尿、平喘和扩血管药物。⑥安慰病人，消除其恐惧心理，保持情绪稳定。

3.（1）针头滑出血管外。处理：拔出针头，更换针头另选血管重新穿刺。

（2）针头斜面紧贴血管壁。处理：调整针头位置或适当变换肢体位置，直至输液通畅为止。

（3）针头阻塞。处理：更换针头，重新选择静脉穿刺；切忌强行挤压导管或用溶液冲注针头，以免血块进入静脉形成栓塞。

（4）压力过低。处理：适当抬高输液瓶或放低肢体位置。

（5）静脉痉挛。处理：局部保暖或在穿刺局部进行热敷，以缓解静脉痉挛。

（6）输液管扭曲受压。处理：检查病人肢体位置，排除输液管扭曲、受压等因素，保持输液通畅。

4. 静脉输液过程中发生空气栓塞应立即让病人采取左侧卧位，并保持头低足高卧位，其目的是使空气避开肺动脉入口。

5.（1）进行适当的功能锻炼，如置管侧肢体可做屈伸、握拳等动作。

（2）穿刺部位注意防水、防牵拉。

（3）置管手臂尽量少做下垂的姿势，不可过度用力或提重物。

（4）衣袖不可过紧。

（5）不可在置管侧肢体测血压和静脉穿刺。

（四）综合分析题

1.（1）该病人以每分钟50滴的速度输入500ml液体，需要2小时30分，故应在下午5时30分输完全部液体。

（2）根据病人的临床表现分析，发生溶液不滴的原因为静脉痉挛。

2.（1）根据病人的临床表现分析，该病人发生了循环负荷过重的输液反应。

（2）应采取以下预防措施：输液过程中，应严格控制输液速度和输液量，尤其是对心肺功能不良、年老体弱、婴幼儿等更应谨慎。

（吴秋颖）

第十四章　静　脉　输　血

【要点提示】

1. 输血的目的及原则　补充血容量、血红蛋白、各种凝血因子和血小板、抗体和补体及排毒。
2. 血液制品的种类　全血、成分血、其他血液制品的保存方法和适应证。
3. 输血的适应证和禁忌证　各种原因引起的大出血、贫血、低蛋白血症、严重感染、凝血功能障碍、溶血性输血反应等均可进行输血。对急性肺水肿、肺栓塞、充血性心力衰竭、恶性高血压、真性红细胞增多症等禁忌输血。
4. 输血前的准备　备血,取血做好"三查八对",取血后,核对,知情同意。
5. 输血的注意事项　禁止同时采集两位及以上病人的血标本,认真检查库存血质量,严格无菌操作和查对制度,输血时不可加入其他药品,输血过程中加强巡视等。
6. 常见输血反应及护理　发热反应、过敏反应、溶血反应的原因、临床表现及护理措施。

【能力训练】

(一)选择题

A1型题

1. 血液病病人最适宜输入
   A. 库存血　　　B. 血浆　　　　C. 清蛋白　　　D. 新鲜血　　　E. 水解蛋白

2. 血小板制备后,必须在多长时间内输注
   A. 4小时　　　B. 6小时　　　C. 8小时　　　D. 12小时　　　E. 24小时

3. 采用直接输血法输血100ml,需加3.8%枸橼酸钠溶液
   A. 5ml　　　　B. 10ml　　　C. 15ml　　　　D. 20ml　　　E. 25ml

4. 需保存在4℃环境下,48小时内有效的血液制品是
   A. 血小板浓缩悬液　　　　B. 白细胞浓缩悬液　　　　C. 新鲜血浆
   D. 冰冻血浆　　　　　　　E. 白蛋白液

5. 下列血液制品在使用前应放37℃温水中融化的是
   A. 普通血浆　　　B. 冰冻血浆　　　C. 干燥血浆　　　D. 新鲜血　　　E. 库存血

6. 下列不属于输血所致过敏反应的原因的是
   A. 病人为过敏体质　　　　　　　B. 输入的血液中含有过敏物质
   C. 短时间内输入大量血液　　　　D. 病人已经多次输血
   E. 供血者献血前服用了可致敏的物质

7. 关于直接输血的描述,错误的是
   A. 常用于婴幼儿少量输血　　　　B. 直接输血150ml需加3.8%枸橼酸钠5ml
   C. 更换注射器时不需拔出针头　　D. 此过程由三位护士协作完成

E. 需同时消毒供血者和受血者的皮肤

8. 病人大量输入库存血后容易出现

　　A. 低血钾　　　B. 低血磷　　　C. 低血钙　　　D. 高血铁　　　E. 高血钠

9. 应保存在22℃环境下,24小时内有效的血液制品是

　　A. 血小板浓缩悬液　　　B. 白细胞浓缩悬液　　　C. 新鲜血浆

　　D. 冰冻血浆　　　E. 白蛋白液

10. 关于库存血的保存时间,以下正确的是

　　A. 在2℃冰箱中冷藏,2~3周　　　B. 在2℃冰箱中冷藏,4~8周

　　C. 在4℃冰箱中冷藏,2~3周　　　D. 在4℃冰箱中冷藏,4~8周

　　E. 在35℃环境中存放,4~8周

11. 大量输注库存血后要防止

　　A. 低血钾和低血钠　　　B. 酸中毒和低血钾　　　C. 碱中毒和高血钾

　　D. 碱中毒和低血钾　　　E. 酸中毒和高血钾

12. 下列关于静脉输血的禁忌证,不包括

　　A. 真性红细胞增多症　　　B. 一氧化碳中毒　　　C. 急性肺水肿

　　D. 充血性心力衰竭　　　E. 恶性高血压

13. 输血过程中发生溶血反应,初期的典型症状是

　　A. 高热　　　B. 黄疸　　　C. 血红蛋白尿

　　D. 四肢麻木,腰背剧痛　　　E. 呼吸急促

14. 可采取自体输血病人的是

　　A. 休克病人　　　B. 贫血病人　　　C. 体质较弱的病人

　　D. 癌症晚期病人　　　E. 脾切除病人

15. 发生溶血反应后,为增加血红蛋白在尿中的溶解度,常用

　　A. 枸橼酸钠　　　B. 氯化钠　　　C. 乳酸钠

　　D. 碳酸氢钠　　　E. 葡萄糖酸钙

16. 关于输血的操作方法,错误的是

　　A. 做血型鉴定和交叉配血实验　　　B. 须两人进行"三查""八对"

　　C. 勿剧烈震荡血液　　　D. 输血前先静脉滴注生理盐水

　　E. 库存血温度低,可加温后再输入

17. 输入下列血液制品时,不需做交叉配血试验的是

　　A. 库存血　　　B. 悬浮红细胞　　　C. 普通冰冻血浆

　　D. 白细胞浓缩悬液　　　E. 血小板浓缩悬液

18. 由输血而传染的疾病是

　　A. 低钾血症　　　B. 循环负荷过重　　　C. 血友病

　　D. 艾滋病　　　E. 缺铁性贫血

19. 下列与溶血反应的发生无关的是

　　A. Rh血型不合　　　B. 库存血保存温度过高

　　C. 库存血中加入氯化钙　　　D. 库存血已变质

　　E. 输入血量过多

20. 输血引起过敏反应的表现是
    A. 寒战、发热　　　　　B. 手足抽搐　　　　　C. 血管神经性水肿伴呼吸困难
    D. 四肢麻木、腰背疼痛　E. 咯粉红色泡沫痰

A2型题

21. 患儿,男,8岁。两周前有上呼吸道感染史,近日出现畏寒、发热,全身皮肤、黏膜出血,并有大片瘀斑,实验室检查血小板计数19×10^9/L,出血时间延长。对此患儿采取静脉输血治疗的目的是
    A. 补充血容量　　　　　B. 供给血小板　　　　　C. 纠正贫血
    D. 输入抗体、补体　　　E. 增加白蛋白

22. 闫女士,38岁,患胃溃疡。2小时前突然呕血,面色苍白,脉搏120次/分,血压60/45mmHg,医嘱输血400ml,其目的是补充
    A. 凝血因子　　B. 抗体　　　C. 血小板　　D. 血容量　　E. 血红蛋白

23. 陈女士,28岁。于昨日行剖宫术,术后出血较多,医嘱:1000ml库存血静脉输入,输血后病人突然手足抽搐,血压下降,心率减慢,病人可能发生
    A. 溶血反应　　　　　B. 出血倾向　　　　　C. 过敏反应
    D. 枸橼酸钠中毒　　　E. 急性心衰

24. 韩女士,50岁。因肝脏手术大出血后,面色苍白,四肢厥冷,血压65/40mmHg,脉搏150次/分,急需大量输血。输血过程中错误的护理措施是
    A. 密切观察病人生命体征、面色等病情变化
    B. 输入的血液内不得随意加入药物
    C. 输血开始15分钟内速度宜慢
    D. 输入两袋以上血液时,两袋血之间需输入少量生理盐水
    E. 输血毕不需再输入生理盐水

25. 张先生,60岁。输血发生溶血反应,出现黄疸,血红蛋白尿,此时的处理措施是
    A. 端坐位加压吸氧　　　　　　　B. 静脉滴注碳酸氢钠
    C. 皮下注射肾上腺素　　　　　　D. 静脉注射10%葡萄糖酸钙
    E. 置病人于头低足高位

26. 温女士,25岁。因异位妊娠破裂后急需输入400ml血液,每输完200ml血液,再输入另一袋血之前应滴注
    A. 5%葡萄糖溶液　　　　B. 0.9%氯化钠溶液　　　　C. 复方氯化钠
    D. 平衡液　　　　　　　E. 5%葡萄糖盐水

27. 许先生,消化道溃疡久治不愈,今日输血10分钟后病人主诉头痛、发热、四肢麻木,腰背部剧烈疼痛伴胸闷、气促,病人可能发生了
    A. 发热反应　　　　　B. 过敏反应　　　　　C. 溶血反应
    D. 空气栓塞　　　　　E. 急性肺水肿

28. 程先生,30岁。输血15分钟后感觉头胀,四肢麻木,腰背酸痛,血压下降,下列处理措施中错误的是
    A. 立即通知医生　　　　B. 观察血压、尿量　　　　C. 热水袋敷腰部
    D. 减慢输血速度　　　　E. 余血送检做血型鉴定和交叉配血试验

29. 齐先生,40岁,贫血严重。医嘱为该病人静脉输血,其治疗目的是
  A. 补充血红蛋白   B. 增加白蛋白   C. 补充血容量
  D. 排出有害物质   E. 补充抗体和补体

30. 赵先生,48岁。输血过程中出现畏寒、寒战,伴头痛、恶心、呕吐,体温39.6℃,应采取的护理措施为
  A. 给予氧气吸入   B. 改变体位   C. 暂停输血,对症处理
  D. 给予镇静剂   E. 监测体温的变化

31. 李阿姨,53岁。输血10ml左右,出现头痛、四肢麻木、腰背酸痛,伴寒战、高热、呼吸急促等表现。下列处理不正确的是
  A. 立即停止输血,保留余血送检   B. 双侧腰部冷敷封闭,保护肾脏
  C. 静脉推注碳酸氢钠   D. 注意观察生命体征和尿量
  E. 重做血型鉴定和交叉配血试验

32. 周女士,29岁。手术后输入了大量库存血,现病人出现手足抽搐、血压下降。处理时可静脉缓慢注射
  A. 4%碳酸氢钠10ml   B. 10%葡萄糖酸钙10ml   C. 盐酸肾上腺素2ml
  D. 0.9%氯化钠10ml   E. 地塞米松5mg

33. 刘先生,37岁。因贫血需要输血治疗,有可能因输血而传染的疾病是
  A. 酸中毒   B. 乙型肝炎   C. 高钾血症
  D. 蚕豆病   E. 血友病

34. 宋先生,50岁。因一氧化碳中毒收入院,适宜输入的血液制品是
  A. 新鲜冰冻血浆   B. 白细胞浓缩悬液   C. 库存血
  D. 血小板浓缩悬液   E. 浓缩红细胞

35. 郑爷爷,73岁。因输血发生了溶血反应,护士首先应
  A. 通知医生   B. 立即停止输血   C. 皮下注射肾上腺素
  D. 测量血压及尿量   E. 静脉滴注4%碳酸氢钠溶液

36. 曹女士,42岁。因消化道溃疡需输血治疗。为防止发生过敏反应,输血前可给病人皮下或肌内注射
  A. 地西泮   B. 肾上腺素   C. 异丙嗪   D. 哌替啶   E. 维生素B_{12}

37. 吕女士,因消化道大出血入院,医嘱输血400ml。输血过程中可能发生过敏反应,其表现是
  A. 手足抽搐   B. 皮肤瘙痒   C. 寒战、发热
  D. 四肢麻木、腰背疼痛   E. 咯粉红色泡沫痰

38. 王女士,26岁。因车祸致脾脏破裂大出血而急诊入院。护士遵医嘱给予输血治疗,输血前须认真进行"三查八对",其中"三查"的内容是
  A. 查血型、交叉配血结果、血袋号
  B. 查血制品种类、剂量、质量
  C. 操作前查、操作中查、操作后查
  D. 查血液有效期、血液质量、血液包装是否完好
  E. 查血型、血袋号、血制品有效期

39. 田叔叔,41岁。手术后需输入普通冰冻血浆。有关冰冻血浆的使用方法正确的是
    A. 加入0.9%氯化钠稀释后使用
    B. 加入100ml蒸馏水溶解后使用
    C. 放在37℃温水中融化后使用
    D. 致热原上加温融化后使用
    E. 加入等量3.8%枸橼酸钠后使用

40. 王老师,男性,51岁,因原发性肝癌行左肝叶切除术。术中失血较多,医嘱输血500ml。下列关于输血前准备及输血中操作的说法不正确的是
    A. 同时为两人采血时,应根据配血单采集血标本,贴好标签
    B. 取血和输血前均需两人核对
    C. 取血时,避免剧烈震荡血袋
    D. 根据病情调整滴速,一般为40~60滴/分
    E. 为病人输入两袋血时,两袋血之间应输入少量0.9%氯化钠溶液

41. 杨女士,45岁。因子宫肌瘤伴中度贫血,遵医嘱输入悬浮红细胞,下列溶液适宜输血前后冲洗输血器的是
    A. 0.9%氯化钠溶液   B. 5%~10%葡萄糖溶液
    C. 706代血浆   D. 5%葡萄糖氯化钠溶液
    E. 复方氯化钠溶液

42. 张爷爷在输血过程中出现畏寒、寒战,体温40℃,伴头痛、恶心、呕吐,首先应考虑病人出现
    A. 循环负荷过重   B. 溶血反应   C. 发热反应
    D. 细菌污染反应   E. 枸橼酸钠中毒反应

43. 刘女士,41岁,因车祸外伤急需输血。查血型为AB型,因血库中暂无AB型血库存,医生决定为其输入O型血。输血量应不超过
    A. 100ml   B. 200ml   C. 300ml   D. 400ml   E. 500ml

44. 徐先生,32岁。在输血即将结束时,出现皮肤瘙痒,口唇水肿,继而喉头水肿、呼吸困难,两肺布满哮鸣音。导致上述反应的原因可能是
    A. 输血过快   B. 病人为过敏体质   C. 一次输血量过多
    D. 库血取出后剧烈震荡   E. 输血器过期

45. 李先生,26岁,因车祸导致肝破裂急诊入院。体查:面色苍白,血压65/40mmHg,脉搏150次/分,急需大量输血。下列关于输血的护理措施错误的是
    A. 严格执行查对制度   B. 输血开始15分钟速度宜慢
    C. 血液内不得随意加入药液   D. 输血完毕直接续输其他药物
    E. 输入两袋以上血液时,两袋血之间需输入少量0.9%氯化钠溶液

A3/A4型题
(46~47题共用题干)
吴先生,28岁。因外伤致肝破裂,需立即手术并大量输血。
46. 输血的目的是补充
    A. 血红蛋白   B. 血浆蛋白   C. 血容量   D. 抗体   E. 凝血因子

47. 输入大量库存血应防止发生
　　A. 低钾血症、碱中毒　　　　B. 高钾血症、酸中毒　　　　C. 低钾血症、酸中毒
　　D. 高钾血症、碱中毒　　　　E. 高钠血症、酸中毒

（48~50题共用题干）

马奶奶,65岁。输血过程中出现头部胀痛、四肢麻木、腰背部剧痛、呼吸急促、血压下降等症状。

48. 该病人可能因输血发生了
　　A. 发热反应　　　　　　　B. 过敏反应　　　　　　　C. 溶血反应
　　D. 循环负荷过重　　　　　E. 枸橼酸钠中毒反应

49. 病人尿液中可含有
　　A. 淋巴液　　　B. 红细胞　　　C. 血红蛋白　　　D. 胆红素　　　E. 大量白细胞

50. 护士给病人使用热水袋,应放置于
　　A. 背部　　　B. 足底　　　C. 腹部　　　D. 腰部　　　E. 腋窝

（51~54题共用题干）

白先生,35岁,十二指肠溃疡病史8年,饮酒后发生上消化道出血入院。体查:血压70/40mmHg,脉搏120次/分,脉搏细弱,表情淡漠,皮肤湿冷,尿少。遵医嘱输血400ml。

51. 该病人输血的主要目的是
　　A. 补充血浆蛋白　　　　　B. 补充血容量,提高血压　　　　C. 补充凝血因子
　　D. 补充抗体、补体　　　　E. 排除有害物质

52. 应选用的血液制品是
　　A. 洗涤红细胞　　　　　　B. 血浆　　　　　　　　C. 全血
　　D. 抗血友病球蛋白制剂　　E. 白蛋白制剂

53. 在病人输血过程中,发现血液滴入的速度较慢,护士检查发现病人输血一侧肢体冰冷。此时护士应
　　A. 另选血管重新穿刺　　　　　　B. 热敷输血穿刺部位
　　C. 提高血袋位置　　　　　　　　D. 更换针头重新穿刺
　　E. 调整针头位置或适当变换肢体位置

54. 在输血即将结束时,病人出现皮肤瘙痒、眼睑水肿、呼吸困难。该病人可能发生的情况是
　　A. 发热反应　　　　　　　B. 过敏反应　　　　　　　C. 溶血反应
　　D. 循环负荷过重　　　　　E. 枸橼酸钠中毒反应

(二)填空题

1. 输血前应做好"三查八对","三查"即查_____、_____、_____,"八对"即对_____、_____、_____、_____、_____、_____、_____、_____。

2. 在输血前后及两袋血之间,应滴注_____。

3. 为防止输血过敏反应的发生,供血者在采血前4小时内不宜吃_____和_____食物。可进食少量_____或_____。

4. 输血速度应先_____后_____,不超过_____滴/分,观察_____分钟后再调节滴速,并严密观察有无_____。

5. 临床最常见的输血反应是_____,最严重的输血反应是_____。

6. 与大量输血有关的反应包括_____、_____、_____。

7. 大量输入库存血要防止发生_____和_____。

(三)简答题

1. 输血的目的及原则有哪些?

2. 简述静脉输血的适应证和禁忌证。

3. 输血前应做好哪些准备工作?

4. 溶血反应的护理措施有哪些?

5. 简述过敏反应的原因及护理措施。

6. 简述输血的注意事项。

(四)综合分析题

赵先生,55岁。肝硬化病史15年,因饮食不当发生呕血,血压70/40mmHg,脉搏120次/分。实验室检查:RBC 3.1×10^{12}/L, Hb 55g/L, WBC 3.0×10^9/L,血小板50×10^9/L,遵医嘱给予输血400ml。在输血1小时后,病人突然畏寒,体温39.8℃,皮肤潮红、头痛、肌肉酸痛,请分析:

1. 该病人发生何种输血反应?

2. 发生此输血反应的原因是什么?

3. 护士应该采取哪些护理措施?

【参考答案】

(一)选择题

1. D	2. E	3. B	4. B	5. B	6. C	7. B	8. C	9. A	10. C
11. E	12. B	13. D	14. E	15. D	16. E	17. C	18. D	19. E	20. C
21. B	22. D	23. D	24. E	25. B	26. B	27. C	28. D	29. A	30. C
31. B	32. D	33. B	34. E	35. B	36. C	37. B	38. D	39. C	40. A
41. A	42. C	43. D	44. B	45. B	46. C	47. B	48. C	49. C	50. D
51. B	52. C	53. B	54. B						

(二)填空题

1. 血液有效期 血液质量 血液包装是否完好 床号 姓名 住院号 血袋号 血型 交叉配血试验结果 血液种类 血量

2. 0.9%氯化钠溶液

3. 高蛋白 高脂肪 清淡食物 饮糖水

4. 慢 快 20 15 不良反应

5. 发热反应 溶血反应

6. 循环负荷过重 出血倾向 枸橼酸钠中毒反应

7. 高血钾 酸中毒

(三)简答题

1. 输血的目的:补充血容量;补充血红蛋白;补充血浆蛋白;补充各种凝血因子和血小板;补充抗体和补体;排除有害物质;促进骨髓系统和网状内皮系统功能。

输血的原则:①输血前必须做血型鉴定和交叉配血试验;②无论输全血或输成分血均应

采用同型血;③病人如需再次输血,必须重新做交叉配血试验,以排除机体已产生抗体的可能。

2. 静脉输血的适应证

(1)各种原因引起的大出血。

(2)贫血、低蛋白血症。

(3)严重感染。

(4)凝血功能障碍。

(5)一氧化碳中毒、苯酚等化学物质中毒。

(6)溶血性输血反应、重症新生儿溶血等。

静脉输血的禁忌证:急性肺水肿、肺栓塞、充血性心力衰竭、恶性高血压、真性红细胞增多症、肾功能极度衰竭及对输血有变态反应者禁忌输血。

3. 输血前的准备工作包括

(1)备血:护士根据医嘱认真填写输血申请单,并抽取病人静脉血标本2ml,将血标本和输血申请单一起送往血库,做血型鉴定和交叉配血试验。

(2)取血:根据输血医嘱,护士凭取血单到血库取血,与血库工作人员共同认真做好"三查八对"。

(3)取血后:血液取出后,勿剧烈震荡,以免红细胞破坏造成溶血。如为库存血,切勿加温,以免血浆蛋白凝固变性而引起反应。可在室温下放置15~20分钟后再输入,一般应在4小时内输完。

(4)核对:血液自血库取出后,在输血前必须经两名护士再次核对签全名,确定无误并检查血液无凝块后方可输入。

(5)知情同意:输血前,病人应该理解并同意接受输血,签署知情同意书。

4. 溶血反应的护理措施

(1)立即停止输血,维持静脉通道,通知医生给予紧急处理。

(2)给予氧气吸入,遵医嘱给予升压药或其他药物治疗。

(3)保护肾脏。

(4)碱化尿液。

(5)严密观察生命体征和尿量,并做好记录。

(6)若出现休克症状,遵医嘱进行抗休克治疗。

(7)防止DIC。

(8)心理护理。

5.(1)输血发生过敏反应的原因包括

1)病人为过敏体质,输入血中的异体蛋白质与病人机体的蛋白质结合形成全抗原而使机体致敏。

2)供血者在献血前曾用过可致敏的药物或食物,使输入的血液中含致敏物质。

3)病人接受多次输血后,体内可产生过敏性抗体,当再次输血时发生抗原抗体反应。

4)供血者体内的变态反应性抗体随血液传给受血者,一旦与相应抗原接触,即可发生过敏反应。

(2)过敏反应的护理措施

1)轻度过敏反应可减慢输血速度,继续观察。

2）中度、重度过敏反应,应立即停止输血,输入0.9%氯化钠溶液,保持静脉通路,迅速通知医生。

3）遵医嘱给予抗过敏药物。

4）呼吸困难者给予氧气吸入;喉头水肿严重者给予气管切开;循环衰竭者应给予抗休克治疗。

5）密切监测生命体征。

6. 输血的注意事项

（1）根据输血申请单采集血标本,一次只能为一位病人采集,禁止同时采集两位及两位以上病人血标本,以避免差错。

（2）血液自血库取出后应在30分钟内输入,并在规定时间内输完。若输血延迟,必须将血液归还血库保存。

（3）如用库存血必须认真检查库存血质量。

（4）严格执行无菌技术操作和查对制度,输血前需经两名护士核对无误后方可输入。

（5）输入血液中不可随意加入任何药物,以防血液凝集或溶血。

（6）输血过程中要加强巡视,尤其是输血开始15分钟,护士应监测病人的生命体征和病情变化,耐心听取病人主诉,密切观察有无输血反应的症状和体征,并及时处理。

（7）输血后血袋应保留24小时,以备病人在输血后发生输血反应时检查、分析原因。

（8）直接静脉输血时,抽取供血者血液时不可过急过快,并注意观察其面色,询问有无不适。连续抽血不必拔出针头,只需更换注射器,放松袖带,用手指压迫穿刺部位前端静脉,以减少出血。

（四）综合分析题

1. 该病人发生了发热反应。

2. 输血引起发热反应的原因有:①输入致热原。②细菌污染:违反了无菌操作原则,造成污染。③免疫反应:多次输血后,受血者血液中产生抗白细胞抗体和抗血小板抗体,当再次输血时与所输入的白细胞和血小板发生免疫反应,引起发热。

3. 护士应采取以下护理措施:①轻者病人体温在38.5℃以下,可减慢输血速度,重者体温在38.5℃以上者应立即停止输血,采用0.9%氯化钠溶液保持静脉通道,迅速通知医生;②密切监测生命体征,每30分钟测一次体温,至病情平稳;③寒战者给予保暖和热饮,高热者给予物理降温;④遵医嘱给予退热药、抗过敏药或激素类药物;⑤保留余血与输血装置,以备查明原因。

（成嘉宝）

第十五章 标本采集

【要点提示】

1. 标本采集的原则　遵照医嘱、充分准备、严格核对、正确采集、及时送检。
2. 标本采集的意义　检验结果的正确直接影响到疾病的诊断、治疗和抢救。
3. 血标本采集技术　正确掌握静脉血标本采集、动脉血标本采集、毛细血管标本采集技术和注意事项。
4. 尿标本采集技术　尿常规标本、12小时、24小时、尿培养标本的操作方法，以及尿液标本采集的常用防腐剂。
5. 粪便标本采集技术　各种粪便标本在采集过程中取粪便量以及在采集的过程中需要注意哪些问题，如查阿米巴原虫时为了保持原虫活力应该给便盆加热等。

【能力训练】

（一）选择题

A1型题

1. 下列不属于尿常规检查目的的是
   A. 细胞和管型　　　　　　B. 比重　　　　　　　　　C. 尿的颜色、透明度
   D. 尿糖定量　　　　　　　E. 尿蛋白和尿糖定性

2. 留取病人24小时尿标本作艾迪计数检查时，应当选用的防腐剂是
   A. 乙醇　　　B. 浓盐酸　　　C. 纯乳酸　　　D. 40%甲醛　　　E. 甲苯

3. 病人留取中段尿主要是为了检查
   A. 糖皮质激素　　B. 红细胞　　C. 蛋白　　　D. 肌酐、肌酸　　E. 细菌

4. 测定17-羟类固醇的尿标本中需要加入的防腐剂是
   A. 浓盐酸　　　B. 乙醇　　　C. 甲苯　　　　D. 甲醛　　　　E. 稀盐酸

5. 需做艾迪计数时尿标本中加入相应防腐剂的作用是
   A. 固定尿中的有机成分　B. 防止尿中激素被氧化　C. 避免尿液被污染
   D. 防止尿液改变颜色　　E. 保持尿液化学成分不变

6. 病人服用驱虫药后粪便送检正确的方法是
   A. 取不同部位的粪便　　　　　　　B. 留取全部粪便
   C. 取少许粪便　　　　　　　　　　D. 取脓血及黏液部分粪便
   E. 粪便置于加温容器中立即送检

7. 查阿米巴原虫时，留取粪便标本的正确方法是
   A. 清晨留取少许　　　　　　　　　B. 留新鲜粪便，注意保温，立即送检
   C. 取粪便表面的部分　　　　　　　D. 取粪便的不同部位

E. 取粪便异常部位

8. 尿常规检查应指导病人最合适的留尿时间是

A. 饭前半小时　　　　　　　　　　B. 随时收集尿液

C. 清晨第一次尿　　　　　　　　　D. 全天尿液

E. 饭后半小时

9. 留取24小时尿标本的目的不包括

A. 检查尿中的钾钠氯　　　　　　　B. 做尿糖定量或尿浓缩试验

C. 做细菌学检查　　　　　　　　　D. 做尿17-羟类固醇、17-酮类固醇检查

E. 尿蛋白定量检查

10. 下列不可测定血清标本的是

A. 血清酶　　　B. 脂类　　　C. 电解质　　　D. 血气　　　E. 肝功能

A2型题

11. 王女士,37岁,急诊收治入院,医嘱血常规检测,下列说法中正确的是

A. 病人正在进行输液治疗,可在同侧肢体采血

B. 应在安静状态下采集血标本

C. 采血时尽可能延长止血带结扎的时间

D. 标本采集后尽快送检,送检过程中可用力震荡

E. 标本采集都应在病人睡前

12. 王女士,住院两周,应用抗生素效果不明显,医嘱做血培养,护士在操作过程中消毒培养瓶瓶塞应用的消毒剂是

A. 安尔碘　　　B. 75%酒精　　　C. 95%酒精　　　D. 碘附　　　E. 含氯消毒剂

13. 下列说法不正确的是

A. 血培养瓶应在室温下避光保存

B. 已使用过抗生素治疗的病人,应在下次使用抗生素后采集血培养标本

C. 血标本注入厌氧菌培养瓶时,注意勿将注射器中空气注入瓶内

D. 2次血培养标本采集时间至少间隔1小时

E. 动脉血标本采集常用于做血气分析

14. 关先生,入院卧床已一月有余,长期留置尿管,留取尿标本的正确时间是

A. 随时　　　　　　　B. 大量饮水后　　　　　　C. 更换新导尿管后

D. 拔出导尿管后　　　E. 大量饮水前

15. 王阿姨,70岁,以肾小球肾炎收治入院,医嘱做艾迪氏计数检查,护士执行医嘱时下列不妥的是

A. 向病人解释留取尿液目的及配合方法　　　B. 嘱咐病人晨7时排空膀胱留尿

C. 准备大口带盖的容器　　　　　　　　　D. 容器内加甲苯防腐剂

E. 指导病人正确留取尿液

16. 张先生,26岁。初步诊断为阿米巴痢疾,医嘱留取标本查找阿米巴原虫,护士应为病人选择的容器是

A. 清洁容器　　　　　B. 装有培养基的容器　　　C. 无菌容器

D. 加温的清洁容器　　E. 加有50%乙醇容器

17. 赵叔叔,72岁。近4个月来,无明显原因体重下降,出现刺激性咳嗽,痰中带血,怀疑支气管肺癌,需取癌细胞确定诊断,用于固定痰内癌细胞的溶液应选用

    A. 5%含氯石灰   B. 95%乙醇   C. 甲苯

    D. 30%乙醇   E. 1%过氧乙酸

A3/A4型题

（18~19题共用题干）

病人,男性,30岁,慢性肾小球肾炎,护士根据医嘱留取尿标本做检查。

18. 做尿蛋白定量检查,需要加入的防腐剂是

    A. 浓盐酸   B. 甲苯   C. 10%甲醛   D. 高锰酸钾   E. 过氧乙酸

19. 做尿蛋白定量检查采集标本的正确方法是

    A. 留清晨第一次尿约100ml   B. 随时留尿100ml

    C. 留24小时尿   D. 睡前留尿100ml

    E. 留中段尿100ml

（20~21题共用题干）

病人张某,54岁,体温39~40℃两个星期,为明确诊断需要检查血沉及血培养。

20. 血沉标本应选用的容器是

    A. 干燥试管   B. 抗凝试管

    C. 血培养瓶   D. 乳酸钠试管

    E. 液状石蜡试管

21. 血培养标本采集的血液是

    A. 2ml   B. 3ml   C. 4ml   D. 5ml   E. 10ml

（22~24题共用题干）

李阿姨,57岁,肺癌收治入院,医生需根据痰培养标本结果选择适宜的抗生素。

22. 采集痰培养标本不正确的方法是

    A. 采集后加盖立即送验   B. 标本应放在无菌盒内

    C. 采集时严格执行无菌操作   D. 采集标本前不必漱口

    E. 在应用抗生素之前采集

23. 采集痰培养可用的漱口溶液是

    A. 0.1%醋酸溶液   B. 生理盐水

    C. 1%呋喃西林溶液   D. 朵贝尔溶液

    E. 1%~3%硼酸溶液

24. 固定痰液中的癌细胞需要加入的防腐剂是

    A. 5%含氯石灰   B. 50%乙醇

    C. 10%甲醛   D. 30%乙醇

    E. 1%过氧乙酸

（二）填空题

1. 为病人留取24小时尿标本时,为防止尿液变质应当加入防腐剂,常用的能固定尿中有机成分的是_____,可保持尿液的化学成分不变的是_____,可防止尿液中激素被氧化的是_____。

2. 尿常规检查应留取晨起第_____次尿,量约_____,因为晨尿不受_____影响,且_____较高,所以检验较准确。

3. 如果同时抽取三个项目的血标本,一般应先注入_____,然后注入_____,最后注入_____,动作应当准确迅速。

4. 采集血标本时,应当严格执行无菌技术操作,严禁在_____、_____的针头抽取血标本,应该在_____采血。

5. 24小时痰标本留取时,应在容器上贴好标签,向病人解释留取痰液目的,嘱病人不可将_____、_____、_____等混入。

(三)简答题

1. 在临床上,护士采集培养标本的原则有哪些?

2. 如何做好粪便隐血实验标本采集的工作?

3. 护士应该如何指导病人留取24小时尿标本?

(四)综合分析题

赵阿姨,40岁,间断腹泻两周,尿路感染并伴有贫血,为明确诊断,医嘱需做尿常规检查和血标本检查。请问:

1. 作为护士,在给赵阿姨做尿常规检查时应当注意哪些内容?

2. 血标本的采集和转送的注意事项有哪些?

【参考答案】

(一)选择题

1. D　2. D　3. E　4. A　5. A　6. B　7. B　8. C　9. C　10. D
11. B　12. B　13. B　14. C　15. D　16. D　17. B　18. B　19. C　20. B
21. D　22. D　23. D　24. C

(二)填空题

1. 甲醛　甲苯　浓盐酸

2. 1　30ml　饮食　浓度

3. 血培养瓶　抗凝管　干燥试管

4. 输液　输血　对侧肢体

5. 唾液　漱口水　鼻涕

(三)简答题

1.(1)凡采集细菌培养标本,应放入无菌容器中,容器应无裂缝,培养基无浑浊、变质等。

(2)采集时应严格执行无菌操作。

(3)标本内不可混入防腐剂、消毒剂及其他药物,以免影响结果。

(4)培养标本应在病人使用抗生素前采集,如已使用,应在检验单上注明。

2. 检查前3天内禁食肉类、肝类、血类、叶绿素类饮食及含铁制剂,避免出现假阳性,于第4日按常规标本留取粪便5g,置于蜡纸盒内及时送检。

3.(1)向病人说明留尿的目的和方法,以取得合作。

(2)备好容量3000~5000ml清洁带盖的大口容器,贴上标签,注明病区、病人姓名、床号及起止时间,并交班。

（3）嘱病人于晨7时排空膀胱(弃去尿液)后开始留尿,将24小时尿留于容器中,至次晨7时排完最后1次尿,将全部尿液送检。

（4）为避免尿液久放变质,应将盛尿容器置于阴凉处,并加入相应防腐剂。

(四)综合分析题

1.①最好留取中段尿,因前段尿和后段尿容易被污染,因此,做尿常规和尿细菌学检查时,一般都留取中段尿。②尿标本必须清洁,不可有粪便、女性的阴道分泌物或经血,以免影响检查结果。③留取尿液应使用清洁干燥的容器,即医院提供的一次性尿杯或者尿试管。④尿标本一定要新鲜,尿标本采集后应立即送检,如果不能及时送检应存放于冰箱内或添加防腐剂,以免影响检查结果的准确性。⑤尿常规检查时,留取尿液不少于30ml。⑥除正常饮食外,不可过多饮水,忌喝茶或者咖啡,禁忌服用利尿药,以尿液浓缩。

2.①采集血标本时注射器必须清洁、干燥,采血时最好一次穿刺成功。②血样和抗凝剂的比例应准确,试管也需要清洁、干燥,血液需与抗凝剂混合均匀,但需要避免用力摇动。③标本最好即刻送检,不能及时转送者,也应在各项化验要求内送检。

（康　艳）

第十六章 病情观察及危重病人的抢救

【要点提示】

1. 意识状态 意识障碍的程度可分为意识模糊、嗜睡、昏睡、昏迷和谵妄。

2. 异常瞳孔的观察 双侧瞳孔缩小：瞳孔直径 <2mm，常见于有机磷农药、吗啡、氯丙嗪等药物中毒；双侧瞳孔扩大：瞳孔直径 >5mm，常见于颅内压增高、颅脑损伤、颠茄类药物中毒等，危重病人的瞳孔突然散大，常是病情急骤恶化或濒死状态；瞳孔不等大：常见于脑疝等。

3. 危重病人的支持性护理 昏迷病人头偏向一侧，及时用吸引器吸出呼吸道分泌物；意识丧失的病人加强安全保护；牙关紧闭、抽搐病人，可用压舌板裹上数层纱布，放于上下白齿之间，以免咬伤舌；眼睑不能闭合的病人需用油纱布覆盖，以免角膜干燥。

4. 氧气吸入的浓度 给氧时，氧浓度低于25%无治疗价值；氧浓度高于60%，持续超过24小时，则会发生氧中毒。所以对缺氧和二氧化碳潴留者，应以低流量、低浓度持续给氧为宜。

5. 用氧操作 清洁鼻孔，连接鼻导管，调节流量调节阀→将鼻导管蘸水→插管入鼻腔、固定→记录用氧时间及流量→停用时拔出鼻导管→关总开关、放气→记录停用时间。单侧鼻导管插管的长度为鼻尖至耳垂的2/3。

6. 用氧的注意事项 用氧要求距明火5米以上，距暖气1米，用鼻导管吸氧，每日更换鼻导管2次以上，双侧鼻孔交替使用，氧气表显示5 kg/cm²，停止使用。

7. 氧浓度和氧流量换算 吸氧浓度（%）=21+4×氧流量（L/min）。

8. 吸氧方法的选择 鼻导管和鼻塞吸氧法：适用于长期吸氧的病人；面罩法：适用于张口呼吸及病情较重的病人；漏斗法：适用于婴幼儿或气管切开术后的病人；头罩法：适用于患儿吸氧；氧气枕法：适用于家庭氧疗及挽救危重病人或转移病人途中使用；氧气帐法：适用于需要冷而湿空气的儿科病人。

9. 吸痰方法 动作应轻柔，左右旋转，向上提拉，吸净痰液；每次吸痰时间应小于15秒，以防缺氧。电动吸引器吸痰时成人压力调节为40.0~53.3kPa，吸痰物品每日更换1~2次，吸痰导管应每日更换，贮液瓶内液体及时倾倒，一般不超过瓶2/3，以防损坏机器。

10. 洗胃的目的 除去胃内容物或刺激物，避免毒物吸收；及时清除幽门梗阻者的潴留食物，减轻胃黏膜水肿和炎症，为胃肠道手术或检查做准备。

11. 洗胃方法选择 口服催吐法适用于清醒、能主动配合的病人。电动吸引器洗胃法适用于抢救急性中毒。

12. 洗胃法的原理 电动吸引器吸痰的原理是负压作用。漏斗式胃管洗胃法原理是虹吸原理。

13. 洗胃的注意事项

（1）急性中毒者，应先迅速采用口服催吐法，必要时进行洗胃，以减少毒物的吸收。

（2）中毒病人在洗胃前须留取毒物标本进行检验。当不明所服毒物时,可选用温开水或等渗盐水洗胃,待毒物性质明确后,再采用对抗剂洗胃。

（3）肝硬化伴食管胃底静脉曲张,近期曾有上消化道出血、胃穿孔的病人,禁忌洗胃,食管阻塞、消化性溃疡、胃癌等一般不宜洗胃。

（4）若服强酸、强碱等腐蚀性药物,则禁忌洗胃。可迅速给予牛奶、豆浆、米汤等以保护胃黏膜,磷化锌中毒时可用硫酸铜洗胃,禁用牛奶、鸡蛋、脂肪及油类食物。

（5）每次灌入量以300~500ml为宜。

（6）为幽门梗阻病人洗胃,记录胃内潴留量,了解梗阻情况。洗胃宜在饭后4~6小时或空腹时进行。

（7）乐果中毒时禁用高锰酸钾洗胃,否则可氧化成毒性较强的物质,宜用2%~4%碳酸氢钠洗胃。敌百虫中毒时禁用碱性药物洗胃,因其遇碱性药物可分解出毒性更强的敌敌畏。

（8）昏迷病人洗胃采取去枕平卧位,头偏向一侧,以防窒息。

14. 简易呼吸器　一次挤压可有500~1000ml气进入肺内,挤压频率16~20次/分。

15. 人工呼吸机机械通气时参数的调节　成人潮气量10~15ml/kg,呼吸频率10~16次/分,吸/呼时间比1∶1.5~1∶2.0。

16. 心肺复苏　按压部位:胸骨中下1/3交界处;按压幅度:胸骨下陷至少5cm;按压频率:不少于100次/分;按压与人工呼吸之比30∶2。

【能力训练】

(一)选择题

A1型题

1. 下列疾病会出现双侧瞳孔缩小的是
    A. 有机磷农药中毒　　　B. 颅内压增高　　　C. 颅脑损伤
    D. 颠茄类药物中毒　　　E. 脑出血合并脑疝

2. 瞳孔散大是指
    A. <2mm　　　B. 2~3mm　　　C. 3~4mm　　　D. 4~5mm　　　E. >5mm

3. 脑水肿病人脱水治疗时可选用
    A. 尼可刹米　　B. 阿托品　　C. 间羟胺　　D. 哌替啶　　E. 20%甘露醇

4. 晚期癌症病人镇痛时可先选用
    A. 尼可刹米　　B. 阿托品　　C. 间羟胺　　D. 哌替啶　　E. 20%甘露醇

5. 下列选项不属于吸氧适应证的是
    A. 支气管哮喘　　　B. 急性心力衰竭　　　C. 一氧化碳中毒
    D. 急性肠炎　　　E. 颅脑损伤后昏迷

6. 氧气筒的减压器可将来自氧气筒内的压力降低至
    A. 0.1~0.2MPa　　　B. 0.2~0.3MPa　　　C. 0.3~0.4MPa
    D. 0.4~0.5MPa　　　E. 0.5~0.6MPa

7. 装氧气表前打开氧气筒总开关的目的是
    A. 检查筒内是否有氧气　　　　B. 测试筒内氧气压力
    C. 清洁气门,防止飞尘吹入氧气表内　　D. 估计筒内氧气流量
    E. 了解氧气流出是否通畅

8. 单侧鼻导管给氧,导管插入的长度为
   A. 鼻尖至耳垂　　　　　　B. 鼻尖至耳垂的1/3　　　　C. 鼻尖至耳垂的1/2
   D. 鼻尖至耳垂的2/3　　　　E. 鼻尖至耳垂的3/4

9. 采用面罩给氧时,氧流量一般为
   A. 2~4L/min　　　　　　　B. 4~6L/min　　　　　　　　C. 6~8L/min
   D. 8~10L/min　　　　　　　E. 10~l2L/min

10. 关于吸氧的注意事项,不正确的是
    A. 氧气筒应放在阴凉处
    B. 用氧时,先调氧流量再插管
    C. 停氧时,先关氧气开关再拔管
    D. 氧气筒内的氧气不可用尽
    E. 鼻导管给氧时,鼻导管应每日更换两次以上

11. 以兴奋性增高为主的高级神经中枢急性失调状态称为
    A. 意识模糊　　　B. 嗜睡　　　　C. 谵妄　　　　D. 昏睡　　　　E. 昏迷

12. 当病人需给予吸氧时,其动脉血氧分压一般低于
    A. 4.6kPa(35mmHg)　　　　　　　B. 5.6kPa(42mmHg)
    C. 6.6kPa(50mmHg)　　　　　　　D. 7.6kPa(57mmHg)
    E. 8.6kPa(65mmHg)

13. 吸氧浓度为33%,每分钟氧流量为
    A. 1L　　　　B. 2L　　　　C. 3L　　　　D. 4L　　　　E. 5L

14. 洗胃目的不包括
    A. 清除胃内刺激物　　　　　　　B. 减轻胃黏膜水肿
    C. 用灌洗液中和毒物　　　　　　D. 手术或检查前准备
    E. 排除肠道积气

15. 下列药物中毒忌用碳酸氢钠溶液洗胃的是
    A. 敌百虫　　　B. 敌敌畏　　　C. 乐果　　　D. 1605农药　　　E. 1059农药

16. 为成人实施心脏按压,应使胸骨下陷
    A. 1~2cm　　　B. 2~4cm　　　C. 3~5cm　　　D. 4~5cm　　　E. 至少5cm

17. 使用电动吸引器吸痰时,正确的是
    A. 成人吸痰调节负压为30~40kPa
    B. 将病人头转向护士,固定好活动的义齿
    C. 先吸净气管内分泌物,再吸净口咽部分泌物
    D. 吸痰时左右旋转吸痰管,向上提拉,吸净痰液
    E. 每次吸痰时间不超过25秒

18. 使用电动吸引器吸痰时,储液瓶内的吸出液应及时倾倒,不应超过瓶的
    A. 3/4　　　　B. 2/3　　　　C. 1/2　　　　D. 1/4　　　　E. 1/5

19. 以下病人禁忌洗胃的是
    A. 幽门梗阻者　　　　　　B. 昏迷者　　　　　　　C. 食管静脉曲张者
    D. 胆囊炎病人　　　　　　E. 胃溃疡病人

20. 利于黏稠痰液吸出的方法是
    A. 体位引流　　　　　　B. 雾化吸入　　　　　　C. 增加吸痰次数
    D. 缩短吸痰间隔时间　　E. 延长每次吸痰时间

21. 在现场抢救急性中毒清醒病人时,首先应采用的排出毒物的方法是
    A. 口服催吐法　　　　　B. 漏斗洗胃　　　　　　C. 电动洗胃机洗胃
    D. 硫酸镁导泻　　　　　E. 造瘘口洗胃

22. 关于电动吸引器吸痰的操作方法,不正确的是
    A. 成人吸痰负压为40.0~53.3kPa
    B. 插管时,护士应反折吸痰管末端
    C. 先吸气管内分泌物,再吸口腔内分泌物
    D. 导管退出后,应用生理盐水抽吸冲洗
    E. 吸痰前,先用生理盐水试吸

23. 每次吸痰的时间不应超过
    A. 5秒　　　　B. 10秒　　　　C. 15秒　　　　D. 20秒　　　　E. 25秒

24. 吸痰时若痰液黏稠,护士可采取的措施不包括
    A. 协助病人变换体位　　B. 配合叩击　　　　　　C. 使用超声雾化吸入
    D. 滴入化痰药物　　　　E. 增加负压

25. 治疗盘内吸痰用物更换的时间为
    A. 每次吸痰后　　　　　B. 每日1~2次　　　　　C. 每日1次
    D. 每周1次　　　　　　E. 每周2次

26. 病人呕吐为喷射状时,应考虑
    A. 幽门梗阻　　　　　　B. 食物中毒　　　　　　C. 颅内压增高
    D. 低位性肠梗阻　　　　E. 高位性肠梗阻

27. 下列药物中毒时需忌服牛奶的是
    A. 盐酸　　　　B. 氢氧化钠　　　　C. 磷化锌　　　　D. 来苏水　　　　E. 苯酚

28. 简易呼吸器挤压一次入肺的空气量约为
    A. 200~300ml　　　　　B. 300~400ml　　　　　C. 400~500ml
    D. 500~1000ml　　　　 E. 1000~1500ml

29. 在使用人工呼吸机时,吸/呼比值应为
    A. 1:1~1:2.0　　　　　B. 1:1.5~1:2.0　　　　C. 1:1.5~1:2.5
    D. 1:1.5~1:3.0　　　　E. 1:2.0~1:3.0

30. 电动吸引器吸痰是利用
    A. 正压作用原理　　　　B. 负压作用原理　　　　C. 空吸作用原理
    D. 静压作用原理　　　　E. 虹吸作用原理

31. 病人处于浅昏迷时,可出现
    A. 无自主运动　　　　　B. 深浅反射均消失　　　C. 全身肌肉松弛
    D. 呼吸不规则　　　　　E. 对任何刺激无反应

32. 下述用氧方法正确的是
    A. 氧气筒应至少距火炉1m、暖气5m

B. 氧气表及螺旋口上应涂油润滑

C. 用氧时,先插入鼻导管再调节氧流量

D. 停用氧时,先拔出鼻导管再关闭氧气开关

E. 持续用氧者,每周更换鼻导管2次

33. 给安眠药中毒的病人导泻可用

　　A. 硫酸钠　　　　　　　B. 温开水或等渗盐水　　　C. 硫酸铜

　　D. 高锰酸钾　　　　　　E. 2%~4%碳酸氢钠

34. 瞳孔缩小是指瞳孔直径小于

　　A. 1mm　　　　B. 2mm　　　　C. 3mm　　　　D. 4mm　　　　E. 5mm

35. 使用简易呼吸器前,首要的步骤是

　　A. 清除呼吸道分泌物　　B. 松开领口腰带　　　C. 俯卧,人工呼吸

　　D. 氧气吸入　　　　　　E. 使用呼吸中枢兴奋剂

36. 中毒物质不明的病人,用电动吸引法洗胃,下述方法不妥的是

　　A. 洗胃液用等渗盐水

　　B. 电动吸引器压力为13.3 kPa(100mmHg)

　　C. 插管动作轻快

　　D. 每次灌入量以200ml为限

　　E. 洗胃过程病人主诉腹痛或流出血性灌洗液,应停止洗胃

37. 氧中毒的表现不包含

　　A. 口唇甲床发绀　　　　B. 恶心、眩晕　　　　C. 进行性呼吸困难

　　D. 面色苍白、烦躁不安　E. 血压下降

38. 成人使用人工呼吸机,潮气量的标准是每千克体重

　　A. 5~6ml　　　　　　　B. 6~8ml　　　　　　　C. 8~10ml

　　D. 10~15ml　　　　　　E. 15~18ml

39. 气管内吸痰一次吸引时间不宜超过15秒,其主要原因是

　　A. 吸痰器工作时间过长易损坏

　　B. 吸痰管通过痰液过多易阻塞

　　C. 引起病人刺激性呛咳造成不适

　　D. 引起病人缺氧和发绀

　　E. 吸痰用托盘暴露时间过久会造成细菌感染

40. 为昏迷病人洗胃时,病人应保持

　　A. 半坐卧位　　　　　　　　　　B. 右侧卧位

　　C. 去枕左侧卧位　　　　　　　　D. 去枕平卧,头偏向一侧

　　E. 头高脚低位

41. 最轻的意识障碍为

　　A. 嗜睡　　　B. 意识模糊　　　C. 昏睡　　　D. 浅昏迷　　　E. 深昏迷

42. 一侧瞳孔大、固定,常提示发生

　　A. 同侧小脑幕裂孔疝　　B. 有机磷农药中毒　　　C. 吗啡中毒

　　D. 氯丙嗪中毒　　　　　E. 深昏迷

43. 不属于轻度缺氧的表现是
    A. 轻度发绀　　　　　　B. 神志清楚　　　　　　C. 明显呼吸困难
    D. 动脉血氧分压7.2kPa　　E. 动脉血二氧化碳分压6.8kPa

44. 轻度缺氧时动脉的血氧分压是
    A. 10.6~13.3kPa　　　　B. 7.6~10.6kPa　　　　C. 6.6~9.3kPa
    D. 5.6~6.6kPa　　　　　E. 4.6~5.6kPa

45. 吸氧时,湿化液占湿化瓶内体积的
    A. 1/3~1/2　　B. 1/3~2/3　　C. 1/4~1/3　　D. 1/4~1/2　　E. 1/2~3/4

46. 氧气筒内氧气不可再用时,筒内压力应不低于
    A. 0.2MPa　　B. 0.5MPa　　C. 1.0MPa　　D. 2.0MPa　　E. 5.0MPa

47. 为保证安全用氧,氧气筒应远离暖气
    A. 1m以上　　B. 2m以上　　C. 3m以上　　D. 4m以上　　E. 5m以上

48. 氧中毒的发生主要由于吸入氧浓度超过60%,持续
    A. 6小时　　B. 8小时　　C. 12小时　　D. 15小时　　E. 24小时

49. 适用于患儿的吸氧方法是
    A. 鼻导管法　　B. 鼻塞法　　C. 面罩法　　D. 氧气枕法　　E. 头罩法

50. 下列氧浓度无治疗意义的是
    A. 23%　　B. 29%　　C. 33%　　D. 37%　　E. 41%

51. 预防长期卧床病人肌肉萎缩正确的做法是
    A. 提高室温　　　　　　B. 肢体保暖　　　　　　C. 局部热敷
    D. 离床行走锻炼　　　　E. 肢体被动锻炼

52. 漏斗胃管洗胃的原理是
    A. 虹吸作用　　B. 负压作用　　C. 正压作用　　D. 空吸作用　　E. 重力作用

53. 适宜洗胃的是
    A. 幽门梗阻病人　　　　B. 肝硬化伴食管-胃底静脉曲张者　　C. 胃癌病人
    D. 食管阻塞病人　　　　E. 消化性溃疡病人

54. 强酸强碱中毒病人应
    A. 采用口服催吐法洗胃　　B. 尽快洗胃　　　　C. 只用生理盐水洗胃
    D. 禁忌洗胃　　　　　　　E. 采用拮抗剂洗胃

55. 巴比妥类药物中毒禁用的洗胃液或药物是
    A. 碱性药物　　B. 高锰酸钾　　C. 硫酸镁　　D. 硫酸钠　　E. 蛋清水

56. DDT中毒禁用的药物是
    A. 碱性药物　　B. 高锰酸钾　　C. 硫酸镁　　D. 硫酸钠　　E. 油性泻药

57. 禁忌服用脂肪的情况是
    A. 敌百虫中毒　　　　　B. 敌敌畏中毒　　　　　C. 磷化锌中毒
    D. 硫酸中毒　　　　　　E. 乐果中毒

58. 适宜选用2%~4%碳酸氢钠溶液洗胃的是
    A. 敌百虫中毒　　　　　B. 异烟肼中毒　　　　　C. 磷化锌中毒
    D. 硝酸中毒　　　　　　E. 乐果中毒

59. 洗胃液的适宜温度是
  A. 20~25℃   B. 25~30℃   C. 25~38℃
  D. 38~41℃   E. 41~43℃

60. 电动洗胃机洗胃时,负压调节至
  A. 7.6kPa左右   B. 9.3kPa左右   C. 12.3kPa左右
  D. 13.3kPa左右   E. 15.3kPa左右

61. 为中毒病人洗胃时,洗胃液每次灌入量为
  A. 100~200ml   B. 200~300ml   C. 300~500ml
  D. 500~700ml   E. 700~900ml

62. 瞳孔对光反应消失常见于
  A. 阿托品药物中毒   B. 有机磷农药中毒病人   C. 吗啡中毒病人
  D. 氯丙嗪中毒病人   E. 深昏迷病人

63. 重度缺氧的表现是
  A. 轻度发绀   B. 烦躁不安
  C. 严重呼吸困难   D. 动脉血氧分压6.6~9.3kPa
  E. 动脉血二氧化碳分压大于12kPa

64. 一般成人吸痰负压为
  A. 20.0~33.3kPa   B. 35.0~43.3kPa   C. 40.0~53.3kPa
  D. 55.0~63.3kPa   E. 60.0~73.3kPa

65. 小儿吸痰负压应小于
  A. 60kPa   B. 55kPa   C. 50kPa   D. 45kPa   E. 40 kPa

66. 对于中毒较重者,洗胃时可取
  A. 坐位   B. 半坐卧位   C. 右侧卧位   D. 左侧卧位   E. 平卧位

67. 注洗器洗胃法适用于
  A. 幽门梗阻病人   B. 误服盐酸病人   C. 敌百虫中毒病人
  D. 急性中毒病人   E. 胃出血病人

68. 为幽门梗阻病人洗胃,适宜的时间是
  A. 饭前1~2小时   B. 饭前半小时   C. 饭后1~2小时
  D. 饭后2~4小时   E. 饭后4~6小时

69. 属于中枢兴奋药的是
  A. 肾上腺素   B. 苯巴比妥   C. 多巴胺
  D. 尼可刹米   E. 利血平

70. 危重病人病情恶化的最主要指征是
  A. 意识模糊   B. 角膜干燥   C. 出现压疮
  D. 食欲减退   E. 瞳孔等大

71. 属于抗心律失常的药物是
  A. 硝普钠   B. 阿托品   C. 甘露醇   D. 硫酸镁   E. 利多卡因

72. 需要密切观察血压的病情是
  A. 急性感染   B. 哮喘   C. 腹泻   D. 休克   E. 恶心、呕吐

73. 将昏迷病人头偏向一侧的目的是
    A. 保持颅骨外形,防止偏斜
    B. 便于头部固定,避免颈椎骨折
    C. 减少枕骨压迫,防止枕后压疮
    D. 利于观察病情,及时治疗护理
    E. 有利于保持呼吸道通畅

74. 敌百虫中毒时禁用碱性药物洗胃主要是为了防止
    A. 损伤胃黏膜   B. 促进毒物的吸收
    C. 对神经系统有抑制作用   D. 生成毒性更强的敌敌畏
    E. 对心血管有抑制作用

75. 吸痰管使用后的更换时间为
    A. 每次用后   B. 4小时   C. 8小时   D. 12小时   E. 24小时

76. 使用人工呼吸机的注意事项中,错误的一项是
    A. 保持呼吸道通畅
    B. 做好口腔及皮肤护理
    C. 病室空气每日消毒1~2次
    D. 定期做血气分析和电解质测定
    E. 呼吸器各管道每周清洁、消毒

77. 鼻导管吸氧法正确的操作是
    A. 给氧前用干棉签擦拭病人鼻孔
    B. 鼻导管插入长度为鼻尖至耳垂
    C. 停用氧气时,应先关流量开关
    D. 给氧时,先调好氧流量,后插入鼻导管
    E. 停用氧气时,应先关氧气总开关

78. 护理昏迷病人时,下列错误的是
    A. 吸痰时采取仰卧位且头要端正
    B. 禁忌漱口,防止误咽
    C. 做好口腔护理,防止感染
    D. 做好皮肤护理,预防并发症
    E. 用凡士林纱布盖眼,防止角膜干燥

79. 下列禁忌洗胃的病人是
    A. 感冒咳嗽病人   B. 肾炎病人   C. 不合作的病人
    D. 食管静脉曲张病人   E. 幽门梗阻病人

80. 对呼吸、心搏停止病人实施仰面举颌的目的是
    A. 减轻咽部肌肉痉挛以打开气道
    B. 加大咽喉部通道弧度以便气道畅通
    C. 解除肌肉松弛以便打开气道
    D. 清除口腔异物以便打开气道
    E. 使舌体离开咽部以便打开气道

81. 以下不属于镇静类药品的是
   A. 哌替啶　　　B. 苯巴比妥　　　C. 毛花苷丙　　　D. 吗啡　　　E. 氯丙嗪

82. 长时间用氧的病人宜用
   A. 口罩法　　　B. 面罩法　　　C. 氧气枕法　　　D. 漏斗法　　　E. 鼻塞法

83. 护士为中毒病人洗胃时不妥的是
   A. 插管时动作要轻,勿损伤黏膜
   B. 中毒物质不明时可选用生理盐水
   C. 中毒较轻时可取坐位或半坐位
   D. 如流出血性灌洗液,应立即停止洗胃
   E. 每次灌入量不超过1000ml

84. 对危重病人的排泄护理不妥的是
   A. 如发生尿潴留,必要时导尿
   B. 留置导尿者应保持引流通畅,防止感染
   C. 便秘者,应强迫下床活动,促进排便
   D. 保持皮肤干燥,预防压疮
   E. 便秘者可给缓泻药或灌肠

A2型题

85. 病人,男性,68岁。因脑出血后昏迷,现眼睑不能闭合,护士可采取的措施是
   A. 滴眼药水　　　　　B. 热敷眼部　　　　　C. 干纱布遮盖
   D. 按摩双眼睑　　　　E. 盖凡士林纱布

86. 李阿姨,女性,66岁。因车祸后致脑出血入院。入院后呼之不应,无自主运动,对声、光刺激无反应,李阿姨的意识为
   A. 嗜睡　　　　　　B. 意识模糊　　　　　C. 意识淡漠
   D. 昏迷　　　　　　E. 定向力障碍

87. 芳芳,女,2岁。因呼吸困难需氧疗,最合适的给氧方法是
   A. 鼻导管法　　　B. 鼻塞法　　　C. 面罩法　　　D. 氧气枕法　　　E. 头罩法

88. 周大爷,65岁。慢性支气管炎急性发作经吸氧后好转,停用氧气时护士应首先
   A. 关流量表　　　　　B. 取下湿化瓶　　　　　C. 关总开关
   D. 拔出鼻导管　　　　E. 拔出鼻导管的玻璃接管

89. 马大伯,76岁。COPD 5年,行气管切开,在给病人吸痰过程中应注意的事项正确的是
   A. 吸痰导管每日更换一次
   B. 减少使用呼吸机病人的吸痰次数
   C. 电动吸引器贮液瓶内的液体及时倾倒
   D. 每次吸痰时间不超过15秒
   E. 吸痰管左右旋转,上下提拉吸痰完毕后用生理盐水冲洗导管以备用

90. 王叔叔,56岁。COPD多年,近来呼吸困难,医嘱鼻导管给氧,给氧操作正确的是
   A. 氧气筒放置距暖气应5米　　　　　B. 给氧前用干棉签清洁鼻孔
   C. 导管入长度为鼻尖到耳垂的1/2　　　D. 给氧时,调节氧流量后插入鼻导管
   E. 停止给氧时,应先关氧气开关

91. 张大爷,72岁。正在行氧气疗法,其流量表指示流量为4L/min,该病人的吸入氧浓度是
    A. 21%　　　　B. 26%　　　　C. 49%　　　　D. 37%　　　　E. 41%

92. 康阿姨,67岁。医生判断其处于缺氧且二氧化碳滞留状态时,为改善康阿姨呼吸功能,应给予其
    A. 低流量、低浓度吸氧　　　　　　　B. 高流量、高浓度吸氧
    C. 吸氧但浓度小于25%　　　　　　　D. 有创呼吸机辅助呼吸
    E. 无创呼吸机辅助呼吸

93. 王叔叔,64岁,因敌百虫中毒急送医院,护士为其洗胃,禁用的洗胃溶液是
    A. 高锰酸钾　　B. 生理盐水　　C. 碳酸氢钠　　D. 温开水　　E. 牛奶

94. 小李,女性,27岁。因情感受挫,自服有机磷农药,被同伴急送医院,护士为其洗胃前先抽取胃内容物再行灌洗的主要目的是
    A. 送检毒物测其性质　　　　　　　　B. 减少毒物吸收
    C. 防止胃管阻塞　　　　　　　　　　D. 预防急性胃扩张
    E. 防止灌入气管

95. 岳伯伯,78岁,正使用呼吸机,通气量合适时表现为
    A. 胸部起伏,皮肤潮红
    B. 血压升高,脉搏加快
    C. 多汗,浅表静脉充盈消失
    D. 烦躁,生命体征平稳
    E. 胸廓起伏规律,肺部呼吸音清晰

96. 夏大娘,65岁,夜间急诊入院,表情很痛苦、呼吸急促,伴有鼻翼扇动,面色潮红,测体温39℃,属于
    A. 急性病容　　B. 慢性病容　　C. 病危病容　　D. 休克病容　　E. 恶性病容

97. 孙阿姨,54岁,近几日持续出现胸前区疼痛,就诊过程中病人突然发生意识模糊,面色苍白,血压测不出,医护人员立即为其进行CPR,护士评估的重点内容是
    A. 表情　　　　　　B. 尿量　　　　　　C. 肌张力
    D. 大动脉搏动　　　E. 中心静脉压

98. 宋大伯,76岁,因呼吸困难应用呼吸机辅助通气时,若通气过度,通常表现为
    A. 皮肤潮红,多汗　　B. 抽搐,昏迷　　　　C. 烦躁,脉率快
    D. 血压升高　　　　　E. 胸部起伏规律

99. 病人,男性,68岁,呼吸突然停止,应用呼吸机辅助呼吸,呼吸频率和每分通气量设为
    A. 12~16次/分,10~15L　　　　　B. 10~16次/分,8~10L
    C. 10~16次/分,6~8L　　　　　　D. 8~12次/分,6~8L
    E. 8~12次/分,4~6L

100. 钱叔叔,56岁,3年前诊断为COPD,现病情加重,入院治疗,病人缺氧的临床表现主要是
    A. 皮肤湿冷,尿量减少　　　　　　B. 面色潮红,脉搏洪大
    C. 辗转反侧,呻吟不止　　　　　　D. 烦躁不安,口唇发绀
    E. 头晕眼花,血压下降

101. 黄阿姨,67岁。患肺心病5年,现呼吸困难、呼吸衰竭,出现精神症状,给氧方法是
    A. 低流量、低浓度持续给氧　　　　　B. 高流量、高浓度持续给氧
    C. 低流量间断给氧　　　　　　　　　D. 乙醇湿化给氧
    E. 加压给氧

102. 马大伯,78岁。蛛网膜下腔出血3天,现病人无自主运动,对声、光刺激无反应,对强烈痛刺激有反应,基本生理反应存在,生命体征正常,此时病人处于
    A. 嗜睡　　　　B. 昏睡　　　　C. 浅昏迷　　　　D. 深昏迷　　　　E. 意识模糊

103. 刘大妈,68岁。脑出血并发脑疝,此时病人双侧瞳孔的变化是
    A. 散大固定　　B. 不等大　　C. 无变化　　D. 变大　　E. 变小

104. 胡大爷,73岁。脑出血昏迷1周,护士护理病人时,正确的措施是
    A. 用约束带保护,防止坠床
    B. 保持病室安静,光线宜暗
    C. 测口温时护士扶托体温计
    D. 用干纱布盖眼,防止发生角膜炎
    E. 每隔3小时给病人鼻饲流质饮食

105. 闯闯,男,9岁,小学生。因溺水送入急诊科,入院时心跳、呼吸停止,护士在抢救中不恰当的措施是
    A. 皮肤护理　　　　B. 胸外心脏按压　　　　C. 人工呼吸
    D. 开放气道　　　　E. 及时做好抢救记录

106. 淘淘,男,12岁。5分钟前误服硫酸,目前病人神志清楚,应立即给病人
    A. 饮牛奶　　　　　B. 口服碳酸氢钠　　　　C. 用硫酸镁导泻
    D. 用2%碳酸氢钠洗胃　　E. 用1:15 000高锰酸钾洗胃

107. 冯奶奶,76岁。高浓度吸氧2天,提示病人可能出现氧中毒的表现是
    A. 轻度发绀　　　　　B. 显著发绀　　　　C. 三凹征明显
    D. 干咳、胸痛　　　　E. 动脉血$PaCO_2$>12.0kPa

108. 病人女性,52岁。与家人争吵后服下半瓶敌敌畏,洗胃时每次灌入的溶液量应为
    A. 100~200ml　　　　B. 200~300ml　　　　C. 300~500ml
    D. 400~600ml　　　　E. 500~700ml

109. 阳阳,男,8岁,误服灭鼠药。送到医院洗胃,护士在操作过程中发现有血性液体流出,应立即采取的护理措施是
    A. 减低吸引压力　　　　　　　B. 灌入止血剂止血
    C. 更换洗胃液重新灌洗　　　　D. 灌入蛋清保护胃黏膜
    E. 立即停止操作并通知医生

110. 王大爷,81岁。肺心病,现呼吸困难,行气管切开,术后病人给氧方法宜采用
    A. 头罩法　　　　　B. 鼻塞法　　　　　C. 漏斗法
    D. 面罩法　　　　　E. 双侧鼻导管法

111. 戴阿姨,62岁。因外伤入院,一直昏迷不醒,以下护理工作中需特别注意的是
    A. 保暖　　　　　B. 按时服药　　　　C. 做好基础护理
    D. 准确执行医嘱　　E. 保持呼吸道通畅

112. 方先生,63岁。晨起取牛奶的路上突然摔倒,意识丧失,大动脉搏动消失。此时恰巧被张护士遇到,请问张护士对该病人应立即采取的措施是

    A. 呼叫医生迅速来抢救

    B. 呼叫120来抢救

    C. 立即送回医院实施抢救

    D. 先胸外心脏按压,开放气道,再行人工呼吸

    E. 先人工呼吸,人工循环,再畅通气道

113. 胡女士,68岁。患慢性支气管炎达5年之久,现自行在家氧疗,氧流量为8L/min,吸氧过程中突然出现烦躁、呼吸频率增加、心率增快、血压上升,继而出现呼吸困难、发绀。病人可能出现的情况是

    A. 氧中毒   B. 肺不张   C. 肺气肿   D. 气胸   E. 肺炎

114. 林先生,35岁。肝硬化腹水,近日神志恍惚、躁动不安,答非所问,此情况属

    A. 精神错乱   B. 意识模糊   C. 谵妄   D. 狂躁   E. 浅昏迷

115. 范大妈,55岁。吸氧过程中,出现恶心、烦躁不安、面色苍白、干咳、胸痛、进行性呼吸困难等,提示病人可能出现了

    A. 氧中毒   B. 呼吸黏膜干燥

    C. 呼吸抑制   D. 晶状体后纤维组织增生

    E. 肺不张

116. 赵女士,32岁。因药物中毒被送入院抢救,检查其瞳孔发现双侧瞳孔扩大,可能的中毒物为

    A. 有机磷农药   B. 吗啡   C. 氯丙嗪

    D. 安眠药   E. 颠茄类药物

117. 毛阿姨,56岁。诊断为"支气管肺炎",护士为其进行体检后判断有中度缺氧,下列选项支持该判断的是

    A. 轻度发绀   B. 三凹征   C. 昏迷

    D. PaO_2 5.6kPa   E. $PaCO_2$ 13.0kPa

118. 吴大姐,46岁。因药物中毒入院,入院后为其行漏斗胃管洗胃,合适的插管长度为

    A. 35~45cm   B. 45~55cm   C. 55~65cm   D. 65~75cm   E. 75~85cm

119. 单大姐,39岁。灭鼠药(磷化锌)中毒,为其洗胃时,不能选用的洗胃液是

    A. 温开水   B. 生理盐水   C. 1:20 000高锰酸钾

    D. 0.1%硫酸铜   E. 油脂类溶液

120. 史叔叔,55岁。呼吸困难,张口呼吸,按医嘱给予氧疗,合适的方法是

    A. 鼻导管法   B. 鼻塞法   C. 面罩法   D. 氧气枕法   E. 头罩法

121. 何大爷,78岁。慢性支气管炎,鼻导管吸氧后病情好转,按医嘱停用氧气,停用氧时首先应

    A. 关闭氧气筒总开关   B. 关闭氧气流量开关   C. 取下湿化瓶

    D. 拔出鼻导管   E. 记录停氧时间

122. 安叔叔,53岁。诊断为"幽门梗阻",为其洗胃的适宜时间是

    A. 饭前半小时   B. 饭后半小时   C. 饭前2小时

    D. 饭后2小时   E. 空腹时

123. 隋大姐,48岁。巴比妥类药物中毒至昏迷,入院后为其洗胃,正确的是
　　A. 洗胃时应谨慎,取左侧卧位
　　B. 洗胃时应谨慎,取去枕仰卧位,头偏向一侧
　　C. 先用硫酸镁导泻
　　D. 洗胃时每次灌入液体800ml
　　E. 自动洗胃机洗胃后,管道不必消毒处理

124. 曾大伯,65岁。鼻窦炎,实施鼻部手术后采用口呼吸,病人主诉心前区不适,护士遵医嘱为其氧气吸入,该病人适宜的给氧方式为
　　A. 单侧鼻导管法　　　B. 鼻塞法　　　　　　C. 面罩法
　　D. 漏斗法　　　　　　E. 氧气枕法

125. 林大叔,54岁。用洗胃减轻幽门梗阻的胃黏膜水肿的方法应选
　　A. 自动洗胃机洗胃法　　　B. 漏斗胃管洗胃法
　　C. 注洗器洗胃法　　　　　D. 电动吸引洗胃法
　　E. 口服催吐法

126. 韩某,36岁。因个人问题而服毒,昏迷后被发现送医院救治,但中毒种类不详,护士应采取的护理措施是
　　A. 抽出胃内毒物后用温水灌洗
　　B. 用生理盐水灌肠减少毒物吸收
　　C. 鼻饲蛋清水或牛奶,保护胃黏膜
　　D. 禁忌洗胃,待查明毒物名称后给对抗性处理
　　E. 氧气吸入,待清醒后采用催吐法排出毒物

127. 周大姐,45岁。鼻窦炎,实施鼻部手术后采用经口呼吸,病人主诉心前区不适,护士遵医嘱为其面罩给氧,应调节氧流量为
　　A. 1~2L/mm　　　B. 2~4L/mm　　　C. 4~6L/mm　　　D. 6~8L/mm　　　E. 8~10L/mm

128. 高伯伯,67岁。破伤风,护士巡视时发现病情有变化,表现为四肢抽搐,角弓反张,牙关紧闭,应立即采取的护理措施是
　　A. 立即注射破伤风抗毒素　　　B. 纱布包裹压舌板置于上下臼齿间
　　C. 口对口人呼吸　　　　　　　D. 通知医生配合抢救
　　E. 立即给予氧气吸入

129. 赵先生,24岁。在工作中不慎触电击倒,此时急救的首要步骤是
　　A. 开放气道　　　B. 口对口人工呼吸　　　C. 胸外心脏按压
　　D. 给予氧气吸入　　　E. 静脉给药

130. 米女士,41岁。与家人争吵后口服大量巴比妥钠,急诊入院,立即给予洗胃、导泻,其正确的措施是
　　A. 0.9%氯化钠洗胃,硫酸镁导泻
　　B. 4%碳酸氢钠洗胃,硫酸钠导泻
　　C. 0.1%硫酸镁导泻
　　D. 温开水、洗胃硫酸镁导泻
　　E. 1:15 000~1:20 000高锰酸钾洗胃,硫酸钠导泻

131. 艾阿姨,53岁。患十二指肠溃疡,饭后呕吐较重,呕吐物中经常混有大量的胆汁,这时的呕吐物颜色呈

    A. 黄色   B. 黄绿色   C. 咖啡色   D. 鲜红色   E. 暗红色

132. 魏先生,36岁。为果树喷洒有机磷农药时,防护不当造成中毒,其瞳孔可见

    A. 双侧瞳孔散大   B. 双侧瞳孔缩小   C. 双侧瞳孔不等大

    D. 双侧同向偏斜   E. 一侧瞳孔散大固定

A3/A4型题

(133~135题共用题干)

张鹏,男,9岁。因考试成绩差被父亲责骂,吞服灭鼠药后被送入医院,护士立即为该病人进行洗胃。

133. 此时洗胃的主要目的是

    A. 减轻胃黏膜水肿   B. 为手术做准备

    C. 清除胃内毒物   D. 为某些检查做准备

    E. 保护胃黏膜,减轻疼痛

134. 为减轻磷化锌的吸收,可采用口服的对抗剂是

    A. 白醋20ml,每分钟一次催吐

    B. 蛋清水100ml,每30分钟一次催吐

    C. 0.5%~1%硫酸铜10ml,每5~10分钟一次催吐

    D. 10%盐水50ml,每10分钟一次催吐

    E. 镁乳10ml每10分钟一次,催吐

135. 根据磷化锌溶解的特点,病人在接受治疗期间禁用

    A. 粗纤维类的食物

    B. 高蛋白质食物

    C. 鸡蛋、牛奶及其他油类食物

    D. 高碳水化合物类食物

    E. 海类产品

(136~138题共用题干)

王昊,男,5岁。误服灭鼠药磷化锌后送入医院,护士立即实施抢救工作。

136. 清除毒物的最佳措施是

    A. 口服催吐法   B. 注洗器法   C. 电动吸引器法

    D. 自动洗胃机法   E. 口服对抗剂法

137. 为该病人洗胃时,护士先吸尽胃内容物,最主要的目的是

    A. 确定胃管已插入胃中   B. 防止胃管阻塞

    C. 防止胃扩张   D. 减轻胃黏膜水肿

    E. 减少毒物吸收

138. 洗胃过程中若有血性液体流出,应采取的护理措施是

    A. 立即停止操作并通知医生   B. 灌入蛋清水,保护胃黏膜

    C. 减低洗胃吸引压力   D. 更换洗胃液,重新灌洗

    E. 灌入止血药物止血

（139~141题共用题干）

胡阿姨,59岁,因肺心病收住院治疗,护士巡视时发现病人口唇发绀,血气分析结果显示 PaO_2 5.6kPa、$PaCO_2$ 9.3kPa。

139. 根据病人症状及血气分析结果,判断其缺氧程度为

　　A. 极轻度　　　B. 轻度　　　　C. 中度　　　　D. 重度　　　　E. 极重度

140. 给予病人用氧指标是动脉血氧分压低于

　　A. 8.6kPa　　　B. 7.6kPa　　　C. 6.6kPa　　　D. 5.6kPa　　　E. 4.6kPa

141. 护士为病人提供的供氧方式是

　　A. 低流量、高浓度间断给氧　　　　　B. 低流量、高浓度持续给氧

　　C. 低流量、低浓度间断给氧　　　　　D. 低流量、低浓度持续给氧

　　E. 高流量、高浓度持续给氧

（142~144题共用题干）

任重,男,2岁。细菌性肺炎入院,患儿烦躁不安,呼吸困难,鼻翼扇动,口唇及指甲发绀,氧分压为5.0kPa,二氧化碳分压为8.0kPa。

142. 护士应为此患儿选择的吸氧方式是

　　A. 单侧鼻导管法　　　B. 鼻塞法　　　　　C. 口罩法

　　D. 头罩法　　　　　　E. 漏斗法

143. 根据需氧浓度为29%,应调节氧流量至

　　A. 1L/min　　　B. 2L/min　　　C. 3L/min　　　D. 4L/min　　　E. 5L/min

144. 此患儿吸氧的湿化瓶中应放

　　A. 生理盐水　　　　B. 20%~30%乙醇　　　C. 葡萄糖盐水

　　D. 5%葡萄糖　　　　E. 冷开水

（145~146题共用题干）

曲先生,33岁。因车祸致颅脑损伤,观察病情时发现病人呼吸突然停止。

145. 应用简易呼吸器辅助病人呼吸,挤压、放松呼吸气囊的频率是

　　A. 6~8次/分　　　　B. 8~10次/分　　　　C. 10~12次/分

　　D. 12~14次/分　　　E. 16~20次/分

146. 每次挤压的气体量是

　　A. 80~100ml　　　　B. 100~150ml　　　　C. 150~200ml

　　D. 200~400ml　　　　E. 500~1000ml

（147~148题共用题干）

全小姐,29岁。因为情所困,服用安眠药中毒,处于昏迷状态,需立即进行漏斗法洗胃。

147. 适宜的洗胃液是

　　A. 1:15 000~1:20 000高锰酸钾　　　B. 1%盐水

　　C. 2%~4%碳酸氢钠　　　　　　　　　D. 5%醋酸

　　E. 0.1%硫酸铜

148. 每次灌入的洗胃液量为

　　A. 100~300ml　　　　B. 300~500ml　　　　C. 500~700ml

　　D. 700~900ml　　　　E. 10 000~20 000ml

（149~151题共用题干）

任爷爷，71岁。诊断为慢性阻塞性肺疾病，血气分析结果显示：动脉血氧分压4.6kPa，二氧化碳分压12.4kPa。

149. 该病人吸氧适宜的是
    A. 高浓度、高流量、持续给氧
    B. 高浓度、高流量、间断给氧
    C. 低浓度、低流量、持续给氧
    D. 低浓度、低流量、间断给氧
    E. 低浓度与高流量交替持续给氧

150. 装氧气表时，先打开总开关是为了
    A. 检查氧气筒内有无氧气
    B. 观察氧气流出是否通畅
    C. 估计氧气筒内氧气量
    D. 清洁气门，保护压力表
    E. 测定氧气筒的压力

151. 吸氧过程中需要调节氧流量时，正确的是
    A. 先关总开关，再调氧流量
    B. 先关流量表，再调氧流量
    C. 先拔出吸氧管，再调氧流量
    D. 先分离吸氧管与氧气连接管，再调氧流量
    E. 先拔出氧气连接管，再调氧流量

（152~153题共用题干）

乐乐，男，6岁。因肺部感染入院，现咳嗽，咳痰困难，面色青紫。

152. 为该患儿吸痰，负压不宜超过
    A. 20.0kPa　　B. 30.0kPa　　C. 40.0kPa　　D. 53.3kPa　　E. 60.0kPa

153. 每次吸痰时间应小于
    A. 5秒　　B. 10秒　　C. 15秒　　D. 20秒　　E. 25秒

（154~156题共用题干）

韩阿姨，64岁，服有机磷农药自杀2小时，入院时处于昏迷状态。

154. 韩阿姨的瞳孔变化为
    A. 双侧瞳孔散大　　　　　　B. 双侧瞳孔缩小
    C. 单侧瞳孔扩大固定　　　　D. 单侧瞳孔缩小
    E. 双侧瞳孔大小不一

155. 为该病人洗胃的最佳时机是
    A. 24小时以内　　B. 12小时以内　　C. 10小时以内
    D. 8小时以内　　E. 6小时以内

156. 为该病人洗胃时，宜取的体位是
    A. 坐位　　　　　　B. 半坐卧位　　　　C. 左侧卧位
    D. 右侧卧位　　　　E. 平卧位头偏向一侧

（二）填空题

1. 正常瞳孔在自然光线下,瞳孔直径为_____,圆形,两侧等大、等圆。

2. 瞳孔经光线照射后,其大小不随光线的刺激而变化或变化缓慢,称为对光反射消失或迟钝,常见于_____。

3. 减压器可以将来自氧气筒内的压力减低至_____。

4. 吸氧浓度(％)=_____。

5. 如氧浓度高于60％,持续时间超过_____,则会发生氧中毒。

6. 氧气筒内氧气不可用尽,压力表指针将至_____时,即不可再用,以防灰尘进入,再次充气时发生爆炸。

7. 持续鼻导管给氧的病人,鼻导管应每日更换_____以上,使用鼻塞、头罩者应_____更换。使用面罩给氧应_____更换一次。湿化瓶的水_____更换。

8. 当中毒物质不明时,应先抽出胃内容物送检,以明确毒物性质;洗胃溶液可先选用_____溶液进行。

9. 昏迷病人洗胃应谨慎,可采用_____,以防窒息。

10. 心肺复苏时,按压频率至少_____,按压深度至少_____,胸外心脏按压与人工呼吸之比为_____。

11. 长期卧床的病人,如病情允许,应指导并协助病人做肢体的被动运动或主动运动,每日_____。

（三）简答题

1. 氧中毒有哪些临床表现? 如何预防?

2. 痰液黏稠的病人如何吸痰?

3. 危重病人应如何进行支持性护理?

4. 嗜睡的临床表现有哪些?

（四）综合分析题

1. 孙大姐,农民,46岁。因疑自服有机磷农药后急诊入院。查体:体温37℃,呼吸23次/分,脉搏80次/分,血压120/85mmHg,神志不清,心肺无异常,腹软,无压痛,肝、脾不肿大。实验室检查:血常规、尿常规正常,胆碱酯酶活力为25U。初步诊断:急性有机磷农药中毒合并脑水肿。

（1）应为孙大姐选择什么洗胃液?

（2）应为孙大姐安置怎样的卧位?

（3）每次灌注的量应该是多少? 为什么?

2. 柳叔叔,56岁,主诉:咳嗽、咳痰、胸闷3天,伴喘息1天。查体:体温37℃,呼吸22次/分,脉搏76次/分,血压125/85mmHg,$SpO_2$92％。神志清楚,两肺闻及散在哮鸣音,呼气相延长,口唇稍发绀,端坐呼吸。痰涂片见嗜酸性粒细胞。诊断:支气管哮喘。医嘱给予吸气,吸氧的流量为3L/分。

（1）作为护士,请计算出柳叔叔的氧浓度是多少?

（2）如中途改变流量或停用氧气,护士应怎样做?

【参考答案】

（一）选择题

1. A	2. E	3. E	4. D	5. D	6. B	7. C	8. D	9. C	10. C
11. C	12. C	13. C	14. E	15. A	16. E	17. D	18. B	19. C	20. B
21. A	22. C	23. C	24. E	25. B	26. C	27. C	28. D	29. B	30. B
31. A	32. D	33. C	34. B	35. A	36. D	37. A	38. D	39. D	40. D
41. B	42. A	43. C	44. C	45. A	46. B	47. A	48. E	49. E	50. A
51. E	52. A	53. A	54. D	55. C	56. E	57. C	58. E	59. C	60. D
61. C	62. E	63. C	64. C	65. E	66. C	67. A	68. E	69. D	70. A
71. E	72. D	73. E	74. D	75. A	76. E	77. D	78. A	79. D	80. E
81. C	82. E	83. E	84. C	85. E	86. D	87. E	88. D	89. D	90. D
91. D	92. A	93. C	94. A	95. E	96. A	97. D	98. B	99. B	100. D
101. A	102. C	103. B	104. B	105. A	106. A	107. D	108. C	109. E	110. C
111. E	112. D	113. B	114. C	115. A	116. E	117. D	118. B	119. E	120. C
121. D	122. E	123. B	124. C	125. C	126. A	127. D	128. B	129. C	130. E
131. B	132. D	133. C	134. C	135. C	136. D	137. E	138. A	139. C	140. C
141. D	142. D	143. B	144. C	145. A	146. E	147. A	148. B	149. C	150. D
151. D	152. B	153. C	154. B	155. E	156. E				

（二）填空题

1. 2.5~5mm

2. 深昏迷或危重病人

3. 2~3kg/cm^2

4. 21+4×氧流量（升/分）

5. 24小时

6. 5kg/cm^2

7. 2次　每日　　4~8小时　每日

8. 温开水或0.9%氯化钠

9. 去枕平卧位,头偏向一侧

10. 100次/分　　5cm　　30∶2

11. 2~3次

（三）简答题

1. 氧中毒的临床表现:高于60%的氧浓度,持续用氧时间24小时以上,就有发生氧中毒的可能。表现为胸骨下不适、烧灼感、眩晕、恶心、烦躁不安、干咳、面色苍白、进行性呼吸困难、血压下降等。

预防措施:避免长时间、高浓度氧疗,并且在氧疗中经常做血气分析,动态观察氧疗的效果。

2. 如病人痰液黏稠,可协助病人变换体位,配合叩击、雾化吸入等方法,通过振动稀释痰液,使之易于吸出。

3. 危重病人进行支持性护理时应注意

（1）严密观察病情变化；

（2）保持呼吸道通畅；

（3）确保病人安全；

（4）补充营养及水分；

（5）加强眼、口鼻及皮肤护理；

（6）做好排泄护理；

（7）加强引流管护理；

（8）保持肢体功能；

（9）做好心理护理。

4. 嗜睡的临床表现：对周围事物无主动关心与兴趣，病人处于持续的睡眠状态，但能被语言或轻度刺激所唤醒，醒后意识活动接近正常，但对周围环境的鉴别能力较差，反应迟钝，刺激去除后又很快入睡。

（四）综合分析题

1.（1）当中毒物质不明时，应先抽出胃内容物送检，以明确毒物性质；洗胃溶液可先选用温开水或0. 9%氯化钠溶液进行，待确定毒物性质后，再选用对抗剂洗胃。

（2）应安置去枕仰卧位，头偏向一侧。

（3）每次灌入量以300~500ml为宜，不能超过500ml，并保持灌入量与抽出量的平衡。如灌入量过多引起急性胃扩张，胃内压增加，加速毒物吸收；也可引起液体反流导致呛咳、误吸。过多则延长洗胃时间，不利于毒物的排出。

2.（1）氧流度（%）＝21+4×氧流量（升/分），所以唐叔叔的氧浓度（%）＝21+4×3＝33

（2）使用氧气时，应先调节流量而后应用；停用时先取下吸氧装置，再关闭氧气开关；中途改变氧流量时，应先将氧气与鼻导管分开，调节好氧流量后再接上。

（陈云飞）

第十七章 临终关怀

【要点提示】

1. 临终关怀的基本原则 提供照顾为主的原则、提高生命质量的原则、尊重病人尊严和权利的原则、注重心理支持的原则。

2. 临终病人的心理变化 否认期、愤怒期、协议期、忧郁期、接受期。

3. 脑死亡的标准 不可逆的深度昏迷、自发呼吸停止、脑干反射消失、脑电波消失。

4. 死亡过程的分期 濒死期、临床死亡期、生物学死亡期。

5. 尸体护理的目的 使尸体清洁,维持良好的尸体外观,易于辨认;使家属得到安慰,减轻悲痛。

【能力训练】

（一）选择题

A1型题

1. 目前医学界逐渐开始主张作为死亡诊断依据的是
   A. 呼吸、心搏停止   B. 临床死亡   C. 脑死亡
   D. 各种反射消失   E. 瞳孔散大而固定

2. 尸斑一般出现在尸体的
   A. 最低部位   B. 腹部   C. 胸部   D. 面部   E. 头顶部

3. 濒死期病人最后消失的感觉是
   A. 听觉   B. 触觉   C. 味觉   D. 嗅觉   E. 视觉

4. 临床死亡期的特征是
   A. 循环衰竭   B. 心搏停止   C. 肌张力丧失   D. 神志不清   E. 呼吸衰竭

5. 尸斑一般在死亡后出现的时间是
   A. 2~4小时   B. 5~6小时   C. 7~9小时   D. 12~16小时   E. 24小时

6. 生物学死亡期的特征是
   A. 呼吸停止   B. 心脏停搏   C. 各种反射消失
   D. 神志不清   E. 尸斑出现

7. 病人死亡后的处理不符合要求的是
   A. 在体温单40~42℃之间填写死亡时间
   B. 整理病历
   C. 停止一切医嘱
   D. 按出院手续办理结账
   E. 撤去床上用物,立即铺好备用床

8. 中国第一个临终关怀研究中心成立在

    A. 上海   B. 天津   C. 武汉   D. 广州   E. 北京

9. 临床上进行尸体护理的依据是

    A. 各种反射消失   B. 意识丧失   C. 呼吸停止

    D. 心脏停搏   E. 医生做出死亡诊断后

10. 丧亲者的心理特征主要表现为

    A. 震惊   B. 麻木   C. 思念   D. 悲伤   E. 颓丧

11. 不属于临终病人临床表现的是

    A. 血压升高   B. 心音低而无力   C. 脉搏细速而不规则

    D. 口唇发绀   E. 皮肤苍白

12. 护理临终病人时,不正确的措施是

    A. 停止各种治疗性措施   B. 每天口腔护理2~3次

    C. 提供单独的病室保持安静   D. 选择有效的止痛药物

    E. 用湿纱布盖于张口呼吸者的口部

13. 临终护理的目的不包括

    A. 解除病人肉体痛苦   B. 缓解病人心理恐惧

    C. 使病人舒适安静   D. 使病人尽快康复

    E. 使病人的家属得到安慰

14. 对濒死期病人的主要护理措施是

    A. 停止一切处置   B. 通知住院处结账

    C. 争分夺秒地抢救   D. 准备尸体护理用物

    E. 安慰病人与家属

15. 对死者家属的护理不包括

    A. 说明病人的病情及抢救过程   B. 有条件者,做好对死者家属的随访

    C. 对病人遗物的整理和移交   D. 态度真诚

    E. 尸体护理时,请家属在旁以便安慰

16. 尸体护理时,病人的义齿应

    A. 取下弃去   B. 取下保管好   C. 取下交病员家属

    D. 代为装入口中   E. 取下便于口中填塞棉花

A2型题

17. 刘爷爷,72岁。胰腺癌晚期全身转移,身心均已极度衰竭,对周围事物丧失兴趣,处于嗜睡状态。对其护理应考虑

    A. 让病人有尊严地度过余生   B. 实施安乐死

    C. 提供根治疗法   D. 尽力延长生命过程

    E. 放弃特殊治疗

18. 李阿姨,58岁。有冠心病史数年,与家人争吵时,突感心前区发闷并跌倒在地。入院时昏迷,心率40次/分,血压8/5kPa,呼吸微弱。病人属于

    A. 濒死期   B. 临床死亡期   C. 生物学死亡期

    D. 生理学死亡期   E. 脑死亡期

19.赵伯伯,57岁。肝癌晚期,近日病情日益加重,病人要求停止治疗,怨恨家属照顾不周,赵伯心理反应属于

    A.接受期　　　B.忧郁期　　　C.愤怒期　　　D.协议期　　　E.否认期

20.孙奶奶,70岁。因车祸撞伤脑部,出血后深度昏迷相继脑干反射消失。无自主呼吸,瞳孔散,脑电波消失。孙奶奶以上表现属于

    A.濒死期　　　　　　B.临床死亡期　　　　　　C.生物学死亡期

    D.生理学死亡期　　　E.脑死亡期

21.周叔叔,44岁。诊断为直肠癌,病情日趋恶化,病人表现出明显的忧郁和悲哀,请求会见亲朋好友,急于交代后事,周叔叔的心理反应属于

    A.否认期　　　　　　B.愤怒期　　　　　　C.临床死亡期

    D.忧郁期　　　　　　E.接受期

22.吴阿姨,51岁。诊断为肝癌。面对死亡,她变得平静,喜欢独处,睡眠时间增加,此时的心理反应是

    A.忧郁期　　　B.协议期　　　C.愤怒期　　　D.否认期　　　E.接受期

23.王阿姨,45岁。乳腺癌合并肺转移,身体极度虚弱,对其护理的目标是

    A.提供根治疗法　　　B.提高生存质量　　　C.增加特殊治疗

    D.延长生命过程　　　E.促进身体康复

24.韩伯伯,52岁。肺癌,入院时心跳、呼吸停止,各种反射消失,瞳孔散大,此时韩伯伯的延髓处于

    A.兴奋状态　　　　　B.去大脑强直状态　　　C.去皮质状态

    D.抑制状态　　　　　E.兴奋与抑制交替状态

25.程叔叔,结肠癌晚期,处于临终状态,感到恐惧和绝望。当其发怒时,护士应

    A.热情鼓励,帮助病人树立信心

    B.指导用药,减轻病人痛苦

    C.说服教育,使病人理智地面对病情

    D.反复劝说,请家属陪伴病人

    E.同情忍让,尽量满足病人的一切要求

26.陈爷爷,70岁。肝硬化晚期,处于昏迷状态,肌张力丧失,心率减慢,血压降低,呼吸微弱。陈爷爷感知觉改变的表现有

    A.大便失禁　　　　　B.视觉减退至消失　　　C.小便失禁

    D.肢体软弱无力　　　E.嘴微张

27.邱伯伯,66岁。因车祸致复合性损伤,经抢救无效,医生确定死亡。护士进行尸体护理,不正确的是

    A.清洁面部,协助闭上眼睑　　　　B.尸体仰卧,取下枕头

    C.用脱脂棉填塞身体孔道　　　　　D.装上义齿,避免脸部变形

    E.态度真诚严肃,表示同情理解

28.赵老师,因急性心肌梗死抢救无效而死亡,下列不属于尸体护理目的的是

    A.尸体保持整洁　　　B.尸体姿势良好　　　C.尸体易于辨认

    D.尸体五官端正　　　E.给家属以安慰

29. 曹阿姨,53岁。因急性心脏病发作抢救无效死亡,对其家属的护理不正确的是
    A. 做好尸体护理　　　　　　　B. 制止家属哭诉
    C. 心理疏导,精神支持　　　　　D. 尽力提供生活指导、建议
    E. 家庭随访

30. 关伯伯,因脑出血抢救无效死亡,死亡后遗物的处理不妥的是
    A. 将遗物当面清点后交给家属
    B. 将贵重物品及清单交给护士长保存
    C. 无家属者,由护士长点清后交给死者工作单位负责者
    D. 家属不在,护士将遗物清点,并列出清单保存
    E. 由护士长根据清单点清交给家属

31. 周阿姨,58岁。乳腺癌,在愤怒的心理消失后,病人开始接受患不治之症的事实,对自己的病情抱有希望,能配合治疗,此病人心理反应属于
    A. 否认期　　B. 愤怒期　　C. 协议期　　D. 忧郁期　　E. 接受期

A3/A4型题

(32~34题共用题干)

闫爷爷,77岁。肝癌晚期,治疗效果不佳,肝区剧烈疼痛,伴腹水,呼吸困难,病人非常痛苦、悲哀,经常有自杀念头。

32. 闫爷爷此时心理反应属于
    A. 否认期　　　B. 愤怒期　　　C. 协议期　　　D. 忧郁期　　　E. 接受期

33. 对闫爷爷的护理,错误的是
    A. 多给病人同情和照顾　　　　B. 允许家属陪伴
    C. 加强安全保护　　　　　　　D. 尽量不让病人流露出失落、悲哀的情绪
    E. 尽可能满足病人的需要

34. 随病情发展,闫爷爷出现意识模糊,继而昏迷,护理措施中错误的是
    A. 为防止口腔并发症应定时漱口　　B. 加强皮肤护理
    C. 眼睑不能闭合可盖凡士林纱布　　D. 躁动时应用保护具
    E. 头偏向一侧,保持呼吸道通畅

(35~37共用题干)

蔡阿姨,54岁。卵巢癌晚期,病情日趋恶化,面部消瘦,呈铅灰色,眼眶凹陷,双眼半睁半闭,嘴微张。目前她对过去做的错事表示悔恨,变得很和善,对治疗护理也很合作。

35. 蔡阿姨脸部外观改变呈
    A. 希氏面容　　　　B. 急性病容　　　　C. 慢性病容
    D. 二尖瓣面容　　　E. 贫血面容

36. 蔡阿姨此时心理反应属于
    A. 否认期　　B. 愤怒期　　C. 协议期　　D. 忧郁期　　E. 接受期

37. 对蔡阿姨亲属的心理支持不正确的是
    A. 多给病人亲属以同情
    B. 多听取并鼓励亲属表达情感
    C. 避免亲属单独接触病人,以免悲伤过度

　　D. 讲解有关卫生知识

　　E. 共同讨论制订护理计划

（二）填空题

　　1. 死亡过程一般分为三个阶段，即_____期、_____期和_____期。

　　2. 临终病人的心理反应经历了五个阶段，即_____期、_____期、_____期、_____期、_____期。

　　3. 对于临终病人，人们已从过去以治疗为主的观点，转向_____的观点；从单纯延长生命的观点，转向_____的观点。

　　4. 临床死亡期的特征是_____、_____停止，各种_____消失。

　　5. 生物学死亡期，尸体可出现_____、_____、_____和尸体腐败。

（三）简答题

　　1. 简述临床死亡期的特征。

　　2. 临终关怀的基本原则有哪些？

　　3. 简述尸体护理的注意事项。

　　4. 怎样做好临终忧郁期病人的护理？

（四）综合分析题

　　1. 杜叔叔，47岁。肝癌晚期，入院后了解到病情后，情绪异常，抱怨家人不关心，指责医护人员不尽力，在治疗护理中配合差。

　　（1）杜叔叔的心理反应属于哪个阶段？

　　（2）针对杜叔叔的特殊心理反应，护士应如何护理？

　　2. 于伯伯，58岁，水泥厂工人。因咳嗽、咳血性痰、胸痛、体重下降2个月，加重1周，病情严重，入院后经检查，诊断为晚期支气管肺癌，于伯伯情绪低落，经常询问护士有关咳血性痰方面的问题，反复对护士说："不，可能医生搞错了，我不可能是癌症！"

　　（1）请你根据于伯伯目前的状况，分析他的心理反应属于哪个阶段？

　　（2）作为责任护士，你应做哪些护理工作？

【参考答案】

（一）选择题

1. C　　2. A　　3. A　　4. B　　5. A　　6. E　　7. E　　8. B　　9. E　　10. D

11. A　　12. A　　13. D　　14. C　　15. E　　16. D　　17. A　　18. A　　19. C　　20. E

21. D　　22. E　　23. B　　24. D　　25. E　　26. B　　27. B　　28. D　　29. B　　30. D

31. C　　32. D　　33. D　　34. A　　35. A　　36. C　　37. C

（二）填空题

1. 濒死　临床死亡　生物学死亡

2. 否认　愤怒　协议　忧郁　接受

3. 照顾为主　提高病人生命质量

4. 呼吸　心跳　反射

5. 尸冷　尸斑　尸僵

（三）简答题

1. 此期延髓处于深度抑制状态,主要表现为心搏、呼吸完全停止,各种反射消失。但各种组织细胞仍有微弱的代谢活动,持续时间很短,在此期重要器官的代谢活动尚未停止,及时采取有效的急救措施,仍有复苏的可能。

2.（1）提供护理照顾为主的原则。

（2）提高生命质量的原则。

（3）尊重生命尊严的原则。

（4）注重心理支持的原则。

3.（1）必须由医生开出死亡通知,并征得到家属同意后,护士方能进行尸体护理。

（2）尸体护理应在病人死亡后及时进行,防止尸体僵硬。

（3）操作中要做到态度严肃,尊重死者,并注意维护尸体的隐私权。

（4）传染病病人按隔离原则进行终末消毒处理,并有传染标志。

4. 护士应给予病人更多的同情和照顾,允许病人表达其失落、悲哀的情绪,给予精神上的支持,可以安排亲朋好友会面,并加强安全保护,防止自杀的发生。

（四）综合分析题

1.（1）病人的心理属于愤怒期阶段。

（2）护士应认识到病人的发怒是发自内心的恐惧与绝望,不应该回避。面对病人的愤怒行为应忍让克制,同时做好家属的工作,尽量让病人表达愤怒,以宣泄其内心的不快,加以安慰和疏导,多陪伴病人。

2.（1）病人的心理属于否认期阶段。

（2）护患之间应坦诚沟通,但不要轻易揭穿病人的防卫机制。护士应注意与其他医护人员及家属保持口径一致,耐心听取病人的诉说,维护病人适当的希望,因势利导,给予关心和支持,并经常陪伴病人,使他们感受到护士的关怀。

（郭　伟）